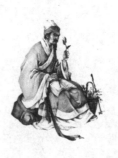

《本草纲目》
彩色图解

（明）李时珍/著　矫浩然/主编

一部中国家庭必备的医药百科全书

流传百年的国医绝学

贴近百姓的本草良方

天津出版传媒集团

天津科学技术出版社

图书在版编目（CIP）数据

《本草纲目》彩色图解 /（明）李时珍著；矫浩然主编 .-- 天津：天津科学技术出版社，2013.9（2021.9 重印）

ISBN 978-7-5308-8125-5

Ⅰ .①本… Ⅱ .①李… ②矫… Ⅲ .①《本草纲目》-图解 Ⅳ .① R281.3-64

中国版本图书馆 CIP 数据核字（2013）第 168265 号

《本草纲目》彩色图解

BENCAOGANGMU CAISE TUJIE

策 划 人：杨　譞

责任编辑：孟祥刚

责任印制：兰　毅

出　　版：天津出版传媒集团 / 天津科学技术出版社

地　　址：天津市西康路 35 号

邮　　编：300051

电　　话：（022）23332490

网　　址：www.tjkjcbs.com.cn

发　　行：新华书店经销

印　　刷：北京一鑫印务有限责任公司

开本 720 × 1020　1/16　印张 16　字数 430 000

2021 年 9 月第 1 版第 3 次印刷

定价：45.00 元

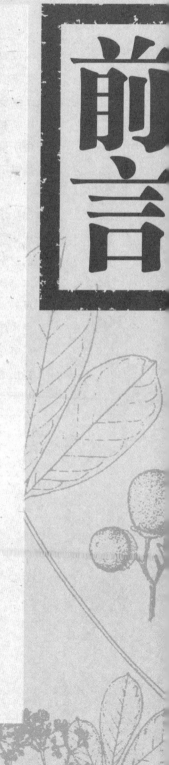

《本草纲目》是明朝医学家李时珍30余年心血的结晶。全书共190多万字，52卷，载有药物1892种，新载药物374种，收集医方11096个，书中还绘制了1160幅精美的插图，是我国医药宝库中的一份珍贵遗产。这部药典，无论其严密科学的分类，还是其丰富的内容、流畅的文笔，都远超过古代任何一部本草著作。

《本草纲目》的成就，首先在药物分类上改变了原有上、中、下三品的分类法，采取了"析族区类，振纲分目"的科学分类。它把药物分矿物药、植物药、动物药。将矿物药分为水、火、土、金石四部；植物药一类，根据植物的性能、形态及其生长的环境，区别为草、谷、菜、果、木等五部，草部又分为山草、芳草、醒草、毒草、水草、蔓草、石草等小类；动物一类，按低级向高级进化的顺序排列为虫、鳞、介、禽、兽、人等六部。此外，还有服器部。《本草纲目》共分为16部62类。这种分类法，已经过渡到按自然演化的系统来进行了。从无机到有机，从简单到复杂，从低级到高级，这种分类法在当时是十分先进的。

《本草纲目》不仅在药物学方面取得了巨大成就，在化学、地质、天文等方面，也做出了突出贡献。它在化学史上，较早地记载了纯金属、金属、金属氯化物、硫化物等一系列的化学反应。同时又记载了蒸馏、结晶、升华、沉淀、干燥等在现代化学中应用的一些操作方法。

随着时代的进步，人们的卫生习惯以及对本草药用价值的认识、理论观念也在逐渐改变。《本草纲目》中的许多药物，今天已难以应用或不能应用。为此，我们编写了《〈本草纲目〉

彩色图解》一书。全书以实用为原则，浓缩原著精华，基本上保留了原书的叙述结构，并将生涩难懂的古文译成了白话，力求使读者既能管窥原著风貌，又能集中精力学以致用。《本草纲目》原著中多数药物收有附方，这些附方是祖国几千年医学智慧的结晶。此外，本书还不惜代价，请丹青高手为书中所录许多本草绘制了大量实物彩图，不仅为读者辨别本草提供了很大方便，同时也使本书具备了极高的收藏价值。

祖国医学博大精深，《本草纲目》更是一座取之不尽、用之不竭的医学宝库。我们本着学习、借鉴、介绍、传播的想法，编写了这本《〈本草纲目〉彩色图解》。篇幅所限，本书难以尽现《本草纲目》一书原貌，只能择取部分突出反映此书整体风格的文字，大致依照原书体例收录于此，书中所录本草虽以实用为主，但也选录了一些诸如蛔虫、马尿等今已鲜用之物，非为治病，"立此存照"之意。需特别指出的是，书中任何方剂，如欲使用，必须以医师方笺为据，切不可妄加臆测自行尝试。由于编者水平有限，书中错漏之处实恐难免，恳请广大读者批评指正。

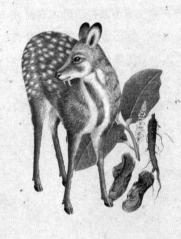

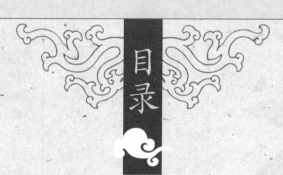

目录

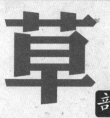

草部

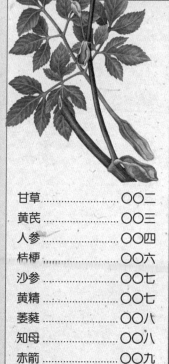

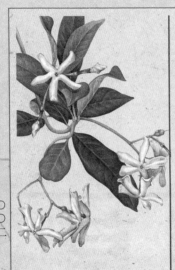

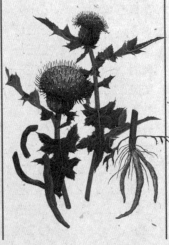

木部

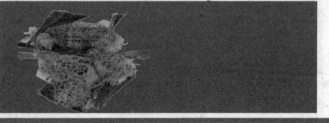

土部

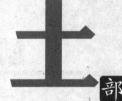

谷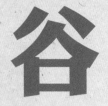部

果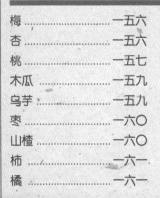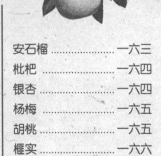部

鳞部

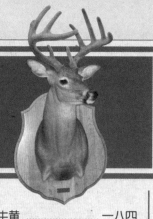

兽部

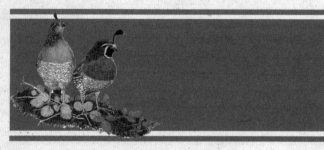
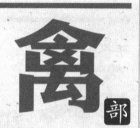

禽部

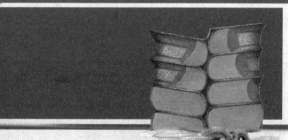
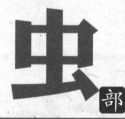

虫部

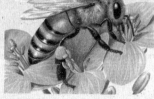

介部

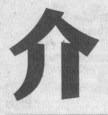

菜部

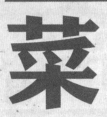

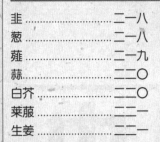

金石部

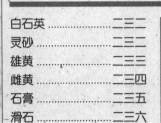

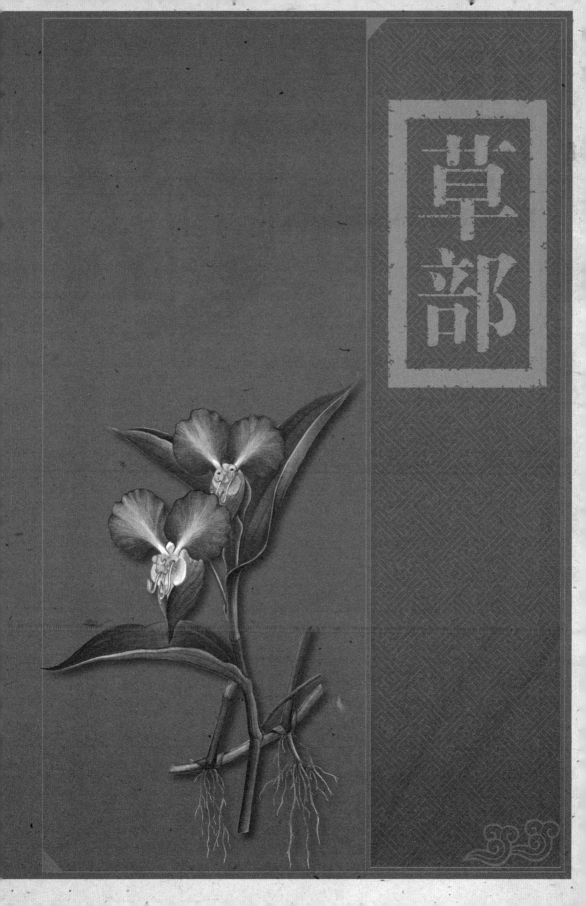

草部

甘草

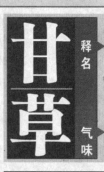

释名 亦名蜜甘、蜜草、美草、灵通、国老。

气味 （根）甘、平、无毒。

甘草

主治

1 伤寒咽痛（少阴症）
用甘草二两，蜜水炙过，加水二升，煮取一升半。每次服五合，一天服两次。此方名"甘草汤"。

2 肺热咳嗽（有痰热）
用炒甘草二两、桔梗（淘米水浸一夜）一两，加入阿胶半斤。每次服五钱，水煎服。

3 肺痿多涎（头昏眩，吐涎沫，小便频数，但不咳嗽）
用炙甘草四两、炮干姜二两，水三升，煮取一半，分几次服。此方名"甘草干姜汤"。

4 肺痿久嗽（恶寒发烧，骨节不适，嗽唾不止）
用炙甘草三两，研细。每日取一钱，取童便三合调服。

5 小儿热嗽
用甘草二两，在猪胆汁中浸五天，取出炙后研细，和蜜做成如绿豆大的丸粒。每次服十丸，饭后服，薄荷汤送下。此方名"凉隔丸"。

6 婴儿初生便闭
用甘草、煨枳壳各一钱，水半碗煎服。

7 小儿撮口
用甘草二钱半，煎服，令吐痰涎，再以乳汁点儿口中。

8 婴儿慢肝风（目涩、畏光、肿闭，甚至流血）
用甘草一指长，猪胆汁炙后，研细。以米汁调少许灌下。

9 儿童遗尿
用大甘草头煎汤，每夜临睡前服之。

10 小儿尿中带血
用甘草一两二钱，加水六合，煎取二合。一岁儿一天服尽。

11 小儿干瘦
用甘草三两，炙焦，研细，和蜜成丸，如绿豆大。每次服五丸，温水送下。一天服两次。

12 赤白痢
一尺长甘草，炙后劈破，以淡浆水一升半，煎取八合服下。

13 口疳
用甘草二寸、明矾一块（如粟米大），同放口中细嚼，汁咽下。

14 背疽
用甘草三两，捣碎，加大麦粉九两，共研细。滴入醋、开水各少许，做成饼状，热敷疽上。冷了再换。体虚的人可加服黄芪粥。又方：甘草一两，微炙，捣碎，浸入一升水中，经过一夜，搅水使起泡，把泡撇掉，只饮甘草水。

15 各种痈疽
用甘草三两，微炙，切细，浸入一斗酒中；另取黑铅一片，熔汁投酒中，片刻取出，反复九次。令病人饮此酒至醉，痈疽自渐愈。又方：甘草二斤，捶碎，水浸一夜，揉取浓汁，慢火熬成膏，收存罐中。每次服一到二匙。此方名"国老膏"，具有消肿去毒的功效。

16 乳痈初起
用炙甘草二钱，新汲水煎服。外呷乳头，免致阻塞。

17 痘疮
用炙甘草、栝楼根等分，水煎服。

18 阴部湿痒
用甘草煎汤，每天洗三到五次。

19 冻疮发裂
先用甘草汤洗过，然后将黄连、黄芩共研为末，加水银粉、麻油调敷。

20 汤火伤
用甘草煎蜜涂搽。

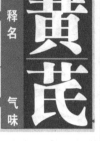

黄芪

释名 亦名戴糁、戴椹、芰草、百本、王孙。（"芪"原作为"耆"）。

气味 （根）甘、微温、无毒。

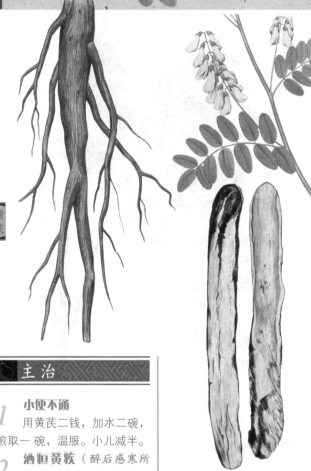

黄芪

主治

1 小便不通

用黄芪二钱，加水二碗，煎取一碗，温服。小儿减半。

2 酒疸黄疾（醉后感寒所致，身上发赤、黑、黄斑）

用黄芪二两、木兰（辛夷）一两，共研细。每次服少许。一天服三次，酒送下。

3 白浊

用盐炒黄芪半两、茯苓一两，共研细。每次服一钱。

4 萎黄焦渴（每与痈疽发作，先后伴随）

用黄芪六两，一半生焙，一半加盐水在饭上蒸熟；另用甘草一两，也是一半生用，一半炙黄。二药共研细。每次服二钱，一天两次。也可以煎服。此方名"黄芪六一汤"。

5 老人便秘

用绵黄芪（产于四川介休绵山的优质黄芪）、陈皮各半两，研细。另用大麻子一合，捣烂，加水揉出浆汁，煎至略稠，调入白蜜一匙，再煎沸，把黄芪、陈皮末加入调匀，空腹服下。两服可通便。可以常服。

6 血淋

黄芪、黄连等分，研为末，加面糊做成丸，如绿豆大。每次服三十丸。

7 尿血沙淋（石淋）

黄芪、人参等分，研为末。另用萝卜四五片，加蜜二两，稍稍炙过后，蘸药末食用，以盐水送服。

8 吐血

用黄芪二钱半、紫背浮萍五钱，共研为末。每次服一钱，姜蜜水送下。

9 咳吐脓血，咽干（此为虚热，不可吃凉药）

用黄芪四两、甘草一两，共研为末。每次服二钱，热水送下。

10 肺痈

用黄芪二两研细，每取二钱煎汤服。一天可服三到四次。

11 胎动不安（腹痛，小便如米汁）

用黄芪、川芎各一两，糯米一合，水一升，煎至半升。分次服下。

12 阴汗湿痒

用绵黄芪酒炒后研细，切熟猪心蘸着吃，有效。

人参

释名 亦名黄参、血参、人衔、鬼盖、神草、土精、地精、海腴、皱面还丹。

气味 （根）甘、微寒、无毒。

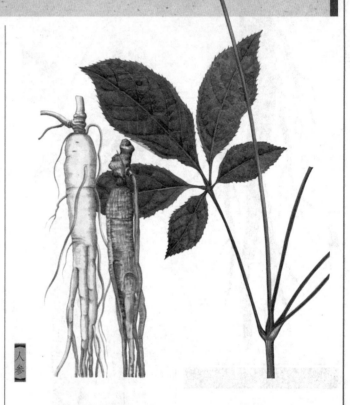

人参

主治

1 阴亏阳绝之证（忽发昏眩、自汗如雨、喉中痰鸣、脉大无伦、不知人事）
用人参十两细切，加水二十碗浸透，以桑柴火缓煎成膏。此遇急证时，先灸气海至唇动，再以姜、橘皮煎汤化膏服之。方名"人参膏"。

2 心腹痛（胸中痞坚，胁下逆气抢心）
用人参、白术、干姜、甘草各三两，加水八升，煎取三升。每次服一升，一天服三次。此方名"治中汤"（理中汤）。

3 脾胃气虚，不思饮食
用人参一钱、白术二钱、茯苓一钱、炙甘草五分、姜三片、枣一枚，加水二杯，煎取一杯，饭前温服。此方名"四君子汤"（按：各药分量在此方中不再折扣）。

4 开胃化痰
用人参二两（焙）、半夏五钱（姜汁浸后焙干），共研为末，和面揉成丸，如绿豆大。每次服三十至五十丸，姜汤送下。饭后服。一天服三次。药中加陈皮五钱亦可。

5 胃寒气满，饥不能食
用人参二钱、生附子半钱、生姜二钱，加水七合煎取二合，调入鸡蛋白一个，空腹服下。

6 胃虚恶心，或呕吐有痰
用人参一两，加水二碗，煎取一碗，再加竹沥一杯、姜汁三匙。食远温服。此方最宜老人。

7 妊妇腹痛吐酸，不能饮食
用人参、炮干姜等分，研为末，加生地黄汁，做成丸，如梧子大。每次服五十丸，米汤送下。

8 阳虚气喘（自汗盗汗，气短头晕）
用人参五钱、熟附子一两，分为四帖。每帖以生姜十片，加水二碗，煎取一碗，食远温服。

9 喘急欲绝
用人参末煎汤，每次服一茶匙。每天服五至六次。

10 产后发喘
用人参末一两；另有苏木二两，加水二碗，煎取一碗后，调参末内服。有特效。

11 产后诸虚（发热、自汗）
用人参、当归等分，研为末；另以水三升，加猪腰子一个（去膜切片），糯米半

合，葱白二茎，煮米至熟。取
汁一碗，调入人参、当归药末
煎汤，饭前温服。

12 产后大便不通
用人参、麻子仁、枳壳
（麦麸炒过），共研细，加蜜
成丸，如梧子大。每次服五十
丸，米汤送下。

13 怔忡自汗（心气不足）
用人参、当归各半两，和
阉猪腰子一对（去膜切片）同
煎，空腹服。药渣焙干为末，
以山药末作糊和药成丸，如绿
豆大。每次服五十丸，枣汤送
下。药中亦可加乳香二钱。

14 肺虚久咳
用人参二两、鹿角胶
（炙过）一两，共研为末。遇
咳时，以薄荷葱豉汤（用薄
荷、淡豆豉、葱白煎成）送服
三钱。

15 喘咳吐血，脉弱无力
用人参末三钱，鸡蛋白
调匀，清晨（5点）服下，服后
去枕仰卧。病不久者，一服可
愈。久病者两服有效。以乌鸡
蛋的蛋白调药，效果更佳。

16 鼻血不止
人参、嫩柳枝等分，研为
末。每服一钱，日服三次。无
柳枝可用莲子心代。

17 阴虚尿血
人参（焙）、黄芪（盐水
炙）等分，研为末；另用红皮
萝卜一枚，切成四片蜜炙，令
干再炙，勿令焦，以用尽二两
蜂蜜为止。每次服一片蘸药末
吃，盐开水送下。

18 消渴
人参末，蛋白调匀。每
次服一钱。一天服三至四次。
又方：人参、栝楼根等分，生
研为末，炼蜜和丸，如梧子
大。每次服百丸，饭前以麦门

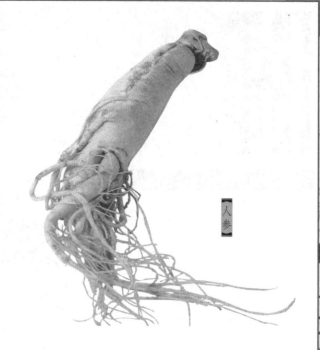

人参

冬煎汤送下。一天服两次。此
方名"玉壶丸"。又方：人参
一两、甘草二两（雄猪胆汁
浸后炙）、脑子半钱，共研为
末，调蜜成丸，如芡子大。每
次嚼一丸，冷开水送下。又
方：人参一两、葛粉二两，
共研为末。煮猪肉汤一升，
加上药三钱、蜜二两，慢火
熬成膏。每夜含咽一匙。三
次见效。

19 冷痢（六脉沉细）
人参、附子各一两半，每
次取半两，加生姜十片、丁香
十五粒、粳米一撮，加冷水二
碗中煎取一碗半，空腹温服。

20 噤口痢
用人参、莲肉各三钱，水
煎成浓汤，细细呷之。或加姜
汁炒过的黄连三钱同煎亦可。

21 伤寒坏证（伤寒或其他
时疫，病久体弱，脉沉
伏，不省人事）
人参一两，加水二杯，煎取一
杯，以井水浸冷后服下。不

久，鼻梁出汗，即药有效。此
方名"夺命散"，又名"复
脉汤"。

22 筋骨风痛
用人参四两，酒泡三
天，取出晒干，与土茯苓一
斤、山慈姑一两，共研为
末，炼蜜和药为丸，如梧子
大。每次服一百丸，饭前以
米汤送服。

23 小儿风痫抽搐
人参、蛤粉、朱砂等
分，研为末，加母猪血和成
丸，如绿豆大。每次服五十
丸，金银汤送下。一天服
两次。

24 小儿惊后眼斜
用人参、阿胶、糯米
（炒成珠）各一钱，加水一
碗，煎取七分，温服。一天服
两次。

25 蜈蚣咬伤、蜂虿螫伤
用人参末涂敷。

桔梗

释名 亦名白药、梗草、荠。

气味 （根）辛、微温、有小毒。李时珍认为：当以苦、辛平。

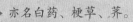

主治

1 胸满不痛
桔梗、枳壳等分。水二杯，煎至一杯，温服。

2 伤寒腹胀（阴阳不和）
用桔梗、半夏、陈皮各三钱，生姜五片，水二杯，煎至一杯服。此方名"桔梗半夏汤"。

3 痰嗽喘急
桔梗一两半，研细，用童便半升，煎取四合，去渣后温服。

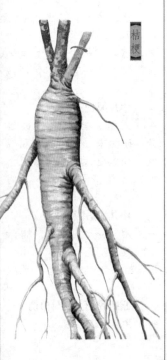

桔梗

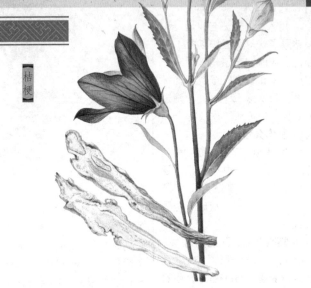

桔梗

4 肺痈咳嗽（胸满振寒，脉数咽干，先吐浊痰，后吐臭脓）
桔梗一两、甘草二两，加水三升，煮取一升，分次温服。吐出脓血，是病渐愈之象。此方名"桔梗汤"。

5 喉痹
桔梗二两，水三升，煎取一升。一次服下。

6 少阴咽痛
先服甘草汤，如不愈，再服桔梗汤。

7 口舌生疮
治法同上。

8 虫牙肿痛
桔梗、薏苡等分，研为末，内服。

9 骨槽风痛（牙龈肿痛）
用桔梗研细，与枣肉调成丸，如皂荚子大。裹棉内，上下牙咬住。常用荆芥煎汤漱口。

10 牙疳
桔梗、茴香等分，略烧后研细敷患处。

11 眼睛痛，眼发黑
桔梗一斤、黑牵牛头三两，共研细，加蜜成丸，如梧子大。每次服四十丸，温水送下。一天服两次。此方称"桔梗丸"。

12 鼻血不止或吐血下血
将桔梗研细，加水调匀。每次服一茶匙，一天服四次。药中加生犀牛角屑亦可。

13 怀孕中恶（心腹突然疼痛）
桔梗一两，锉细，加生姜三片。水一杯煎六分，温服。

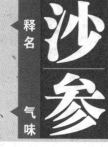

沙参

释名 亦名白参、知母、羊乳、羊婆奶、铃儿草、虎须、苦心。

气味 （根）苦、微寒、无毒。

沙参

主治

1 热咳嗽
用沙参半两，水煎服。

2 突然发疝（小腹及阴中绞痛，自汗）
将沙参研细，每次服一茶匙，酒送下。

3 妇女白带
将沙参研细，每次服二钱，米汤送下。

黄精

释名 亦名黄芝、戊已芝、菟竹、鹿竹、仙人余粮、救穷草、米铺、野生姜、重楼、鸡格、龙衔、垂珠。

气味 （根）甘、平、无毒。

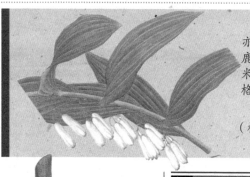

黄精

主治

1 补肝明目
黄精二斤、蔓菁子一斤淘洗，共同九蒸九晒，研为细末。空腹用米汤送服二钱，一日二次。常服有延年益寿的作用。

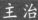

2 大风癞疮（风邪入血，日久成癞，鼻坏色败，皮肤瘙痒破溃）
黄精去皮、洗净，取二斤晒干，放在米饭上蒸到饭熟时取出保存好，经常服食。

3 脾胃虚弱，体倦乏力
黄精、枸杞子等分，捣碎做饼，晒干研细，炼蜜调药成丸，如梧子大。每次服五十丸，开水送下。

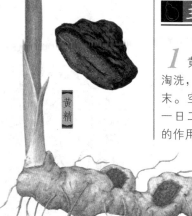

萎蕤

释名 亦名女萎、葳蕤、萎、委萎、萎香、荧、玉竹、地节。

气味 （根）甘、平、无毒。

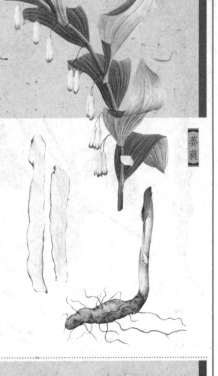

萎蕤

主治

1 **眼红、涩痛**

萎蕤、赤芍、当归、黄连等分，煎汤熏洗。

2 **眼见黑花，红痛昏暗**

用萎蕤（焙）四两，每取二钱，略加薄荷、生姜、蜂蜜，同煎汤。睡前温服，一天服一次。此方名"甘露汤"。

3 **小便卒淋**

萎蕤一两、芭蕉根四两、滑石二钱，水煎，分三次服。

4 **小便涩，发热口干**

萎蕤五两，煎水服。

5 **痁后虚肿**

萎蕤、葵子龙胆、茯苓、前胡等分，研为末。每次服一钱，水煎服。

知母

释名 亦名蚳母、连母、货母、地参、水参（水须）、苦心、儿草。

气味 （根）苦、寒、无毒。

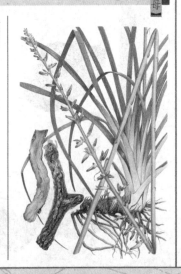

知母

主治

1 **咳嗽**

知母、贝母各一两，研细；巴豆三十粒，去油、研匀。睡前切生姜三片，两面蘸上药末，放在口里细嚼咽下。次日必泻，痰嗽渐止。体弱者，去巴豆。

2 **久嗽气急**

用知母五钱（去毛切片，隔纸炒过）、杏仁五钱（姜水泡，去皮尖，焙过），同煎服。另以萝卜、杏仁等分，研为末，加米糊做成丸。每次服五十丸，姜汤送下，以绝病根。

3 **妊娠腹痛**

知母二两，研细，和蜜成丸，如梧子大。每次服二十丸，米粥送下。

4 **紫癜风疾**

用醋磨知母涂搽。

5 **嵌甲肿痛**

知母烧存性，研末敷患处。

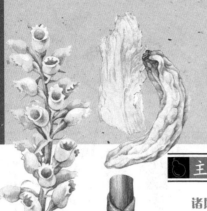

赤箭

释名 亦名天麻、赤箭芝、独摇芝、定风草、离母、合离草、神草、鬼督邮。赤箭以"其茎如箭杆"，赤色而得名。《神农本草经》。

气味 辛、温、无毒。

主治

诸风湿痹、四肢拘挛、瘫痪不遂、眩晕头痛等症

李时珍说："天麻乃肝经气分之药。……眼黑头眩，风虚内作，非天麻不能治。天订乃定风草，故为治风之神药。今有久服天麻药，遍身发出

赤箭

红丹者，是其祛风之验也。"凡欲消风化痰、清利头目、宽胸利膈以及治疗头晕、多睡、肢节痛、偏头风、鼻痛、面肿等症，都要服"天麻丸"。配方及服法：天麻半两、川芎二两，共研为末，炼蜜做成丸，如芡子大。每次嚼服一丸，饭后服，茶或酒送下。

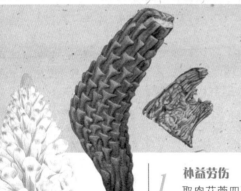

肉苁蓉

释名 亦名肉松容、黑司命。

气味 甘、微温、无毒。

肉苁蓉

1 补益劳伤

取肉苁蓉四两，水煮烂，切薄研细，同与精羊肉、米煮粥，空腹食用。

2 肾虚白浊

肉苁蓉、鹿茸、山药、白茯苓等分，研为末，加米糊做成丸，如梧子大，每次服三十丸，枣汤送下。

3 汗多便秘（年老或体虚的病人）

肉苁蓉（酒浸，焙过）二两、沉香末一两，共研为末。加麻子

主治

仁汁打糊做成丸，如梧子大。每次服七十丸。白开水送下。

4 消中易饥（患者常多食，身体却很消瘦）

肉苁蓉、山萸、五味子等分，共研为末，炼蜜为丸，如梧子大。每次服二十丸，盐酒送下。

5 破伤风（口禁，身强直）

肉苁蓉切片晒干，放入器皿中点燃以烟熏伤处，累效。

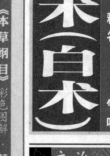

术（白术）

释名 亦名山蓟、杨枹、枹蓟、马蓟、山姜、山连、吃力伽。

气味 甘、温、无毒。

主治

1 胸膈烦闷
用白术研细，每取一茶匙，白水送下。

2 五饮（包括：留饮，水在胸部；癖饮，水在两胁下；痰饮，水在胃中；溢饮，水在五脏间；流饮，水在肠间。这些都是因为饮食过寒，或饮茶过多所致）
白术一斤、干姜（炮）半斤、桂心一斤，共研为末，和蜜成丸，如梧子大。每次服二三十丸，温水送下。此方名"倍术丸"。

3 四肢肿满
白术三两用口嚼碎，每次服半两，加大枣三枚，煎服。一天服三四次。

4 中风口禁，不省人事
用白术四两，加酒三升，煮取一升，一次服完。

5 产后中寒，遍身冷直，口禁，不省人事
白术四两、泽泻一两、生姜五钱，加水一升煎服。

6 头忽晕眩，四肢消瘦，饮食无味，好食黄土
用白术三斤、曲三斤，捣烂筛净，加酒和丸，如梧子大。每次服二十丸，一天服三次。忌食菘菜、桃、李、青鱼。

7 中湿骨痛
白术一两，加酒三杯，煎取一杯，一次服完。不喝酒的人，可用水煎服。

8 小儿蒸热（脾虚人瘦，不思饮食）
白术、白茯苓、白芍药各一两、甘草半两，加姜枣煎服。此方名"吃力伽散"。

9 皮疹
白术研细，每次服一茶匙，酒送下。

10 自汗不止
用白术末，每次服一茶匙，酒送下。

11 脾虚盗汗
取白术四两，分别以一两同牡蛎炒，同石斛炒，同麦麸炒。共研为末。每次服三钱，煎米汤送下。一天服三次。

12 产后呕吐
白术一两二钱、生姜一两五钱，加酒和水各二升，煎取一升，分三次服。

13 脾虚胀满（脾气不和，冷气客于中，壅塞不通）
白术二两、橘皮四两，共研为末，加酒和成糊，做成丸子，如梧子大。每次服三十丸，饭前以木香汤送下。此方名"宽中丸"。

14 脾虚泄泻
白术五钱、芍药一两，共研为末，加米饭做成丸，如梧子大，每次服五十丸，米汤送下。一天服两次，冬季加肉豆蔻煨为末。

15 久泻肠滑
白术（炒）、茯苓各一两、糯米（炒）二两，共研为末，加枣肉拌食或做成丸服下。

16 小儿久泻（米谷不化，饮食不进）
白术二钱半（炒过），加半夏曲二钱半、丁香半钱，共研为末，再加姜汁、面糊做成丸，如黍米大。按小儿年岁，酌量给服，米汤送下。

17 肠风痔漏，脱肛泻血，长期不愈
白术一斤，黄土炒过，研细；另用干地黄半斤，在饭上蒸熟。两药捣和，如太干，可加酒少许。做成丸，如梧子大。每次服十五丸，米汤送下。一天服三次。

18 妊妇束胎（指产期已到而迟迟不生）
白术、枳壳（麸炒）等分，研为末，和饭做成丸，如梧子大。每次服三十丸，饭前温水送服。

19 牙长不休（渐至张口进食亦感困难，这叫"髓溢病"）
用白术煎汤漱口兼内服，有效。

苍术

释名 亦名赤术、山精、仙术、山蓟。

气味 苦、温、无毒。

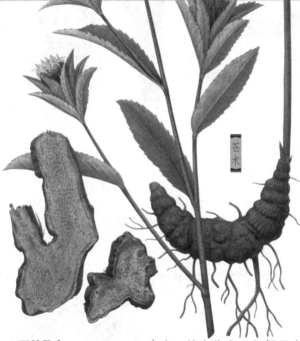

苍术

主治

1 面黄食少

苍术一斤、熟地黄半斤、干姜（炮）五钱至一两（夏天五钱，冬天一两），共研细，加水调糊成丸，如梧子大。每次服五十九，温水送下。

2 喜吃生米（不思熟食、爱嚼生米、憔悴萎黄、肚中生虫所致）

用苍术在淘米水中浸一夜，取出焙干，锉焙成末，蒸饼做成丸，如梧子大。每次服五十丸，饭前以米汤送下，一天服三次。半月左右可愈。

3 腹中虚冷（不能饮食，食亦不化)

苍术二斤、曲一斤，共炒为末，炼蜜为丸，如梧子大。每次服三十丸，米汤送下。一天服三次。怕冷者，加干姜三两；腹痛者，加当归三两；衰弱者，加甘草二两。

4 脾湿水泻（困弱无力，水谷不化，腹痛甚剧）

苍术二两、白芍药一两、黄芩半两、淡桂二钱混合，每取一两煎服。如脉弦、头微痛，则减去芍药，加防己二两。

5 暑天暴泻

用神曲（炒）、苍术（淘米水中浸一夜，焙干）等为末，做成丸，如梧子大。每次服三至五丸，米汤送下。此方名"曲术丸"。

6 粮泻久痢

用苍术二两、川椒一两，共研为末，加醋调糊做成丸，如梧子大。每次服二十丸，饭前温水送服。此方称"椒术丸"。恶痢久者，加桂。

7 脾湿下血

用苍术二两，地榆一两、分作两份，每份以水二碗，煎取一碗，食前温服。

8 青盲、雀目

用苍术四两，淘米水浸一夜，切片焙干，研细，每次服三钱。另将猪肝从中间切开，包入药末扎好，加粟米一合、水一碗同煮熟，熏眼。临睡前，食肝饮汁。又方：用苍术二两，淘米水浸过，焙干、捣碎为末，每次服一钱。另以羊肝一斤，切破，放入药末，扎好，以淘米水煮熟，凉后吃下。

9 两目昏涩

用苍术半斤，淘米水浸七天，去皮、切片、焙干，加木贼二两，共研为末。每次服一钱，茶或酒送下。

10 风牙肿痛

把盐水浸过的苍术烧存性，研末擦牙。

11 脐虫怪病（腹硬如铁，脐中流水，痒不可忍）

用苍术煎成浓汤洗浴。另以苍术末加麝香少许，水调服。

狗脊

释名 亦名强脊、扶筋、百枝、狗青。

气味 苦、平（或说微温）、无毒。

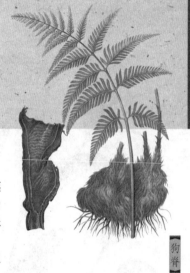

狗脊

🍐 主治

1 男子各种风疾

用金毛狗脊，盐泥严封煅红，取出去毛。与苏木、草薢、川乌头（生用）等分，研为末，加米醋、糊做成丸，如梧子大。每次服二十丸，温酒盐汤送下。此方名"四宝丹"。

2 妇女白带

金毛狗脊（去毛）、白蔹各一两、鹿茸（酒蒸后稍焙）二两，共研为末，用艾煎醋汁打糯米糊做成丸，如梧子大。每次服五十丸，空腹以温酒送下。

3 固精强骨

用金毛狗脊、远志肉、白茯神、当归身等分为末，加熟蜜做成丸，如梧子大。每次服五十丸，温酒送下。

4 病后脚肿

除节食以养胃气之外，再用狗脊煎汤浸洗患处。

贯众

释名 亦名贯节、贯渠、百头、草鸱头、黑狗脊、凤尾草。

气味 （根）苦、微寒、有毒。

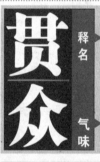

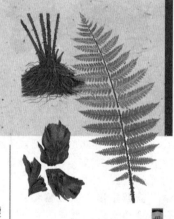

贯众

🍐 主治

1 鼻血不止

用贯众根研末，水冲服一钱。

2 各种下血（痔下血、漏下血以及肠风酒痢等）

贯众去掉茸毛、焙干、研细，每次服二钱，空腹以米汤送下。或加醋、糊和药为丸，如梧子大。每次服三四十丸，米汤送下。或将药烧存性，研细，加麝香少许。每次服二钱，米汤送下。

3 妇女血崩

用贯众半两，煎酒服。

4 产后流血过多，心腹彻痛

用状如刺猬的大贯众一个，去毛，以好醋蘸湿，慢火炙令香熟，冷后研细。每次服三钱，空腹以米汤送下。此方名"独对汤"。

5 赤白（带下久治不愈者）

治法同上。

6 长期咳嗽，痰带脓血

贯众、苏方木等分。每次服三钱，以水一碗，生姜三片，煎服。日服二次。

7 白秃头疮，漆疮作痒

用贯众烧末，调油涂搽。

远志

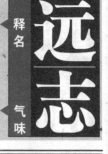

【远志】

释名 苗名小草、细草、棘菀。

气味 （根）苦、温、无毒。

肉、冷水、生葱、生菜。此方名"小草丸"。

主治

1 善忘症
取远志为末，冲服。

2 胸痹心痛（逆气膈中，饮食不下）
远志、桂心、干姜、细辛、蜀椒（炒）各三两，附子二分（炮），一起捣细，加蜜和成丸，如梧子大。每次服三丸，米汁送下。一天服三次。如不见效，可稍增加药量。忌食猪

3 喉痹作痛
远志肉研为末，吹入喉中，以涎出为度。

4 脑风头痛
把远志末吸入鼻中。

5 吹乳肿痛
远志焙干研细，酒冲服二钱。药渣敷患处。

6 各种痈疽
远志放入淘米水中浸

洗，捶去心，研细。每次服三钱，以温酒一杯调末，澄清片刻，饮汁，药渣外敷患处。

7 小便赤浊
远志（甘草水煮过）半斤，茯神、益智仁各二两，共研为末，加酒、糊做成丸，如梧子大。每次服五十丸，空腹以枣汤送服。

淫羊藿

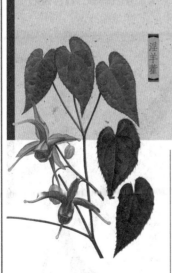

【淫羊藿】

释名 亦名仙灵脾、放杖草、弃杖草、千两金、干鸡筋、黄连祖、三枝九叶草、刚前。

气味 辛、寒、无毒。李时珍说："淫羊藿味甘气香，性温不寒，能益精气。……真阳不足者宜之。"

主治

1 阳痿，腰膝冷
淫羊藿一斤，酒一斗浸泡三天后，常饮服。此方名"仙灵脾酒"。

2 偏风不遂
服仙灵脾酒，加热至温饮用。

3 咳嗽，气不顺，腹满不思饮食
淫羊藿、覆盆子、五味子（炒）各一两，共研为末，炼蜜为丸，如梧子大。每次服二十丸，姜茶送下。

4 目昏生翳
淫羊藿、生王瓜（即红色的小栝楼）等分，研为末。每次服一钱，茶送下。一天服两次。

5 病后青盲（病不久者）
淫羊藿一两、淡豆豉一百粒，水一碗半煎至一碗，

一次服完。

6 小儿雀目
用淫羊藿根、晚蚕蛾各半两，炙甘草、射干各二钱半，共研为末，另取羊肝一块，切开，纳入上述药末二钱，把肝扎紧，和黑豆一合、淘米水一碗同煮熟。分两次吃完。

7 虚火牙痛
用淫羊藿煎汤，不时漱口，很见效。

地榆

释名 亦名玉豉、酸赭。

气味 （根）苦、微寒、无毒。

主治

1 吐血
地榆三两，加米醋一升，煮沸十余次，去渣滓饭前热服一合。

2 妇女漏下（赤白不止，人极黄瘦）
治方如上。

3 血痢不止
地榆晒干，研细。每次服二钱，掺在羊血上炙熟食下。又方：单用地榆煎汤，每次服三合。

4 赤白下痢
用地榆一斤，加水三升煮取一升半，去渣，熬成膏。每次服三合，空腹服，一天服两次。

5 大便下血，长期不愈
用地榆、鼠尾草各二两，加水二升，煮取一升，一次服完。

6 小儿疳痢
地榆煮汁，熬如饴糖。服之有效。

7 毒蛇螯人，虎犬咬伤
新地榆根捣汁饮下，并外搽伤口。

8 小儿湿疮
地榆煎成浓汁洗疮，一天两次。

9 小儿面疮，红肿烧痛
用地榆八两，加水一斗，煎取五升，温洗患处。

地榆

仙茅

释名 亦名独茅、茅爪子、婆罗门参。

气味 （根）辛、温、有毒。

主治

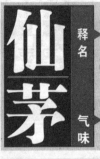

阳痿精寒，腰膝风冷，筋骨痿痹等症
仙茅二斤，放入淘糯米水中浸五天，取出刮锉、阴干。另用苍术二斤，放入淘米水中浸五天，取出刮皮、焙干。将制过的仙茅、苍术各一斤，与枸杞子一斤，车前十二两，白茯苓（去皮）、茴香（炒）、柏子仁（去壳）各八两，生地黄（焙）、熟地黄（焙）各四两一起研细，加酒煮糊做成丸，如梧子大。每次服五十丸，饭前温酒送服。一天服两次。此方名叫"仙茅丸"。

仙茅

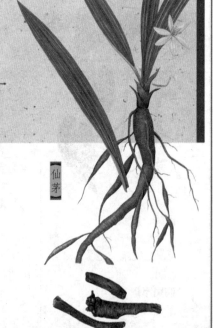

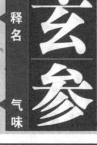

玄参

释名 亦名黑参、玄台、重台、鹿肠、正马、逐马、馥草、野脂麻、鬼藏。

气味 （根）苦、微寒、无毒。

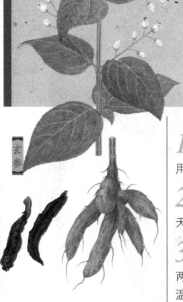

玄参

主治

1 诸毒鼠瘘（颈部淋巴结核）

用玄参泡酒，每天饮食少许。

2 年久瘰疬

生玄参捣烂敷患处。一天换药二次。

3 发斑咽痛

玄参、升麻、甘草各半两、加水三碗，煎取一碗半，温服。

4 急喉痹风

玄参、鼠粘子（半生半炒）各一两、共研为末，新汲水一碗调服，立愈。

5 鼻中生疮

玄参末涂搽，或把玄参在水中泡软后塞入鼻中。

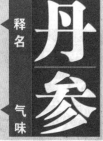

丹参

释名 亦名赤参、山参、郗蝉草、木羊乳、逐马、奔马草。

气味 （根）苦、微寒、无毒。

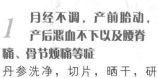

丹参

主治

1 月经不调，产前胎动，产后恶血不下以及腰脊痛、骨节烦痛等症

丹参洗净，切片，晒干，研细。每次服二钱，温酒调下。此方称"丹参散"。

2 小产下血

丹参一二两，加酒五升，煮取三升。每次温服一升，一日服三次。不能饮酒者可用水煎服。

3 寒疝腹痛（小腹和阴部牵引痛）

用丹参一两，研细。每次用热酒调服二钱。

4 小儿惊痫发热

用丹参、雷丸各半两，猪油二两，同煎几次，去渣，取汁保存。用时取汁涂搽在患儿身上。此方称"丹参摩膏"。

5 乳痈

丹参、白芷、芍药各二钱，用口咬细，醋淹一夜，再加猪油半斤，微火煎成膏。去渣，取浓汁敷乳上。

6 热油烫伤、火烧伤

用丹参八两，锉碎，加水稍稍调拌，放入羊油二斤中煎过。取出涂搽伤处。

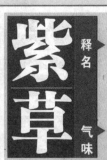

紫草

释名 亦名紫丹、紫芙、茈、地血、鸦衔草。

气味 （根）苦、寒、无毒。

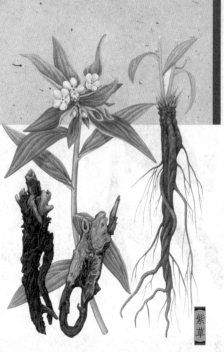

紫草

🍐 主治

1 婴童疹痘
用紫草二两锉碎，用百沸汤一杯浸泡，盖严勿使漏气。放温后服一半。改用煎服亦可。（将出未出、色赤便闭者可用本方；痘出红活、大便利者忌用。）

2 痈疽便闭
紫草、栝楼子等分，水煎服。

3 小便卒淋
紫草一两，制成散剂，每次饭前用井水煎服二钱。

4 产后淋沥不净
治法同上。

5 恶虫咬伤
用紫草煎油涂搽。

白头翁

释名 亦名野丈人、胡王使者、奈何草。

气味 （根）苦、温、无毒。

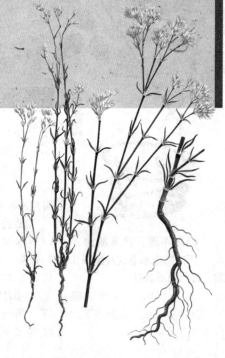

白头翁

🍐 主治

1 热痢下重
白头翁二两，黄柏、秦皮各三两，水七升，煮取二升。每次服一升。不愈再服。妇人产后痢虚极者，可加甘草、阿胶各二两。

2 下痢咽痛
白头翁、黄连各一两，木香二两，加水五升，煎取一升半，分三次服。

3 外痔肿痛，小儿秃疮
取白头翁根，不限多少，捣烂外敷患处，能逐血止痛。

白及

亦名连及草、甘根、白给。

（根）苦、平、无毒。

白及

主治

1 鼻血不止
用唾液调白及末涂鼻根处（名"山根"）；另取白及末一钱，水冲服。

2 妇女阴脱
白及、川乌药等分，研为末，薄布包一钱，纳入阴道中，腹内热即止。每天用一次。

3 疔疮、肿疮
白及末半钱，澄水中，去清水，将药摊厚纸上贴于患处。

4 跌打骨折
用白及末二钱，酒调服。

5 刀伤
用白及、煅石膏等分，研为末，洒伤口上。

6 冬季手足皲裂
用白及粉加水调匀，填入裂口。患处切勿沾水。

7 火灼烫伤
用白及粉调油涂搽。

三七

亦名山漆、金不换。

（根）甘、微苦，温，无毒。

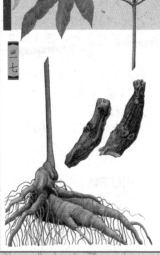

主治

1 吐血、衄血（鼻出血）**不止**
三七一钱，口嚼以米汤送下。

2 赤痢血痢
三七三钱，研细，淘米水调服。

3 大肠下血，妇女血崩
三七研细，淡白酒调一至二钱服。三服可愈。

4 重度赤眼
三七根磨汁涂在眼睛周围，很见效。

5 无名痈肿，疼痛不止
用三七根磨米醋调涂即散；如痛已破，则用三七研细干涂。

6 虎咬虫伤
用三七研细，每次以米汤送服三钱。另取三七嚼涂伤处。

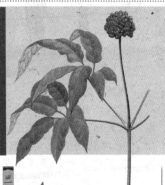
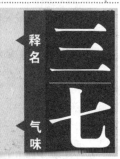
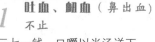

黄连

释名 亦名王连、支连。

气味 （根）苦、寒、无毒。

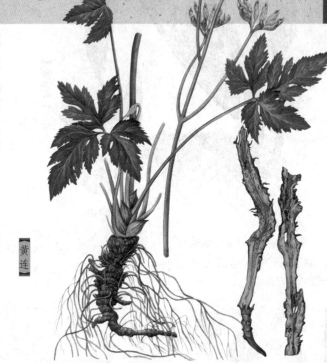

黄连

主治

1 心经实热

用黄连七钱，水一碗半，煎取一碗，食远温服。小儿减量。

2 伏暑发热、口渴、呕吐及赤白下痢

黄连一斤切片，加好酒二升半，煮干、焙过、研细，制成糊丸，如梧子大。每次服五十丸，一天服三次。此方名"黄龙丸"。

3 骨热黄瘦

黄连四分切片，加童便五大合，浸一夜，微煎三四沸，去渣，分两次服下。

4 小儿疳热（遍身疮蚀、潮热、肚胀、口渴）

黄连五两切碎以水调和，纳猪肚中缝好，放在粳米上蒸熟，取出连同少许饭烂捣烂做成丸，如绿豆大。每次服二十丸，米汤送下。另retain调血清心药佐治，使病速愈。

5 痢疾下血

黄连一两，加水二升，煮取半斤，晾一夜，次日烧热后空腹服。又方用于出血多日：黄连一两，和鸡蛋白做饼，炙烤成紫色，研细，以浆水三升，慢火熬成膏。每次服半合，温米汤送下。单以鸡蛋白调黄连末为丸服亦可。又方：黄连二两，切碎，放在瓦上焙

焦，加当归一两（焙过），共研为末，再加麝香少许。每次服二钱，陈米汤送下。

6 痢疾腹痛，里急后重

黄连、木香等分，研末，炼蜜为丸，如梧子大。每次服二三十丸。一天服一次。此方名"香连丸"。

7 鸡冠特脆

用黄连末涂搽，加入赤小豆末更好。

8 痔病秘结

黄连、枳壳等分，研为末，制成糊丸，如梧子大，每次服五十丸，空腹以米汤送下。

9 水泄、脾泄

黄连一两、生姜四两，同以文火炒至生姜变脆；取出，把两药分开，各研为末。水泄用姜末，脾泄用黄连末。每次服二钱，空腹以开水送下。此方名"神圣香黄散"，亦治痢疾。

10 吐血不止

黄连一两捣碎，每次取一钱加豆豉二十粒，水煎去渣，温服。

11 眼目诸病

黄连不限多少，捣碎，浸清水中六十天，过滤取汁熬干；另取艾铺瓦上点燃，把熬

干的药碗盖在艾上，受到艾的烟熏。艾烟尽后，刮取碗底药末做成丸，如小豆大。每次服十丸，甜竹叶汤送下。

12 暴赤眼痛（眼睛突然红痛）
用黄连和冬青叶煎汤洗眼。又方：黄连、干姜、杏仁等分，研为末，用棉包裹浸入热水中，趁热闭目淋洗。

13 双目痒痛
黄连浸乳汁中，随时取汁点眼。

14 泪出不止
用黄连浸水中，取浓汁搽洗。

15 牙痛
用黄连末搽痛处，立止。

16 口舌生疮
用黄连煎酒，时时含漱。又方：黄连、干姜等分，研末外涂。

17 小儿口疳
黄连、芦荟等分，研为末。每次服五分，蜜汤送下。如是走马疳，可再加蟾灰等分、青黛减半、麝香少许。

18 小儿耳后疮（称月蚀）
用黄连末搽敷。

19 胎动出血
用黄连研末，每次服一茶匙，酒送下。一天服三次。

20 妊妇子烦（口干不能眠）
黄连研末，每次服一钱，清稀饭送下。

21 无名肿毒
黄连、槟榔等分，研为末，加鸡蛋白调匀搽患处。疮已溃或未溃，皆可用此方。

22 中巴豆毒，腹泻不止
黄连、干姜等分，研为末，取一茶匙，水冲服。

亦名割孤露泽。

释名

胡黄连

【胡黄连】

气味

（根）苦、平、无毒。

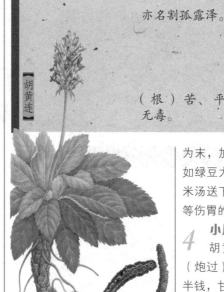

为末，加入雄猪胆汁做成丸，如绿豆大。每次服一二十丸，米汤送下。不可用大黄、黄芩等伤胃的药物。

4 小儿疳疾泄泻
胡黄连半两、棉姜一两（炮过），共研为末。每次服半钱，甘草汤送下。

5 小儿黄疸
胡黄连、川黄连各一两，共研为末；另取黄瓜一个，挖去瓤子，放入上药，瓜外裹面煨熟，剥掉面层，捣烂药瓜做成丸，如绿豆大。按年龄大小酌给药量，温水送下。

6 吐血、鼻出血
胡黄连、生地黄等分，研为末，加猪胆汁和成丸子，如梧子大。临睡时服五十丸，茅花汤送下。

7 血痢不止
胡黄连、乌梅肉、灶下土等分，研为末，腊茶送下。

8 婴儿眼睛发红
胡黄连研细，加茶调匀，涂手足心。

9 痈疽疮肿
胡黄连、穿山甲（烧存性）等分，研为末，加茶或鸡蛋白调搽。疮已溃或未溃都可用此方。

10 痔疮疼肿难忍
以胡黄连末和鹅胆汁调涂患处。

主治

1 伤寒劳复（指伤寒病后，身体未复原而性交，引起旧病复发。身热，大小便赤如血色）
胡黄连一两、山栀子二两（去壳），加蜜半两拌匀，炒至微焦，研细，再加猪胆汁做成丸，如梧子大。每服十丸取生姜二片、乌梅一个，浸在三合童便中，半日后，去渣留尿，加温，饭后及睡前服。

2 小儿潮热、盗汗
胡黄连、柴胡，等分研细，炼蜜为丸，如芡子大。每次服一至五丸，按年岁加减。服药时先将药丸用少许酒化开，再加水煮沸多次后与药渣同服。

3 小儿疳热（肚胀，潮热，发焦）
胡黄连半两、灵脂一两，共研

黄芩

释名 亦名腐肠、空肠、内虚、经芩、黄文、印头、苦督邮。内部实在的叫子芩、条芩、鼠尾芩。

气味 （根）苦、平、无毒。

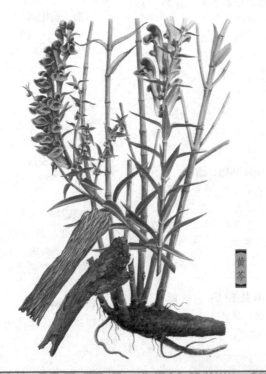

黄芩

主治

1 男子五劳七伤、消渴不生肌肉，妇女带下、手足寒热

宜服"三黄丸"。"三黄"即黄芩、大黄、黄连，三种药的用量随季节而不同。春季用量是：四两，三两，四两；夏季是：六两，一两，七两；秋季是：六两，三两，三两；冬季是：三两，五两，二两。配好后捣碎和蜜做成丸，如乌豆大。每次服五丸，渐增至七丸，一天服三次。一月后病愈，久服使人健壮。

2 胸部积热

黄芩、黄连、黄柏等分，研为末。蒸饼做成丸，如梧子大。每次服二三十丸，开水送下。此方名"三补丸"。

3 肤热如火烧，骨蒸（结核）痰嗽等

黄芩一两，水二杯，煎取一杯，一次服下。

4 肝热生翳

黄芩一两、淡豆豉三两，共研为末。每次服三钱，

以熟猪肝裹药，温汤送下，一天服两次。忌食酒、面。

5 吐血、鼻血、下血

黄芩一两研末，每取三钱加水一碗，煎取六成和渣一起温服。

6 血淋热痛

用黄芩一两，水煎，热服。

7 妇女绝经期的年龄已过，仍有经血

黄芩心二两，浸淘米水中七天，取出炙干再浸，如此七次，研细，加醋调糊做成丸，如梧子大。每次服七十丸，空腹以温酒送下，一天服两次。

8 安胎清热

条芩、白术等分，研为末，调米汤做成丸，如梧子大。每次服五十丸，开水送下。药中亦可加神曲。

9 产后血渴，饮水不止

黄芩、麦门冬等分，研为末，水煎温服。

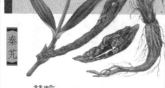

秦艽

释名 艽，音交。亦名秦瓜，秦。

气味 苦、平、无毒。

秦艽

1 黄疸

秦艽半两，浸半升酒中，空腹饮酒。有酒量的人服后易见效。又方：秦艽三两、牛乳一升，煮取七合，分两次服下。

2 暴泻、大渴、大饮

秦艽二两、炙甘草半两，每次服三钱，水煎服。

3 伤寒烦渴

秦艽一两，牛乳一碗，煎取六成，分两次服。

4 小儿骨蒸潮热，减食羸弱

秦艽、炙甘草各一两，每次服一至二钱，水煎服。

5 小便艰难

秦艽一两，水一碗，煎取六分，分两次服。又方：秦艽、冬葵子等分，研为末，每次服一小匙，酒送下。

主治

6 胎动不安

秦艽、炙甘草、炒鹿角胶各半两，共研为末，每次服三钱，水一大碗、糯米五十粒，煎服。又方：秦艽、阿胶（炒）、艾叶等分，研为末，每次取三钱，以水一大碗、糯米五十粒煎汤冲服。

7 一切疮口不合

秦艽研末敷于患处。

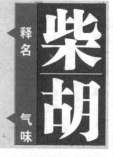

柴胡

释名 亦名地薰、芸蒿、山菜、茹草。

气味 （根）苦、平、无毒。

主治

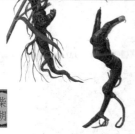

柴胡

1 伤寒余热（伤寒之后，体瘦肌热）

柴胡四两、甘草一两，每次取二钱，煎服。

2 小儿骨热（十五岁以下小儿遍身如火，盗汗、咳嗽、烦渴，日渐黄瘦）

柴胡四两、朱砂三钱，共研为末，用猪胆汁拌匀放在米饭上蒸熟，做成丸，如绿豆大。每次服一丸，桃仁、乌梅汤送下，一天服三次。

3 虚劳发热

柴胡、人参等分，每次服三钱，加姜、枣水煎服。

4 湿热黄疸

柴胡一两、甘草二钱半、白茅根一小把，加水一碗，煎取七成，适当分次服完。

5 眼目昏暗

柴胡二钱半、决明子七钱半，共研为末，用人乳调匀，敷眼上。

6 积热下痢

柴胡、黄芩等分，用酒、水各半煎至七成，待冷却后空腹服下。

防风

释名 亦名铜芸、茴芸、茴草、屏风、根、百枝、百蜚。

气味 甘、温、无毒。

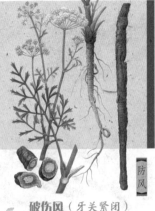

防风

主治

1 自汗不止

防风去掉芦头（芦头是指接近根部的叶柄残基），每次服二钱，浮麦煎汤送下。又方：防风用面炒过，猪皮煎汤送下。

2 盗汗

防风二两、川芎一两、人参半两，共研为末。每次服半钱，临睡时服。

3 老人便秘

防风、枳壳（麸炒）各一两，甘草半两，共研为末。每次服二钱，饭前以开水送下。

4 偏正头风（头痛经久不愈）

防风、白芷等分，研为末，炼蜜为丸如弹子大。每次嚼一丸，以清茶送下。

5 破伤风（牙关紧闭）

防风、天南星等分，研为末。每次服二三匙，童便五升煎取四升，分两次送药服下。

6 小儿解颅（指囟门久不闭合）

防风、白及、柏子仁等分，研为末，乳汁调涂囟门。一天换药一次。

独活

释名 亦名羌活、羌青、独摇草、护羌使者、胡王使者、长生草。李时珍说："独活、羌活乃一类二种，以中国者为独活。"

气味 苦、甘，平，无毒。

主治

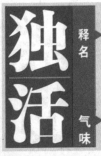

1 中风口噤（浑身发冷，不知人事）

独活四两，好酒一升，煎取半升服。又方：独活一两，酒二升，煮取一升；另用大豆五合，炒至爆裂，以药酒倒入，盖好。过一段时间，温服三合。

2 产后中风（四肢抽筋，不能言语）

羌活二两，煎酒服。

3 妊妇浮肿或风水浮肿

用羌活、萝卜子同炒香，只取羌活研细。每次服二钱，温酒调下。第一天服一次，第二天服二次，第三天服三次。

4 关节痛

独活、羌活、松节等分，酒煮过。每天空腹饮一杯。

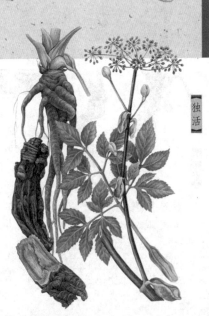

独活

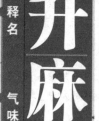

升麻

释名 亦名周麻。

气味 甘、苦，平，微寒，无毒。

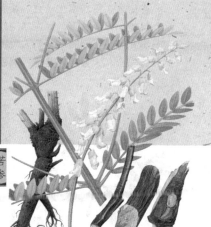

升麻

主治

1 豌豆斑疮（状如豌豆，有白浆，由头面传及躯体，不急救有生命危险）
用蜜煎升麻，随时取食。另以水煮升麻，以棉花沾药汁擦洗疮。

2 突发肿毒
升麻用醋研磨，取汁随时涂搽。

3 喉痹
含咽升麻片，或以升麻半两煎水服，引吐为效。

4 胃热牙痛
用升麻煎汤，热漱并咽下。方中亦可加生地黄。

5 口舌生疮
升麻一两、黄连三分，共研为末，以棉包裹药末含在口中，咽下涎液。

6 痱子热痒
用升麻煎汤饮服，并外洗痱子。

7 产后恶血不尽
升麻三两，清酒五升，煮取二升，分两次服下。

8 解食菩、野葛等毒
用升麻煮汁，多次饮服。

苦参

释名 亦名苦、苦骨、地槐、水槐、菟槐、骄槐、野槐、白茎。

气味 苦、寒、无毒。

苦参

主治

1 热病发狂
取苦参末，加蜜调成丸，如梧子大。每次服十丸，薄荷汤送下。也可取苦参末二钱，水煎服。

2 谷疸（头昏、心慌、发黄，由大病后暴食伤胃引起）
苦参二两、龙胆一合，共研为末，加牛胆调药成丸，如梧子大。每次服五丸，以生大麦苗煎汁送下，一天服三次。

3 毒热足肿
用苦参煮酒多擦。

4 梦遗食减
苦参三两、白术五两、牡蛎粉四两，共研为末；另取雄猪肚一个，洗净，在砂罐中煮烂，和药捣匀做成丸，如小豆大。每次服四十丸，米汤送下，每天服三次。久服能使身体转健，食量增加，不再梦遗。

5 饮食中毒
苦参三两，苦酒一升半，煮取八合，分两次服，吐后即愈。

6 血痢
苦参炒焦研末，制成梧子大的水丸。每次服十五丸，米汤送下。

7 脱肛

苦参、五倍子、陈壁土等分，煎汤洗患处，并敷以木贼末。

8 齿缝出血

苦参一两、枯矾一钱，共研为末。一天擦齿三次，有效。

9 鼻疮流脓发臭

苦参、枯矾各一两，生地黄汁三合，加水煎浓，不拘时滴于患处。

10 风疹

苦参末一两，另用皂荚二两，置于一升水中揉滤取汁，倒入瓦器内熬成膏，调和苦参末做成丸，如梧子大。每次服三十丸，饭后温水送下。

11 皮肤疥癣（手足坏烂，搔痒时出黄水）

苦参三十一两、荆芥穗十六两，共研为末，以水调糊制成丸，如梧子大。每次服三十丸，茶送下。

12 上下诸瘘（或在颈部，或在下部）

苦参五升，在苦酒一斗中浸泡三四天后服，以有效为止。

13 瘰疬结核

苦参末四两，加牛膝汁调成如绿豆大的药丸。每次服二十丸，热开水送下。

14 火灼烫伤

用油调苦参末敷于伤处。

15 赤白带下

苦参二两、牡蛎粉一两五钱，共研为末；另以雄猪肚一个，用三碗水煮烂后捣成泥，和药末制成梧子大的药丸。每次服百丸，温酒送下。

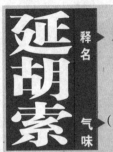

延胡索

释名 本名玄胡索。

气味 （根）辛、温、无毒。

主治

1 咳嗽

延胡索一两、枯矾七钱半，共研为末。每次服二钱，软糖一块和药含咽。

2 尿血

延胡索一两、朴硝七钱半，共研为末。每次服四钱，水煎服。

3 皮下气块疼痛

延胡索研细，将猪胰一个切成小块，炙热蘸药末随时食用。

4 久患心痛，身热足寒

延胡索（去皮）、金铃子肉等分，研为末。每次服二钱，温酒或白开水送下。

5 下痢腹痛

用延胡索三钱，米汤送下。

6 妇女痛经

延胡索（去皮，醋炒）、当归（酒浸，炒）各一两，橘红二两，共研为末，酒煮米糊和药制梧子大的药丸。每次服一百丸，空腹以艾醋汤送下。

7 产后诸病（血污不净，产后血晕，腹满心梗，寒热不足，手足烦热等）

将延胡索炒后研细，每次服二钱，酒送下，甚效。

8 疝气

延胡索（盐炒）、全蝎（去毒，生用）等分，研为末。每次服半钱，空腹以盐酒送下。

9 腰、体痛

延胡索、当归、桂心等分，研为末。每次服三四钱，温酒送下。

10 偏正头痛

延胡索七枚、青黛二钱、牙皂（去皮，去子）二个，共研为末，制成水丸，如杏仁大。每次水化一丸，灌入鼻内。偏头痛者，则在痛侧的鼻孔灌药；同时，令病人咬铜钱一个，大量流出涎唾，病即渐愈。

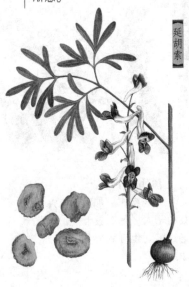

延胡索

贝母

释名 亦名苘、勤母、苦菜、苦花、空草、药实。

气味 （根）辛、平、无毒。

贝母

主治

丸。每次服七十丸。

2 化痰降气，止咳解郁

贝母（去心）一两、姜制厚朴半两，炼蜜为丸，如梧子大。每次服五十丸，开水送下。

3 小儿百日咳

用贝母五钱、甘草（半生半炙）二钱，共研为末，加红糖调成丸，如芡子大，每次

1 胸膈郁积

贝母（去心），加姜汁炒后研细，再和姜汁、面糊做成

以米汤化服一丸。

4 乳汁不下

贝母、知母、牡蛎粉等分，研为细末。每次服二钱，猪蹄汤调服。此方名"二母散"。

5 目昏，流冷泪

贝母一枚、胡椒七粒，共研为细末，点眼。

6 目生弩肉

贝母、丁香等分，研为末，加乳汁调匀点眼。

山慈姑

释名 亦名金灯、鬼灯檠、朱姑、鹿蹄草、无义草。

气味 （根）甘、微辛，有小毒。

山慈姑

时漱口，漱后吐出。

3 痈疽疔痛

山慈姑（连根）、苍耳草等分，捣烂滤出药汁。取好酒一盏，和散温服。或将两药干研成末，每次服三钱，酒送下。

4 一切疮毒，蛇虫毒，饮食毒，瘴气等

用"万病解毒丸"（一名"太乙紫金丹""玉枢丹"，"凡居家远出、行兵动众，不可无此。"）。

1 面疮斑痣

用山慈姑根每夜涂搽，早上洗去。

2 牙龈肿痛

用山慈姑的枝和根煎汤随

主治

其配方如下：山慈姑去皮洗净，焙干，取二两；川五倍子洗刮，焙干，取二两；千金子仁研细，以纸压去油质，取一两；红牙大戟去芦洗净，焙干，取一两半；麝香三钱。各药共研为末，加浓糯米汤调和，细捣，做成锭剂每锭一钱。病重的连服，以下利一二次为度，用温粥调补。也可外敷。

白茅

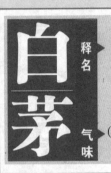

白茅

释名 根名茹根、兰根、地筋。

气味 （根）甘、寒、无毒。

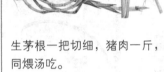

主治

1 温病热哕（胃有伏热则胸满、气逆，气逆发声称为哕）

茅根、葛根各半斤，切片，加水三升煎取一升半。每次温服一杯，哕止即停服。

2 反胃，食肉即吐

茅根、芦根各二两，水四升，煮取二升，一次服下。

3 肺热气喘

生茅根一把，捣碎，水二碗，煮取一碗，饭后温服，三服病愈。此方名"如神汤"。

4 体虚水肿（小便不利，但饮水很多）

白茅根一大把、小豆三升，加水三升煮干。去茅食豆，水随小便排出。

5 五种黄病（黄疸、谷疸、酒疸、女疸、劳疸。身体微胖，汗出如黄柏汁）

生茅根一把切细，猪肉一斤，同煨汤吃。

6 小便热淋

白茅根四升，加水一斗五升，煮取五升，温服。一天服一次。

细辛

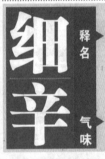

释名 亦名小辛、少辛。

气味 辛、温、无毒。李时珍说：辛、温能散，所以各种风寒、风湿、头痛、痰饮、胸中带气等症，可用本品治疗。

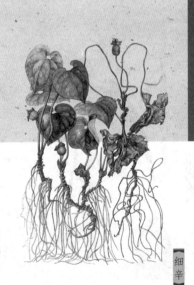

细辛

主治

1 中风（突然倒下，不省人事）

取细辛末吹入鼻中。

2 虚寒呕哕，饮食不下

细辛（去叶）半两、丁香二钱半，共研为末。每次服一钱，柿蒂汤送下。

3 小儿客忤（面青，惊痛，不能说话；或颈项强硬，出现险象；或在夜中忽然惊啼不止）

细辛、桂心等分，研为末，取少许药末放入小儿口中。

4 口舌生疮

细辛、黄连等分，研为末，搽患处，漱去涎汁。治小儿口疮，可用醋调细辛末贴敷于肚脐处。

5 牙齿肿痛，口中溃烂

细辛煎成浓汁，多次漱口，热含冷吐。

6 鼻中瘜肉

将细辛末时时吹入鼻中。

7 耳聋

取细辛末与溶化的黄蜡混合，团成小丸。以棉包裹一丸塞耳中。此方名"聪耳丸"。

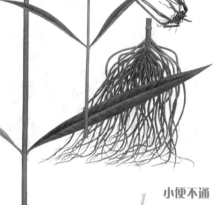

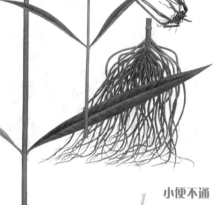

徐长卿

释名 亦名鬼督邮、别仙踪。

气味 （根）辛、温、无毒（陶弘景认为有毒）。

徐长卿

主治

茅根三分，木通、冬葵子各一两，滑石二两，槟榔一分，瞿麦穗半两。每次取五钱，再加朴硝一钱，水煎温服。此方名"徐长卿汤"。

2 晕车晕船

徐长卿、石长生、车前子、车下李根皮等分，捣碎，取半合盛于衣袋中。徐长卿亦治疫疾、邪恶气、温疟等。

1 小便不通

徐长卿（炙过）半两、

白薇

释名 亦名薇草、白幕、春草、葞、骨美。

气味 （根）苦、咸，平，无毒。

白薇

主治

2 妇女遗尿、血淋、热淋

白薇、芍药各一两，共研为末，每次服一茶匙，酒送下。一天服三次。

3 妇女血厥（平时无病，突然昏倒，目闭口禁，过很久才醒悟过来，这种病叫"血厥"，也叫"郁冒"）

白薇、当归各一两，人参半两，甘草一钱半。每次取五钱，加水二碗煮取一碗，温

服。此方名"白薇汤"。

4 刀伤

用白薇研末敷伤口。

5 妇女产中虚烦呕逆

用白薇、桂枝各一分，竹皮、石膏各三分，甘草七分，加枣肉调成大丸。每次服一丸，米汤送下。有热者白薇用量加倍。

1 肺实鼻塞

白薇、款冬花、贝母各一两，百部二两，共研为末。每次服一钱，米汤送下。

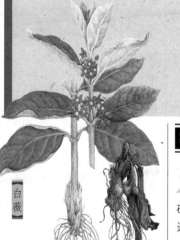

当归

释名 亦名乾归、山蕲、白蕲、文无。

气味 （根）苦、温、无毒。

当归

主治

1 血虚发热（困渴大饮，目赤面红，脉洪大而虚，重按无力。如作为热症而服白虎汤必致死亡）
空当归身二钱（酒洗），绵黄芪一两（蜜炙），水煎，空腹一次温服。一天吃两剂。此方名"当归补血汤"。

2 失血过多
当归二两、川芎一两，每用五钱，加水七分、酒三分，煎取七成趁热服下，一天服两次。

3 鼻血不止
当归焙干研细。每次服一钱，米汤调下。

4 小便出血
当归四两锉碎，加酒三升，煮取一升，一次服下。

5 头痛欲裂
当归二两，加酒一升，煮取六合饮下。一天服两次。

6 手臂疼痛
当归三两切细，酒浸三天后饮之。饮尽，再配药照饮，病好为止。

7 久痢不止
当归二两、吴茱萸一两，同炒香，去掉茱萸不用，单以当归研末，炼蜜为丸，如梧子大。每次服三十丸，米汤送下。此方名"胜金丸"。

8 大便不通
当归、白芷等分，研为末。每次服二钱，米汤送下。

9 妇女百病（诸虚不足证）
当归四两、地黄二两，共研细，炼蜜为丸，如梧子大。每次服十五丸，饭前，米汤送下。

10 月经逆行，从口鼻出
先以京墨磨汁服下止血；次用当归尾、红花各三钱，加水一杯半，煎取八分，温服。

11 少女闭经
当归尾、没药各一钱，共研为末。红花泡酒送下，一天服一次。

12 妇女血气（脐下气胀，月经不调，常作呕，睡不好）
当归四钱、干漆（烧存性）二钱，共研为末，炼蜜为丸，如梧子大。每次服十五丸，温酒送下。

13 小产后流血不止
当归一两、葱白一把。每次取五钱，加酒一碗半，煎取八分温服。

14 妊娠胎动（腹痛，下血，口噤欲死）
当归二两、川芎一两，研为粗末。每次取三钱，以水一碗煎至将干，加酒一碗再煎沸后温服。过半小时，又服一次。不过三五服，即可见效。此方名"神妙佛手散"。子尚活，可保胎；子已死，即产下。

15 产后血胀（腹痛牵引至胁）
当归二钱、炮干姜五分，研细。每次取三钱，加水一碗，煎取八分，放少许盐、醋，趁热服。

16 产后腹痛如绞
当归末五钱、白蜜一合，水一碗，共煎，分两次服。无效时，再服一剂。

17 产后自汗、大热、气短、腰脚剧痛
用当归三钱，黄芪、白芍药（酒炒）各二钱，生姜五片，加水一碗半，煎取七分，温服。

18 小儿脐湿（或红肿，或出水）
用当归末敷搽。加少许麝香更好。又方：当归末、胡粉等分，和匀搽患处。

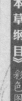

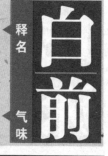

白前

释名 亦名石蓝、嗽药。

气味 苦、微温、无毒。

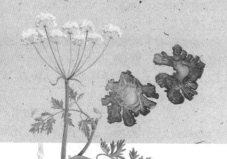

白前

主治

1 久嗽咳血

白前、桔梗、桑白皮各三两，同炒，甘草一两（炙），加水六升，煮取一升，分三次服下。忌食猪肉、白菜。

2 久咳气壅（体肿、短气、胀满、喉中呼吸有声，不能平躺卧下）

用白前二两，紫菀、半夏各三两，大戟七合，以水一斗浸一夜后煮取三升，分数次服。忌食羊肉，饴糖。

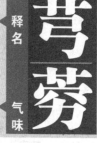

芎䓖

释名 亦名胡䓖、川芎、香果、山鞠穷。

气味 （根）辛、温、无毒。

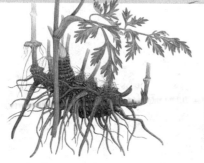

芎䓖

主治

5 头晕目眩

川芎、槐子各一两，共研为末。每次服三钱，茶汤送下。又方：川芎一斤、天麻四两，共研为末，炼蜜为丸，如弹子大。每嚼服一丸，茶汤送下。

6 跌扑胎动，或子死腹中

川芎研细，以酒送服一茶匙。连服两剂，死胎即下。

7 崩中下血，昼夜不止

川芎一两，清酒一碗，煎取五分，慢慢饮下。又方：上方中，另加生地黄汁二合同煮。

1 气虚头痛

川芎研细，每取二钱，用茶汤调服。

2 产后头痛

川芎、天台乌药等分，研为末。每次服二钱，用葱茶调下。又方：上药加白术，水煎服。

3 风热头痛

川芎一钱、茶叶二钱，加水一盏，煎取五分，饭前热服。

4 偏头风

川芎锉细，泡酒。每日饮少量。

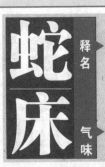

蛇床

释名　亦名蛇粟、蛇米、虺床、马床、墙蘼。

气味　苦、平、无毒。

主治

1 阳事不起
蛇床子、五味子、菟丝子等分，研为末，炼蜜为丸，如梧子大。每次服三十丸，温酒送下。一天服三次。

2 赤白带下，月经不来
用蛇床子、枯白矾等分，研为末，加醋、面和成丸，如弹子大，外蘸一层胭脂为衣，用棉包裹后纳入阴道中。一天换药一次。

3 妇女阴部奇痒
蛇床子一两、明矾二钱，煎汤冲洗。

4 产后阴脱
用布包蛇床子蒸熟后熨患处。又方：蛇床子五两、乌梅十四个，用水煮。一天洗五至六次。此方亦治妇女阴痛。

5 男子阴肿、胀痛
蛇床子研为末，加鸡蛋黄调匀敷于患处。

6 脱肛
蛇床子、甘草各一两，研细。每次以白开水送下服一钱。一天服三次。同时，用蛇床子末涂擦患处。

7 痔瘘
用蛇床子煎汤熏洗。

8 小儿癣疮
用蛇床子末，加猪油调匀外搽。

9 小儿甜疮（疮连到头、面、耳边，流水，极痒，久不愈）
蛇床子一两、水银粉三钱，共研为末，调油涂患处。

10 牙痛
用蛇床子煎汤，趁热漱口。

11 冬季喉痹，肿痛不能下药
用蛇床子放入瓶中烧出烟，令病人口含瓶嘴吸烟，有痰吐出，病即渐愈。

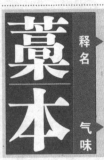

藁本

释名　亦名藁茇、鬼卿、地新、微茎。

气味　（根）辛、温、无毒。

主治

1 小儿疥癣
可用藁本煎汤沐浴，并搓洗换下来的衣服。

2 头屑多
藁本、白芷等分，研为末，夜间干擦于头上，清晨梳去，头屑自除。

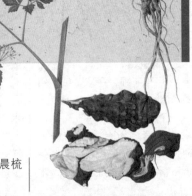

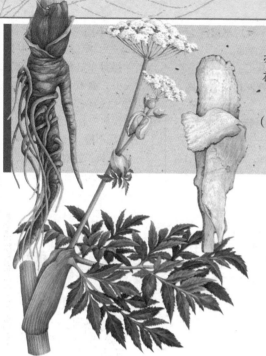

白芷

释名 亦名白茝、芳香、泽芬、苻蓠、莞、叶名蒚麻、药。

气味 （根）辛、温、无毒。

白芷

🍐 主治

薄荷汤送下。

5 头晕
白芷洗晒后研细，炼蜜为丸，如弹子大。每嚼服一丸，茶汤或荆芥汤送下。

6 风热牙痛
白芷一钱、朱砂五分，共研为末，炼蜜为丸，如芡子大。常取以擦牙，有效。又方：白芷、吴茱萸等分，泡水漱口，吐去涎水。

7 眼病
用白芷、雄黄等分，共研为末，炼蜜为丸，如龙眼大，外裹以朱砂。每次服一丸，饭后以茶送下，一天服两次。此方名"还睛丸"。

8 口齿气臭
白芷七钱，研细。每次服一钱，饭后以，清水送下。

肺、胃、大肠三经的疾病
李时珍说白芷"所在之病不离三经。如头目眉齿诸病，三经之风热也；如漏带痈疽诸病，三经之湿热也。风热者，辛以散之；湿热者，温以除之。为阳明主药，故又能治血病、胎病，而排脓、生肌、止痛。"

1 一切伤寒
白芷一两、生甘草半两、姜三片、葱白三寸、枣一枚、豆豉五十粒，加水二碗，煎药服下令发汗，不汗再服。此方名"神白散"或"圣僧散。"

2 一切风邪
治法同上。

3 伤风流涕
白芷一两、荆芥穗一钱，研细。每次服二钱，茶送下。

4 偏正头风
白芷（炒）二两五钱，川芎（炒）、甘草（炒）、川乌头（半生半熟）各一两，共研为末。每次服一钱，以细茶、

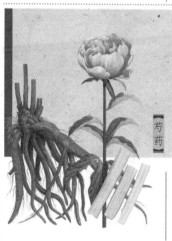

芍药

释名 小名挤离、犁食、白术、余容、铤。白者名金芍药，赤者名木芍药。

气味 （根）苦、平、无毒。

芍药

🍐 主治

1 腹中虚痛
白芍药三钱、炙甘草一钱，加水二碗，煎取一碗温服。夏天再加黄芩五分，恶寒者加肉桂一钱，冬天大寒再加肉桂一钱。

2 骨痛
　　芍药二分、虎骨一两，炙后研细，装入布袋放入三升酒中泡五天。每次饮酒三合，一天三次。

3 脚气肿痛
　　用芍药六两、甘草一两，共研为末，白开水送下。

4 消渴
　　白芍药、甘草等分，研为末。每次取一钱，水煎服，一日服三次。有特效。

5 鼻血不止
　　芍药研细，每次服两匙，水送下。

6 鼻血、咯血
　　白芍药一两、犀角末二钱半，共研细，新水冲服一茶匙。血止为限。

7 崩中下血（小腹痛）
　　芍药一两（炒黄）、柏叶六两（微炒）。每次取二两，加水一升，煮取六合。又方：将上方中的两味药，共研为末。每次服二钱，酒送下。

8 月经不停
　　白芍药、香附子、熟艾叶各一钱半，水煎服。

牡丹

释名 亦名鼠姑、鹿韭、百两金、木芍药、花王。

气味 （根）辛、寒、无毒。

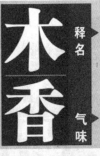

牡丹

主治

1 疝气（觉气胀不能动）
　　牡丹皮、防风等分，研为末，每次服二钱，酒送下。

2 妇女恶血（血往上冲，脸红易怒）
　　牡丹皮半两、干漆（烧至烟尽）半两，加水二杯，煎取一杯服下。

3 伤损瘀血
　　牡丹皮二两、虻虫二十一只（熬过），同捣碎。每天早晨服一匙，温酒送下。

4 刀伤后内出血
　　牡丹皮研细，水冲服少许。瘀血可自尿中排出。

5 下部生疮（已破口）
　　牡丹末一匙，以水送服。一天三次。

木香

释名 亦名蜜香、青木香、五木香、南木香。

气味 （根）辛、温、无毒。

木香

主治

1 中气不省（闭目不语，状如中风）
　　木香研细，以冬瓜子煎汤灌下三钱。痰盛者，药中加竹沥和姜汁。

2 胃气阏胀，不思饮食
　　木香、诃子各二十两，捣烂筛过，加糖制成丸，如梧子大。每次服三十丸，空腹以酒送服。此方名"青木

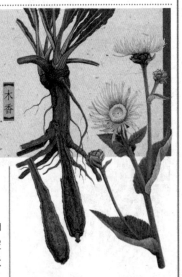

香丸"。

3 心气刺痛

木香一两、皂角（炙）一两，共研为末，制成丸，如梧子大。每次服五十丸，开水送下。

4 疼痛无定处

用温水调磨木香成浓汁，加热酒服。

5 小肠疝气

木香四两，酒三斤煮过。每日取酒饮三次。

6 气滞腰痛

木香、乳香各二钱，酒浸后置于饭上蒸，以酒调服。

7 突然耳聋

木香一两切片，放苦酒中浸一夜，取出加麻油一合，微火煎过，滤去药渣，滴耳。一天三至四次。

8 霍乱转筋（腹痛）

木香末一钱，放入一杯木瓜汁中，加热酒调服。

9 痢疾（包括久痢）

木香一块（方圆一寸）、黄连半两，同在半升水中煎干。单取木香切片，焙干研细，分三次服。第一次用橘皮汤送下；第二次用陈米汤送下；第三次用甘草汤送下。

10 肠风下血

木香、黄连等分，研为末，放入猪大肠中，两头扎定，煮到极烂，然后去药食肠，或连药捣为丸吞服。

11 小便浑浊，状如精液

木香、没药、当归等分，研为末。以刺棘心榨汁和药成丸，如梧子大。每次服

三十丸，饭前以盐汤送下。

12 小儿阴肿（阴茎肿大，或缩小，疼痛）

木香、枳壳（麸炒）各二钱半，炙甘草二钱，水煎服。

13 各种痈疽、瘰疬

木香、黄连、槟榔等分，研为末，油调搽患处。

14 蛇虫咬伤

用木香不限量，煎水服，有奇效。

15 腋下、阴下湿臭或已成疮

用好醋浸木香夹于腋下、阴下，或研末搽敷患处。

16 牙痛

木香末加少许麝香揩牙，同时以盐汤漱口。

高良姜

亦名蛮姜，子名红豆蔻。

（根）辛、大温、无毒。

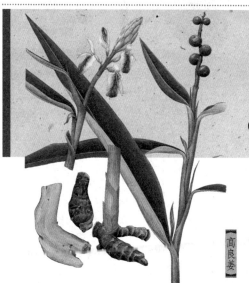

高良姜

主治

1 霍乱吐泻

高良姜（炙令焦香）五两，加酒一升，煮三四沸，一次服完。

2 脚气欲吐（患脚气病的人，容易发吐。）

高良姜一两，加水三升，煮取一升，一次服完。如急切间找

不到高良姜，可以母姜一两代替，清酒煎服。疗效不及高良姜，然亦有效。日常生活，注意早餐多食，午餐少食，晚餐不食，或喝少许豉粥。有发吐感觉时，立即服药。

3 心脾冷痛（即胃痛）

高良姜四两切片，分成四

份：一两以陈米半合炒黄，去米，一两以陈壁土半两炒黄，去土；一两以巴豆三十四粒炒黄，去豆；一两以斑蝥三十四个炒黄，去蝥。另取吴茱萸一两，酒浸一夜后，同高良姜一起再炒，共研为末，以浸吴茱萸的酒调药做成丸子，如梧子大。每次服十五丸，空腹以姜汤送下。此方名"高良姜丸"。又方：高良姜三钱，五灵脂六钱，共研为末。每次服三钱，醋汤调下。

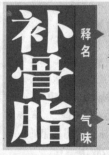

补骨脂

释名 亦名破故纸、婆固脂、胡韭子。

气味 子：辛、大温、无毒。

主治

1 元阳衰损（手脚沉重，夜多盗汗）

补骨脂四两（炒香），菟丝子四两（酒蒸），胡桃肉一两（去皮），乳香、没药、沉香各二钱半（研细），炼蜜成丸，如梧子大。每次服二三十丸，空腹以盐汤或温酒送下。自夏至起到冬至止，每天服一次。药名为"补骨脂丸"，可壮筋骨、益元气。

2 虚劳（五劳七伤）

补骨脂一斤，酒浸一夜后晒干，加乌油麻（黑芝麻）一升炒至麻子炸响，簸去麻子，只取补骨脂研为末，以醋煮面糊制成丸，如梧子大。每次服二三十丸，空腹以温酒盐汤送下。

3 肾虚腰痛

补骨脂一两，炒后研为末。每次服三钱，温酒送下。或加木香一钱亦佳。又方：补骨脂（酒浸，炒）一斤，杜仲（去皮，姜汁浸，炒）一斤，胡桃肉（去皮）二十个，共研为末，以蒜捣泥一两，调和上药成丸，如梧子大。每次服二十丸，空腹以酒送下；妇女用淡醋汤送下。常服本方可壮筋骨，调血脉，乌须发，益颜色。此方名"青娥丸"。

4 妊妇腰痛

补骨脂二两，炒香后研成末。先嚼胡桃肉半个，然后用温酒调服药末二钱。此方名"通气散"。

5 定心补肾

养血返精丸：补骨脂（炒）二两、白茯苓一两，共研为末；另取没药五钱，以无灰酒浸后煮化，调入上药末捏成丸，如梧子大。每次服三十丸，开水送下。"故纸补肾，茯苓补心，没药养血，三者既壮，自然身安。"

6 精气不固

补骨脂、青盐等分，同炒为末。每次服二钱，米汤送下。

7 小便频数（肾气虚寒）

补骨脂十两（酒蒸过）、茴香十两（盐炒过），共研为末，加酒、糊做成丸，如梧子大，每次服百丸，盐酒送下，或以熟米、猪肾和药煨吃亦可。

8 小儿遗尿

补骨脂（炒过），研为末，每夜用开水冲服五分。

9 肾漏（阴茎不痿，精常流出，痛如针刺）

补骨脂、韭子各一两，共研为末，每取三钱，加水二碗，煎至六分服下。一天服三次，直至病愈。

10 脾肾虚泻

补骨脂（炒）半斤、肉豆蔻（生用）四两，共研为末，加枣肉泥做成丸，如梧子大。每次服五十至七十丸，空腹以米汤送下。此方名"二神丸"。又方：照上方，加木香二两，名"三神丸"。

补骨脂

姜黄

释名 亦名宝鼎香。

气味 （根）辛、苦，大寒，无毒。

1 心痛难忍
用姜黄一两、桂三两，共研为末，每次服一钱，醋汤送下。

2 胎寒腹痛
（婴儿啼哭吐乳，大便色青，状如惊风，出冷汗）
姜黄一钱，没药、木香、乳香

主治

各二钱，共研为末，加蜜调成丸，如芡子大。每次服一丸，钩藤煎汤化服。

3 产后血痛（腹内有血块）
姜黄、桂心等分，研为末，酒冲服一匙，血下尽后即愈。

4 疮癣初发
用姜黄研末外涂，甚效。

郁金

释名 亦名马。

气味 （根）辛、苦，寒，无毒。

主治

刃，研为末，加醋做成丸，如梧子大。以朱砂包裹。每次服三十丸，男子用酒，女子用醋送服。

3 产后心痛（血气上冲欲死）
郁金（烧存性）研细，取二钱，以米醋调灌能转危为安。

4 鼻血、吐血
郁金研细，以井水送服二钱。病重者再服一次。

1 癫狂症
郁金七两、明矾三两，共研为末，加薄糊制成丸，如梧子大。每次服五十丸，开水送下。

2 厥气心痛
郁金、附子、干姜等

5 尿血
郁金一两、葱白一握，加水一碗煎取三合，温服。一天服三次。

6 风痰壅塞
郁金一分、藜芦十分，共研为末。每取少许以温浆水调下，再用一杯浆水漱口吐涎，可以吃少许东西压一下药味。

7 特殖肿痛
将郁金研末，加水调匀搽患处。

益智子

气味 （仁）辛、温、无毒。

益智子

主治

1 小便频数（膀胱气不足）

益智子（盐炒，去盐）、乌药等分，研为末；另用酒煮山药粉为糊，和药成丸，如梧子大。每次服七十丸，空腹以盐汤送下。此方名"缩泉丸"。

2 心虚尿滑及赤白二浊

益智子仁、白茯苓、白术等分，研为末，每次服三钱，白开水调下。

3 白浊腹满

益智仁（盐水浸、炒）、厚朴（姜汁炒）等分，加姜三片、枣一枚，水煎服。

4 腹胀痛，泻不止（属气脱者）

益智子仁二两，浓煎饮下，泻立止。

5 妇女崩中

益智子（炒，碾细）一钱，米汤加少许盐冲服。

6 口臭

益智子仁一两、甘草二钱，共碾成粉，用舌头舔入口中。

7 漏胎下血

益智仁半两、缩砂仁一两，共研为末。每次服三钱，空腹以白开水送下。一日服两次。

豆蔻

释名 亦名草豆蔻、漏蔻、草果。

气味 （仁）辛、涩、温、无毒。

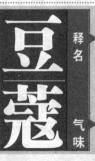

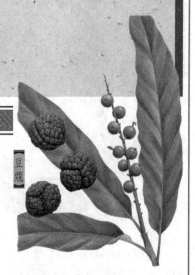

豆蔻

主治

1 心腹胀满，气短

用豆蔻一两，去皮，研细。每次服半钱，木瓜生姜汤调下。

2 胃弱呕逆不食

豆蔻仁二枚、高良姜半两，加水一碗合煮，去渣取汁，再倒入生姜汁半合，与白面和在一起做成面片，在羊肉汤中煮熟，空腹食面、肉，饮汤。

3 霍乱烦渴

豆蔻、黄连各一钱半，乌豆五十粒，生姜三片，水煎服。

4 虚疟自汗不止

豆蔻一枚，面裹煨熟，连面研细，加平胃散二钱，水煎服。

5 瘴疟（热少寒多，或单寒不热，或虚热不寒）

豆蔻仁、熟附子等分，加水一碗、姜七片、枣一枚，煎取半碗服下。此方名"果附汤"。

白豆蔻

释名 多骨。

气味 (仁)辛、大温、无毒。

主治

1 胃冷恶心（进食即想吐）

白豆蔻仁三枚捣细，温酒送服。服用数次以后，即可见效。

2 突然恶心

取白豆蔻仁细嚼可止吐。

3 小儿吐乳

用白豆蔻仁十四枚、缩砂十四个、生甘草二钱、炙甘草二钱，共研为末，常抹入小儿口中。

4 反胃

白豆蔻、缩砂仁各二两，丁香一两，陈仓米一升（黄土炒焦，去土），共研为末，加姜汁合成丸，如梧子大。每次服百丸，姜汤送下。此方名"太仓丸"。

白豆蔻

缩砂密

气味 (仁)辛、温、涩、无毒。

主治

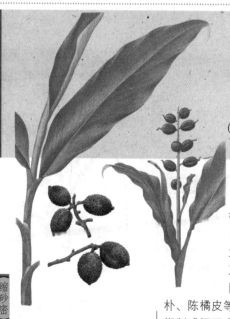

缩砂密

梧了大丸。每次白开水送服四十丸，一天服两次。又方：缩砂仁、附子、干姜、厚朴、陈橘皮等分，研末，和饭糊制成梧子大丸。每次米汤送服四十丸，一天服两次。

1 冷滑下痢

缩砂仁研细，调入羊肝薄片中，置瓦上焙干，再研细，加等量的干姜末，和饭糊制成

2 大便下血

缩砂仁为末，热米汤送服二钱。以愈为度。

3 小儿脱肛

缩砂去皮研细，撒在一片已剖开的猪腰子中，捆好煮熟食用，再服明矾丸。气逆肿喘者，痛难治好。

4 遍身肿满

缩砂仁、蝼蛄等分研细，用老酒送服。

5 痰气膈胀

砂仁捣碎，置于萝卜汁中浸透，取出焙干研细，每次服一至二钱，开水送下。

蓬莪茂

释名 亦名莪术。

气味 （根）苦、辛，温，无毒。

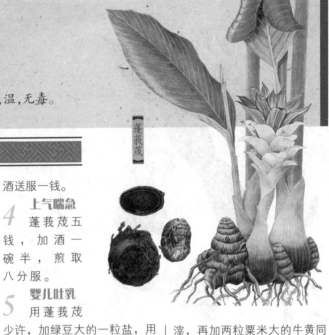

蓬莪茂

主治

1 心腹冷痛
用蓬莪茂二两（醋煮）、木香一两（煨），共研为末。每次服半钱，淡醋汤送下。

2 妇女血气游走作痛及腰痛
蓬莪茂、干漆各二两，共研为末，每次服二钱，酒送下。若是腰痛，则用核桃酒送下。

3 小儿气痛
取蓬莪茂炮熟，研细，热酒送服一钱。

4 上气喘急
蓬莪茂五钱，加酒一碗半，煎取八分服。

5 婴儿吐乳
用蓬莪茂少许，加绿豆大的一粒盐，用人乳一合，煎三五沸，去掉渣滓，再加两粒粟米大的牛黄同服。很有效。

荆三棱

释名 亦名京三棱、草三棱、鸡爪三棱、黑三棱、石三棱。

气味 （根）苦、平、无毒。

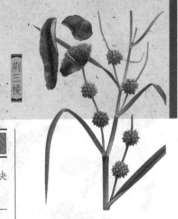

荆三棱

主治

1 症瘕鼓胀
三棱煎：用三棱根切一石，加水五石，煮取三石，去渣再煮，得汁三斗隔水煎成膏状，浓如稠糖。每天早晨服一小匙，酒送下。又方：荆三棱、青皮、陈皮、木香各半两，肉豆蔻、槟榔各一两，硇砂二钱，共研为末，加糊成丸，如梧子大，每次服三十丸，姜汤送下。

2 痃癖气块（胁下坚块如石）
荆三棱（炮）一两、川大黄一两，共研为末，加醋熬成膏。每日服一匙，空腹以生姜、橘皮汤送下。

3 小儿气癖
用三棱煮汁给授乳的母亲吃，也把少量给小儿吃。小儿新生百日及十岁以下，无论痫热、痃癖等，服此药都有效。

4 反胃恶心，药食不下
荆三棱（炮）一两、生丁香三分，共研为末。每次服一钱，开水送下。

5 乳汁不下
荆三棱三个，水二碗，煎取一碗，洗乳房汁至乳出为度。

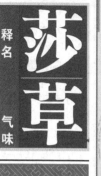

莎草

释名　亦名香附子、雀头香、草附子、水香棱、水巴戟、永莎、侯莎、莎结、夫须、续根草、地毛。

气味　（根）甘、微寒、无毒。

莎草

主治

炙甘草四两，共研为末，盐开水送服。或研成粗末煎服。此方名"快气汤"。

4 心腹刺痛　香附子（去毛，焙）二十两、乌药十两、甘草（炒）一两，共研为末。每次服二钱，盐汤送下。

5 心脾气痛（胸膛软处作痛，俗称心气痛，乃胃脘有滞所致，或起因于气，或起因于寒）将香附子醋浸后略炒，研为末；另用高良姜酒洗数次，略炒，也研为末，两种药分别收存。起因于寒者，取姜二钱、附一钱；起因于气者，取附子二钱、姜一钱；起因于气滞兼寒者，姜、附等分。三种情况都以热米汤加一匙姜汁、一小撮盐调服。服药七八次后，病根可除。

6 心腹诸痛（心气痛、腹痛、小腹痛、血气痛等）香附子二两、艾叶半两，同用醋汤蒸熟，去艾叶，炒香附子末，加醋糊丸，如梧子大。每次服五十丸，开水送下。此方名"艾附丸"。

1 未老先衰　用香附子一斤，水浸一夜，取出擦去毛，炒黄，加茯神（去皮）四两，共研为末，炼蜜为丸，如弹子大。每晨服一丸，以降气汤送下。降气汤是用香附子（如上法处理）半两、茯神二两、炙甘草一两半，合煎而成。此方名"交感丹"。除了治未老先衰之外，还能治胸痞、拒食、虚冷遗精等症。

2 偏正头痛（头目昏眩，热气上攻）单用香附子一味，经去皮、煮、捣、晒、焙之后，研为细末，炼蜜为丸，如弹子大。每次取一丸，以水一碗，煎药至八成服下，妇女用醋汤煎服。此方名"一品丸"。

3 一切气病（胸腹胀满、恶心、气逆、泛酸、烦闷等）香附子一斤、缩砂仁八两、

7 湿肿　香附子去皮，加米醋煮干，焙研为末。以米醋调糊制丸，如梧子大。常服，可使败水从小便排出。

8 虚肿　香附子一斤，在童便中浸三日，取出，焙干研细，加糊为丸。每次服四五十丸，米汤送下。一天服两次。

9 疝气痛　香附末二钱，以海藻一钱煎酒，空腹调下，服药食用海藻。

10 月经不调及其他妇科病　大香附子（擦去毛）一斤，分作四份：一份醇酒浸，一份醯醋浸，一份盐水浸，一份童便浸。几日后，取出香附子洗净晒干，微焙研末，加醋调面糊做成丸，如梧子大。每次服七十丸，酒送下。瘦人，加泽兰、赤茯苓末二两；气虚，加四君子料；血虚，加四物料。此方名"四制香附丸"。

11 安胎顺气　香附子炒后研细，浓煎紫苏汤送服一至二钱。加入砂仁亦可。此方名"铁罩散"。

12 妊娠恶阻（胎气不安，呕吐酸水，饮食不进）香附子二两、藿香叶、甘草

各二钱，共研细。每次服二钱，开水加盐送下。此方名"二香散"。

13 临产顺胎（怀胎九月或十月时服此，自然顺产）
香附子四两、缩砂仁（炒）三两、甘草（炙）一两，共研为末。每次服二钱，米汤送下。

14 产后狂言（血晕妄语，烦渴不止）
生香附子（去毛）研细。每次服二钱，姜、枣煎汤送下。

15 气郁吐血
用童便调香附末二钱服。又方：香附子一两、白茯苓半两，共研为末。每次服二钱，陈粟米汤送下。

16 肺破咯血
香附子一钱，研细，米汤送服。一天服两次。

17 尿血
香附子、新地榆等分，分别煎汤。先服香附汤三五口，后服地榆汤至尽。一时无效，可照此再服。

18 各种下血
用香附子浸童便中一天，取出捣碎，以米醋拌匀焙干研末。每次服二钱，米汤送下。又方：香附子以醋、酒各半煮熟，焙研为末，加黄秫米糊做成丸，如梧子大。每次服十丸，米汤送下。一天服两次。又方：香附子末二钱，加百草霜、麝香各少许同服，见效很快。

19 脱肛
香附子、荆芥穗等分，研为末。每次取一匙，加水一碗，煎沸十多次后，淋洗患处。

20 气郁头痛
香附（炒）四两、川芎二两，共研为末。每次服二钱，茶汤调下。常服可防头痛，又可明目。

21 肝虚目痛（冷泪，羞明）
香附子一两、夏枯草半两，共研为末。每次服一钱，茶汤送下。

22 突然耳聋
香附子（瓦炒）研末，早晚各服二钱，萝卜子煎汤送下。药忌铁器。

23 牙痛
香附子、艾叶煎汤漱口，同时用香附子末擦牙。又方：香附子（炒存性）三两、青盐、生姜各半两，共研为末，每日擦牙。

藿香

释名 亦名兜娄婆香。

气味 枝、叶：辛、微温、无毒。

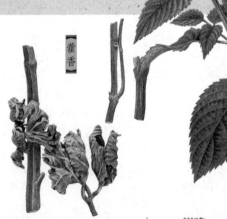

藿香

主治

1 霍乱吐泻
藿香叶、陈皮各半两，加水二碗，煎取一碗，温服。

2 暑天吐泻
滑石（炒）二两、藿香二钱半、丁香五分，共研为末。每次服一至二钱，淘米水调服。

3 胎气不安（气不升降，呕吐酸水）
香附、藿香、甘草各二钱，共研为末。每次服二钱，加少许盐，以开水调下。

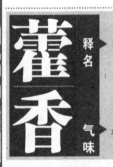

4 口臭
藿香洗净煎汤，随时含嗽。

5 烂疮
藿香叶、细茶等分，烧成灰，用油调匀涂于叶片上，贴在患处。

薰草

释名 亦名零陵香、蕙草、香草、燕草、黄零草。

气味 甘、平、无毒。

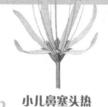

薰草

主治

1 伤寒下痢
薰草、当归各二两，黄连四两，加水六升，煮取二升服下。一天服三次。

2 头风眩晕（痰逆、恶心、懒食）
薰草、藿香叶、香附子（炒）等分，研为末。每次服二钱，茶汤送下。一天服三次。

3 小儿鼻塞头热
薰草一两、羊髓三两，慢火熬成膏，去滓，以膏揉摩背上。每天三至四次。

4 头风白屑
薰草、白芷等分，加水煎成汁，倒入鸡蛋白调匀，搽于头部数十次，以后永不生屑。

5 牙齿疼痛
用薰草叶煎水含漱。

6 梦遗失精
薰草汤：薰草、人参、白术、白芍药、生地黄、茯神、桂心、炙甘草各二两，大枣十二枚，加水八升煮取三升，分两次服。

7 节育断产
用薰草研细。每次服二钱，酒送下。连续服五次，可保一年不孕。

8 赤白下痢
薰草去根，在盐酒中浸半月，取出炒干，每一两加广木香一钱半，共研为末。每次服一钱半，冷水送下。三四次以后用热米汤送服一钱半，即可止痢。用药期间忌食生梨。此方名"返魂丹"。

泽兰

释名 亦名水香、都梁香、虎兰、虎蒲、龙枣、孩儿菊、风药。根名地笋。

气味 叶：苦、微温、无毒。

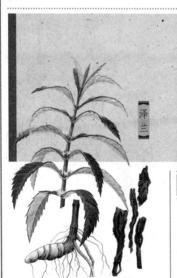

泽兰

主治

1 产后水肿，血虚浮肿
泽兰、防己等分，研为末。每次服二钱，醋酒送下。

2 疮肿初起
把泽兰捣烂封敷患处，有效。

3 损伤瘀肿
治法同上。

4 产后阴翻（产后阴户燥热，变成翻花状）
泽兰四两，煎汤熏洗二三次后，再加枯矾一起煎洗。

香薷

释名 亦名香菜、香茸、香菜、蜜蜂草。

气味 辛、微温、无毒。

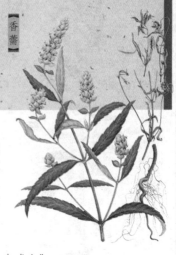

香薷

主治

1 伤暑（暑天卧湿受风，或食生冷之物不节所致）
香薷一斤，厚朴（姜汁炙过）、白扁豆（微炒）各半斤，锉散。每次取五钱，加水二碗，酒半碗，煎取一碗，放水中待冷却后服下。连服两次很有效。此方名"香薷饮"。方中的扁豆可用黄连（姜汁炒）代替。

2 水肿
干香薷五十斤，锉入锅中，加水久煮，去渣再浓煎至膏状，即做成丸子，如梧子大。每次服五丸，一天服三次，药量可以逐日渐增以小便通畅为愈。此方名"香薷煎"。又方：香薷叶一斤，水一斗，熬烂去渣，再熬成膏，加白术末七两制成丸，如梧子大。每次服十丸，米汤送下，白天服五次，晚上服一次。此方名"深师薷术丸"。

3 心烦胁痛
香薷捣汁一二升服。

4 鼻血不止
香薷研末，水冲服一钱。

薄荷

释名 亦名蕃荷菜、吴菝荷、南薄荷、金钱薄荷。

气味 茎、叶：辛、温、无毒。

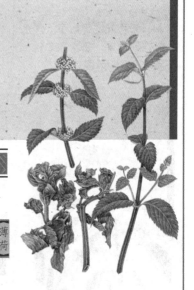

薄荷

主治

1 清热化痰（利咽膈，治风热）
薄荷研细，炼蜜制成丸，如芡子大。每次含一丸。用白砂糖调丸亦可。

2 眼睑红烂
薄荷在生姜中浸一夜，取出晒干，研为末。每次取一钱，以开水泡制后洗眼。

3 瘰疬
新薄荷二斤、皂荚一个（水浸去皮），捣烂取汁，置于器皿内熬成膏加黑牵牛（半生半炒）各一两、连翘末半两、皂荚仁一两半，一起捣烂调匀制丸，如梧子大。每次服三十丸，煎连翘汤送下。

4 鼻血不止
薄荷汁滴入鼻中，或以干薄荷水煮，以棉球裹汁塞鼻。

5 血痢不止
薄荷叶煎汤常服。

6 火毒成疮
薄荷煎汁随时涂搽。

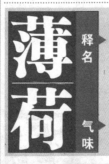

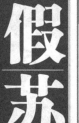

假苏

释名 亦名姜芥、荆芥、鼠蓂蓂。

气味 茎、穗：辛、温、无毒。

主治

1 风热头痛
荆芥穗、石膏等分，研为末。每次服二钱，以茶调下。

2 风热牙痛
荆芥根、乌桕根、葱根等分，煎汤随时含漱。

3 小儿惊证
荆芥穗二两、明矾（半生半枯）一两，共研为末，制成糊丸，如黍米大，以朱砂为衣。每次服二十丸，姜汤送下。一天服两次。

4 一切偏风（口眼㖞斜）
青荆芥一斤、青薄荷一斤，一起研烂，取汁浓煎成膏。渗去药渣的三分之一，将剩余的三分之二晒干为末。以膏和末做成丸，如梧子大。每次服三十丸，白开水送下。早晚各服一次。

5 中风口噤
荆芥穗研细，取二钱，酒送服。此方名"荆芥散"。

6 产后中风（手足抽筋，角弓反张，不省人事）
荆芥穗微焙为末。每次服三钱，酒或童便送下。口噤则挑齿灌入，齿紧则由鼻灌入。此方名"华佗愈风散"，又名："如圣散""举卿古拜散"等。

7 产后血眩（精神昏冒）
荆芥穗一两三钱、桃仁五钱（去皮尖）共炒研末。每次服三钱，水送下。加喘，加杏仁（去皮尖，炒）、甘草（炒）各三钱。

8 产后下痢
荆芥穗四、五枝，烧存性，不能触油火。烧好后加麝香少许，以热开水调下。

9 口鼻出血如泉涌（因酒色太过而致）
荆芥烧存性，研末。每次服二钱，陈皮煎汤送下。不超过两次可愈。

10 吐血不止
用荆芥连根洗过，捣汁半碗服下。又方：荆芥穗为研末，以生地黄汁调服二钱。

11 尿血
荆芥、缩砂等分，研为末。每次服三钱，糯米汤送下。一天服三次。

12 血崩
将荆芥穗在麻油灯上烧焦，研细。每次服二钱，童便送下。

13 特漏肿痛
用荆芥煮汤，每日外洗痛处。

14 大便下血
荆芥（炒）为末，每次服二钱，米汤送下，妇女用酒送下。又方：荆芥二两、槐花一两，同炒，研细。每次服三钱，茶送下。

15 臁疬溃烂（牵连到胸前两腋，结块大如茄子）
将荆芥根下段剪碎，煎汤煮沸温洗。治疗一段时间后，如烂破处色紫黑，以针刺破，让恶血流出，再洗三四次可愈。另用樟脑、雄黄等分，研为末，麻油调匀涂于烂处令出水。次日洗过又涂，直至病愈。

16 疔肿诸毒
荆芥一把，切细，加水五升煮取一升，分两次冷饮。

假苏

菊

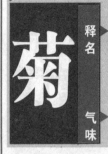

释名 ▶ 亦名节华、女节、女华、女茎、日精、更生、傅延年、金蕊、阴成、周盈。

气味 ▶ （花、叶、根、茎、种）苦、平、无毒。

主治

1 风热头痛
菊花、石膏、川芎各三钱，共研为末。每次服一钱半，茶调下。

2 膝风痛
菊花、陈艾叶制作成护膝，敷在膝部，长期应用有效。

3 病后生翳
白菊花、蝉蜕等分，研为末，每用二至三钱，加蜜少许，水煎服。

4 妇女阴肿
甘菊花捣烂煎汤，趁热先熏后洗。

5 眼目昏花
甘菊花一斤、红椒（去子）六两，共研为末。加鲜地黄汁和丸，如梧子大。每次服五十丸，临睡时以茶送下。

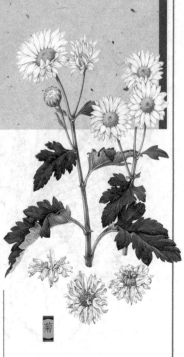

菊

茵陈蒿

释名 ▶ 亦名绒蒿、细叶青蒿。

气味 ▶ 茎、叶：苦，平，微寒，无毒。

主治

1 高热黄疸
用茵陈切细煮汤饮服，生食亦可。亦治伤寒头痛、风热痒疟，利小便。此方名"茵陈羹"。

2 遍身风痒
用茵陈煮浓汤洗浴即愈。

3 疬疡风病（身上出现斑块，白色成片）
用茵陈蒿两把，加水一斗五升，煮取七升，先以皂荚汤洗，再以茵陈汤洗。隔一天一次。

4 风疾挛急（手足不能自由伸缩）
茵陈蒿一斤、秫米一石、面三斤，和匀照常法酿酒，每日饮服。

5 遍身黄疸
茵陈蒿一把，同生姜一块捣烂，每日擦胸前和四肢。

6 眼热红肿
茵陈蒿、车前子等分，煎汤，以细茶调服数次。

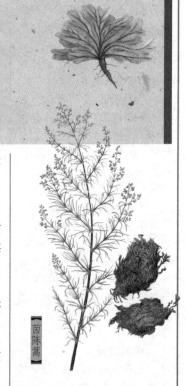

茵陈蒿

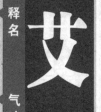

艾

释名 亦名冰台、医草、黄草、艾蒿。

气味 （叶）苦、微温、无毒。

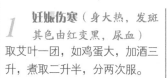

艾

主治

1 妊娠伤寒（身大热，发斑其色由红变黑，尿血）
取艾叶一团，如鸡蛋大，加酒三升，煮取二升半，分两次服。

2 中风口歪
用五寸左右的小苇管一根，一端插入耳内，四周用面密封，另一端用艾灸七壮。病患在右则灸左侧，病患在左则灸右侧。

3 中风口噤
用熟艾灸承浆穴与颊车穴，各五壮。

4 咽喉肿痛
嫩艾捣汁，细细咽下。又方：艾叶一把，同醋捣烂，敷于喉部。

5 癞癣诸风
用熟艾灸前后阴之间。灸数随年岁增减。

6 小儿脐风撮口
用艾叶烧灰。满填脐中，外用布缚定。或用蒜盖脐部，隔蒜用艾绒灸之。

7 头风面疮（痒而且流黄水）
艾二两，加醋一升，煎成浓汁，摊在纸上敷贴疮，一天换二至三次。

8 蛔虫病（心痛如刺，口吐清水）
白熟艾升，加水三升，煮取一升内服，服后可将虫吐出。又方：取生艾捣汁，天明时，先吃少许果脯等甜食，随后服艾汁一碗，可把虫打下。

9 白痢
陈艾四两、干姜(炮)三两，共研为末，加醋煮陈米糊成丸，如梧子大。每次服七十丸，空腹以米汤送下。

10 久痢
艾叶、陈皮等分，煎服。也可将这两味药共研为末，加酒煮烂制成丸。每次服二至三十丸，盐汤送下。

11 痔疮
先用槐枝柳枝煎汤洗过，再以艾灸七壮。血秽泻后即愈。

12 妊娠下血
艾叶三两，川芎、甘草各二两，当归、地黄各三两，芍药四两，放入水五升、清酒五升，煮取三升，再加阿胶二两令化尽。每次服一升，日服三次。此方名"胶艾汤"。

13 胎动（或腰痛，或抢心，或下血，或倒产）
用艾叶一团，如鸡蛋大，加酒四升煮取二升，分两次服。

14 妇女崩中，血出不止
用熟艾一团，如鸡蛋大，阿胶（炒为末）半两，干姜一钱，水五碗，同煎服（先煮艾、姜至二碗半，倒出药汁，加阿胶化开，分三次服，一天服尽）。

15 产后下血
干艾叶、老生姜各半两，煎浓汤服。

16 忽然吐血
熟艾三团，加水五升，煮取二升饮服。又方：熟艾烧灰，取二钱，水送服。

17 盗汗不止
熟艾二钱、白茯神三钱、乌梅三个，加水一杯煎取八分，临睡前温服。

18 火眼肿痛
用艾烧烟，将碗盖住，待烟烧尽，刮取碗内烟煤，以温水调匀洗眼，水中加少许黄连汁更好。

19 脸上黑痣
用艾叶灰、桑叶灰各三升，淋水循环几次取汁，浓煎成膏。常取少许敷痣上，能使痣烂脱。

青蒿

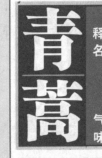

释名 亦名草高、方溃、香蒿。

气味 （叶、茎、根、子）苦、寒、无毒。

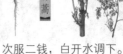
青蒿

主治

1 癞病
青蒿锉细为末，加水三升、童便五升，煎取一升半，去渣留汁再煎成膏，做成丸，如梧子大。每次服二十丸，饭前及临睡时各用温酒送服。

2 虚劳盗汗，烦热口干
青蒿一斤，捣烂绞汁，取汁熬膏，加人参末、麦门冬末各一两，熬至能捏丸时，做成丸，如梧子大。每次服二十丸，饭后以米汤送服。此方名"青蒿丸"。

3 疟疾寒热
用青蒿一把，加水二升，捣汁服。

4 温疟（只热不冷，痰多）
青蒿二两，童便浸泡后，焙干，加铅丹半两，研为末。每次服二钱，白开水调下。

5 赤白下痢
青蒿、艾叶等分，加豆豉一同捣烂，制成饼，晒干。每次用一饼，以水一碗半煎服。此方名"蒿豉丹"。

6 酒痔便血
用青蒿叶或青蒿茎，研为末。便前用冷水，便后用水酒调服。

夏枯草

释名 亦名夕句、乃东、燕面、铁色草。

气味 （茎、叶）苦、辛，寒、无毒。

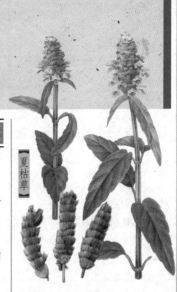
夏枯草

主治

1 肝虚目痛
（冷泪不止，羞明畏光）。夏枯草半两、香附子一两，共研为末。每次服一钱，茶汤调下。

2 赤白带下
夏枯草开花时采来，阴干，研为末。每次服二钱，饭前以米汤送下。

3 血崩
夏枯草研为末，每次服一小匙，米汤调下。

4 产后血晕
夏枯草捣烂，绞汁服一碗，极效。

5 打伤、刀伤
把夏枯草捣碎或嚼碎后敷在伤处。

6 瘰疬（不论已溃未溃，或日久成漏）
夏枯草六两，加水两杯，煎取七成，饭后温服。体虚者，可用夏枯草煎汁熬膏服，并以膏涂患处，同时用十全大补汤加香附、贝母、远志煎服更好。

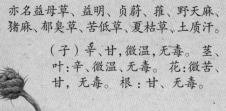

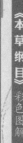

茺蔚

释名　亦名益母草、益明、贞蔚、蓷、野天麻、猪麻、郁臭草、苦低草、夏枯草、土质汗。

气味　（子）辛、甘，微温，无毒。茎、叶：辛、微温、无毒。花：微苦、甘，无毒。根：甘、无毒。

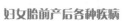

茺蔚

主治

1 妇女胎前产后各种疾病

取六月连根收采的正在开花的益母草，阴干，取叶、花和种子，碾为细末，炼蜜和丸，如弹子大。每次服不限丸数，以病愈为度。如做成梧子大的丸，则每次服五十至七十丸。服药时，随不同的病证，用不同的汤汁送下：（1）胎前脐腹作痛或肠鸣有声的用米汤；（2）腹痛胎动，下血不止，用当归汤；（3）胎衣不下，死胎不下，横生倒产，用炒盐汤；（4）产后血晕，两眼发黑，用童便和酒；（5）产后腹痛，时发寒热，出冷汗，用童便、酒或薄荷自然汁；（6）产后痢疾，用米汤；（7）产后月经不调，用温酒；（8）产后中风，半身不遂，用童便和酒；（9）产后气喘咳嗽，面目浮肿，用温酒；（10）产后流

鼻血，舌黑口干，用童便和酒；（11）产后大小便不通，烦躁口苦，用薄荷汤；（12）妇女久无子息，用温酒。此方名"济阴近魂丹"。

2 产妇诸疾及内脏受伤瘀血等

将益母草全草洗净晒干，用竹刀（忌铁刀）切为小段，放入锅用水浸泡后煎煮至水减三分之二，去草取汁，约得五六斗。澄清半日后，滤去药渣，以清汁在慢火上煎取一斗状如糖稀，收存瓶中。每取一杯，和酒内服，一天两次。此方名"益母膏"。

3 尿血

用益母草捣汁服一升。

赤白下痢

4 益母草（晒干）、陈盐梅（烧存性）等分，研为末。每次服

三钱，白痢以干姜汤、赤痢以甘草汤送服。此方名"二灵散"。

5 小儿疳痢

用益母草嫩叶同米煮粥吃，病愈为止。常服嫩叶汁亦可。

6 持疮下血

用益母草叶捣汁服。

7 各种疔疮

益母草捣烂封疮，另取益母草绞汁内服。又方：四月，益母草连花采收，晒干，烧存性。先用刀划破疔根，挤出血，然后挑药入疔内，疔深者，用捻子把药送入底部。待污血流出，拭净，再次上药，直到流血色鲜红为止。一二日后，根烂出，以针挑去，再敷药，不久，合口自愈。此间忌风寒、房事、酒肉及一切毒物。

8 喉闭肿痛

益母草捣烂，加新汲水一碗，绞出浓汁一次饮下。冬天用益母草根。

9 聍耳

取益母草茎叶榨汁滴耳内。

10 预防瘄瘤

洗婴汤：儿将生，先取益母草五两煎汤，儿生下后，即用此汤洗浴，可预防生瘄生疥。

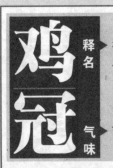

鸡冠

释名 亦名鸡公花、鸡冠头、鸡角松。

气味 苗、子、花：甘、凉、无毒。

🌿 主治

1 吐血不止
白鸡冠花将在醋中浸煮七次，取出研为末。每次服二钱，热酒送下。

2 便血
鸡冠花、椿根皮等分，研为末，炼蜜为丸，如梧子大。每次服三十丸，黄芪汤送下。一天服两次。

3 痔久转瘘
鸡冠花、风眼草各一两，加水二碗煎汤，频频外洗。

4 下血脱肛
白鸡冠花、防风等分，研为末，加糊制梧子大丸。每次服七十丸，空腹米汤送下。又方：白鸡冠花（炒）、棕榈灰、羌活各一两，共研为末。每次二钱，米汤送下。

5 月经不止
用红鸡冠花一味，晒干研细。每次服二钱，空腹以酒调下。忌食鱼腥猪肉。

6 产后血痛
白鸡冠花，酒煎服。

7 白带
白鸡冠花晒干为末，每天早晨空腹服三钱，酒送下。如是赤带，可用红鸡冠花。

8 白带兼砂淋
用白鸡冠花、苦壶芦等分，空腹以酒送下。

9 赤白痢
用鸡冠花煎酒饮服。赤痢，用红花；白痢，用白花。

鸡冠

旋复花

释名 亦名金沸草、金钱花、滴滴金、盗庚、夏菊、戴椹。

气味 花：咸、温、有小毒。

🌿 主治

1 中风壅滞
用旋复花洗净，焙过，研细，炼蜜为丸，如梧子大。临睡前以茶汤送下五至十丸。

2 小儿眉癣（小儿眉毛、眼睫因生过癣后不能复生）
旋复花、赤箭（即天麻苗）、防风等分，研为末，洗净患处，以油调涂。

3 耳后生疮（月蚀疮）
旋复花烧过研细。以羊油调涂患处。

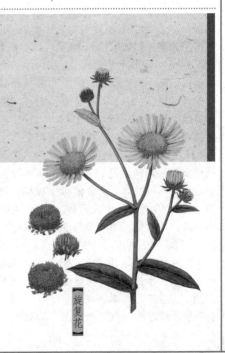

旋复花

漏卢

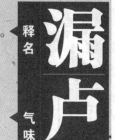

释名 亦名野兰、英蒿、鬼油麻。

气味 根、苗：咸、寒、无毒。

【漏卢】

1 腹内蛔虫
将漏卢研为末，每取一匙，用肉羹汤面调和同服。

2 冷劳泄痢
漏卢一两、艾叶（炒）四两，共研为末。取一半药末，加米醋三升同熬成膏，再加入另一半药末，制成丸，如梧子大。每次服三十丸，温水送下。

3 产后带下
治方同上。

4 乳汁不下（乳内胀痛，积久成痈）
漏卢二两半、蛇蜕十条（炙焦）、栝楼十个（烧存性），共研为末。每次服二钱，温酒调下。

5 历节风痛，筋脉拘挛
漏卢（麸炒）半两、地龙（去土，炒）半两，共研为末；另将生姜二两，捣烂绞汁，加入三两蜜，同煎三五沸，又加好酒五合，收存待用。服药时，

主治

取上制的药末，以收存的汤剂煨温后送下。此方名"古圣散"。

6 背痈
漏卢、连翘、生黄芪、沉香各一两，生甘草半两，大黄（微炒）一两，共研为末。每次服二钱，姜枣汤调下。服至热退便停药。此方名"漏卢汤"。

刘寄奴草

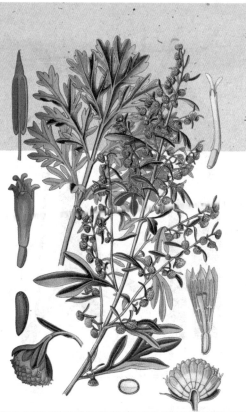

释名 亦名金寄奴、乌藤菜。

气味 苦、温、无毒。

【刘寄奴草】

主治

1 大小便血
刘寄奴研末，以茶调匀，空腹服二钱，出血即止。

2 打伤瘀血在腹内者
刘寄奴、骨碎补、延胡索各一两，加水二升，煎取七合，又倒入酒、童便各一合，一次温服。

3 赤白痢
刘寄奴、乌梅、白姜等分，水煎服。赤色，加重乌梅的用量；白色，加重姜的用量。

大蓟

释名 亦名虎蓟（大蓟）、猫蓟（小蓟）、马蓟、刺蓟、山牛蒡、鸡项草、千针草、野红花。

气味 甘、温、无毒。

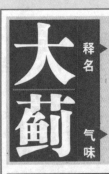

大蓟

主治

1 心热吐血
将小蓟叶、根，捣烂绞汁，每次服二小碗。

2 七窍出血
用小蓟捣汁和酒服。或取干者研细，冷水送服。

3 崩中下血
用大、小蓟根一升，泡在酒一斗中，经过五天，取酒常饮适量。亦可用酒煎蓟根服或用生蓟捣汁温服。又方：取小蓟茎、叶洗净，切细，绞汁一碗，加生地黄汁一碗、白术半两，煎取五成药汁，温服。

4 小产流血过多
用小蓟根叶、益母草各五两，加水二大碗，煎取一小碗，分两次服，一日服完。

5 刀伤流血不止
用小蓟苗捣烂敷伤处。

6 小便热淋
用大蓟或小蓟根捣汁饮服。

7 疔疮恶肿
大蓟四两、乳香一两、明矾五钱，共研为末。每次服二钱，酒送下。以出汗为见效。

续断

释名 亦名属折、接骨、龙豆、南草。

气味 根：苦、微温、无毒。

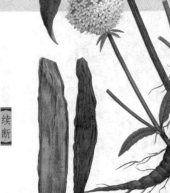

续断

主治

刀伤、痈疡、折跌、能续筋骨。亦治妇女崩中漏血，破症结瘀血。

1 妊娠胎动
川续断（酒浸）、杜仲（姜汁炒，去丝）各二两等分，研为末，加煮烂的枣肉，和成丸，如梧子大。每次服三十丸，米汤送下。

2 产后诸疾（血晕、心闷、烦热、气接不上、心头硬、乍寒乍热等）
续断皮一把，加水三升煎取二升，分三次服。

3 跌打损伤
续断叶捣烂敷于伤处。

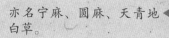

苎麻

释名 亦名宁麻、圆麻、天青地白草。

气味 根、叶：甘、寒、无毒。

苎麻

主治

1 咳嗽唉哮
苎麻根（煅烧存性）研细，取生豆腐蘸药三至五钱食用。如无效，可用肥猪肉二三片蘸药吃，有效。

2 小便不通
苎麻根、蛤粉各半两，共研为末。每次服二钱，空腹以新汲水送下。

3 小便血淋
用苎麻根煎汤一次服下。

4 妊娠胎动（妊妇忽下黄色恶汁如胶，或如小豆汁，腹痛难忍）
用苎麻根（去黑皮、切细）二升、白银一块，加水九升煮取四升。每次取出一升，入酒半升煎取一升。分作二次服下。不用银亦可。

5 肛门肿痛
用生苎麻根捣烂，涂搽患处或纳入肛门。

6 脱肛不收
用苎麻根捣烂，煎汤熏洗。

7 背痈初起
苎麻根捣烂敷于患处，一天换药几次，肿消即愈。

8 丹毒
苎麻根煮成浓汁，一天洗三次。

9 刀伤折损
夏季收取苎麻叶，和石灰捣烂制成团，晒干收存。临用时研成末敷于伤处，血即止，并且容易结痂。

葫芦巴

释名 亦名苦豆。

气味 苦、大温、有毒。

葫芦巴

主治

1 小肠气痛
葫芦巴炒过，研细。每次服二钱，茴香酒送下。

2 肾脏虚冷，腹胁胀满
葫芦巴（炒）二两，熟附子、硫黄各七钱五分，共研为末，加酒煎曲糊为丸，如梧子大。每次服三十至四十丸，盐汤送下。

3 疝瘕
用葫芦巴（酒浸，晒）四两、荞麦面（炒）四两、小茴香一两，共研为末，加酒糊成丸，如梧子大。每次服五十丸，空腹以盐酒或盐汤送下。服至两月后，大便出白脓，表示病根已经除去。

4 偏坠或小肠疝气

沉香、木香各半两，葫芦巴（酒浸，炒）、小茴香（炒）各二两，共研为末，加酒、糊和成丸子，如梧子大。每次服

五十至七十丸，盐酒送下。此方名"沉香内消丸"。

5 寒湿脚气（腿膝疼痛，行走无力）

用葫芦巴（酒浸一夜后焙干）、破故纸（炒香）各四两，共研为末；另取木瓜一个，切顶去瓤，放药入瓜内填满，将顶合上，蒸至极熟，然后捣烂做成丸，如梧子大。每次服七十

丸，空腹以温酒送下。

6 小腹有可动硬块，痛不可忍

用葫芦巴八钱，茴香六钱，巴戟（去心）、川乌头（炮，去皮）各二钱，楝实（去核）四钱，吴茱萸五钱，一起炒后研成细末，加酒做成丸，如梧子大。每次服十五丸，小儿五丸，盐酒送下。

恶实

释名 亦名鼠粘、牛蒡、大力子、蒡翁菜、便牵牛、蝙蝠刺。

气味 （子）辛、平、无毒。根、茎：苦、寒、无毒。

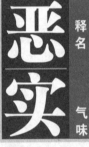

恶实

🏺 主治

1 风水身肿

牛蒡子二两，炒过，研细。每次服二钱，温水送下。一日服三次。

2 风热浮肿（咽喉闭塞）

用牛蒡子一合，炒半生半熟，研细。每次服一匙，热酒送下。

3 小舌痛

用牛蒡子（炒）、甘草（生）等分，为末。水煎含咽。此方名"启关散"。

4 风热瘾疹

牛蒡子（炒）、浮萍等分为末。每次服二钱，以薄荷汤送下。

5 风龋牙痛

牛蒡子（炒过）水煎含漱。

6 妇女吹乳

牛蒡子二钱、麝香少许，温酒小口送下。

7 关节肿痛（风热攻犯手指，赤肿麻木，甚至攻达肩背两膝，遇暑热则便秘）

用牛蒡子三两，新豆豉（炒）、羌活各一两，共研为末。每次服二钱，白开水送下。

8 流行性热证（小热不退，烦躁发渴，四肢无力，不思饮食）

用牛蒡根捣汁服一小碗，有效。

9 一切风疾，年久不愈

牛蒡根一升，生地黄、枸杞子、牛膝各三升，装在袋子里，浸泡于三升酒内。每天取饮适量。

10 老人中风（口目抽动，烦闷不安）

牛蒡根去皮，取一升，晒干，磨成面，加大米四合，合做成饼，在豉汁中煮熟，添葱、椒等调

味。经常空腹食用，极有效。

11 头面忽肿，或连手足红肿

用牛蒡根洗净研末，加酒煎成膏，平摊在布上敷贴肿处。同时以热酒送服牛蒡根末一二匙，即感肿消痛减。

12 头风白屑

牛蒡叶捣汁，熬浓涂于头皮上。第二天早晨以皂荚水洗去。

13 喉中热肿

牛蒡根一升，加水五升，煎取一升，分三次服下。

14 热毒牙痛，齿龈肿
牛蒡根一斤捣汁，加盐花一钱，在银器中熬成膏，涂擦牙龈。

15 项瘿
牛蒡根一升，加水三升，煮取一升半，分三次服下。或将根研为末，炼蜜为丸，常服。

16 小便不通、脐腹急痛
牛蒡叶汁、生地黄汁各二合，和匀，加蜜二合。每取一合，以水半碗煎沸几次，调滑石末一钱服下。

17 诸瘘肿毒
用牛蒡根三条，洗净煮烂，捣成汁，加米煮粥，每次食一碗。

18 月经不通（腹肋胀痛）
用牛蒡根二斤，锉小，蒸三遍后装入布袋，在二斗酒中浸泡五天。饭前温服一碗。

释名　亦名胡枲、常思、苍耳、卷耳、爵耳、猪耳、耳珰、地葵、羊负来、道人头、进贤菜、喝起草、野茄、缣丝草。

枲耳

气味　实：甘、温、有小毒。茎、叶：苦、辛，微寒，有小毒。

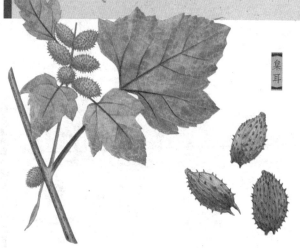

枲耳

🥗 主治

留汁，武火煎滚，艾火煎稠成膏，密封收存。此方称为"万应膏"。用时取出敷贴患处。用此膏敷牙可治牙疼；敷舌上含于口中可治喉痹。

8 诸风头晕
将苍耳叶晒干，研细。每次服一钱，酒调下。若有呕吐，则以蜜和药末成丸，如梧子大。每次服二十丸。十日后病愈。

9 鼻血不止
苍耳茎、叶捣汁，小碗服下。

10 痔疮
苍耳茎、叶研细，每次服一匙，水送下。

11 赤白痢
用苍耳草不拘多少，洗净，煮烂，去掉渣滓；加蜜，武火熬成膏。每次服一至二匙，开水送下。

1 久疟不愈
用苍耳子或根、茎，焙过，研为末，加酒、糊做成丸，如梧子大。每次服三十丸，酒送下。一天服两次。用生苍耳捣汁服亦可。

2 大腹水肿，小便不利
苍耳子烧灰，葶苈子研末各等分。每次服二钱，水送下。一天服两次。

3 风湿挛痹
苍耳子三两，炒为末，又水一升半，煎取七合，去滓咽下。

4 牙痛
苍耳子五升，加水一斗，煮取五升，趁热含漱，冷即吐去另换热汁。用茎、叶煮水含漱或水中加少量盐都有效。

5 鼻渊流涕
苍耳子（炒）研为末，每次服一至二钱，开水送下。

6 眼目昏暗
苍耳子一升，研细，加白米半升煮粥每天吃。

7 肿毒疔疮，无头恶疮
每年五月采苍耳根叶数担，洗净，锉细，煮烂，去滓

天名精

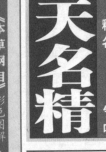

释名 亦名天蔓菁、天门精、地菘、玉门精、麦句姜、蟾蜍兰、蛤蟆蓝、豕首、彘颅、活鹿草、皱面草、母猪芥。果实名鹤虱，根名杜牛膝。

气味 叶、根：甘、寒、无毒。李时珍说："微辛、甘、有小毒。"

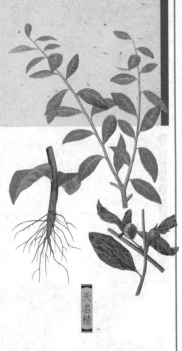

天名精

主治

1 吐血
天名精晒干研细，每次服一至二钱，白茅花泡汤调服。

2 咽喉肿塞，痰涎壅滞
天名精根、叶捣烂绞汁，以鹅毛蘸取扫入喉部。又方：天名精根、鼓捶草一同捣汁灌下。灌喉不行，可灌鼻。有吐就好。又方：天名精（春夏用茎，秋冬用根）一把、绿矾半两，同研细，点患处，吐出脓血、痰涎即愈。

3 风毒瘰疬
将天名精捣烂敷患处，药干后即更换。

4 疔疮肿毒
将天名精叶和酒糟一起，捣烂敷患处。

5 蛔虫、蛲虫
将天名精的果实研为细末，每次服一匙，肥肉汤送下。

灯芯草

释名 亦名虎须草、碧玉草。

气味 茎、根：甘、寒、无毒。

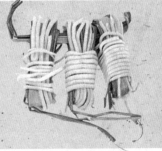

主治

1 伤口流血
灯芯草嚼烂敷患处。

2 鼻血不止
灯芯草一两为研末，加朱砂一钱。每次服二钱，米汤送下。

3 喉痹
灯芯草一把，瓦上烧存性，加炒盐一匙，每取少许吹入喉中。又方：灯芯草灰二钱，加硼砂粉一钱，和匀，吹喉。又方：将灯芯草、箬叶烧灰，等分和匀，吹喉。又方：将灯芯草、红花烧灰，以酒送服一钱。

4 失眠
用灯芯草煎水代茶饮。

5 湿热黄疸
用灯芯草根四两，加酒、水各半，煮半日，放置一夜，温服。

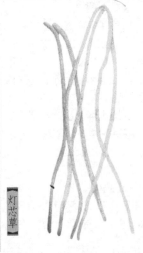

灯芯草

释名 芦

亦名苇、葭。

气味

根：甘、寒、无毒。笋：小苦、冷、无毒。茎、叶：甘、寒、无毒。蓬：甘、寒、无毒。

芦

1 骨蒸肺痿（肺结核）

芦根、麦门冬、地骨皮、生姜各十两，橘皮、茯苓各五两，加水二斗，煮取八升，去渣。分五次服，得汗即愈。

2 心膈气滞，烦闷不下食

芦根五两锉小，加水三大碗，煮取二碗，去渣温服。

3 反胃上气

芦根、茅根各二两，加水四升，煮取二升，分次服。

4 霍乱烦闷

芦根三钱、麦门冬一钱，水煎服。又方：芦叶一把，水煎服。

5 吐血不止

芦苇茎外皮烧灰（存性），研细，加蚌粉少许，拌匀。每次服一至二钱，麦门冬汤送下。三服见效。

6 肺痈咳嗽，微热

芦苇茎（切小）二升，加水二斗，煮取五升，再加桃仁五十枚，薏苡仁、瓜瓣（冬瓜子）各半升，煮取二升服下，吐出

主治

脓血即愈。此方名"苇茎汤"。

7 背疮溃烂

将陈芦叶捣碎研为末，先以葱椒汤洗净患处，然后把药末敷上。

8 中鱼、蟹毒

用芦根煮汁饮服。

9 诸般血病

芦花、红花、槐花、白鸡冠花、茅花各等分，加水二杯，煎取一杯服下。

释名 豨莶

亦名希仙、火杴草、猪膏莓、虎膏、狗膏、粘糊菜。

气味

苦、寒、有小毒。一说：辛、苦，平，无毒。

豨莶

九蒸九暴，但不宜太燥，捣碎研为末，炼蜜和丸，如梧子大。每次服二三十丸，空腹以温酒或米汤送下，服后须吃饭三五匙压药。连服数月，必见效。此方名"莶丸"。

2 风寒泄泻

将莶草研为末，加醋糊丸，如梧子大。每次服三十丸，白开水送下。此方名"火锨丸"。

1 中风

夏季采莶草枝、叶，洗净，

主治

3 痈疽肿毒

莶草一两、乳香一两、明矾（烧）半两，共研为末。每次服二钱，热酒调下。毒重者连服三次，汗出即是见效。

4 疔疮发背

莶草、五叶草（五爪龙）、小蓟、大蒜等分，捣烂，加热酒一碗，榨汁服下，得汗即效。

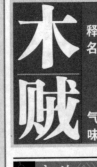

释名 亦名锉草、笔头草、节骨草。

气味 茎：甘、微苦，无毒。李时珍说："木贼气温，味微甘苦，中空而轻，阳中之阴，升也，浮也。与麻黄同形同性，故亦能发汗解肌，升散火郁风湿，治眼目诸血疾也。"

主治

1 目昏多泪
木贼（去节）、苍术（淘米水泡过）各一两，共研为末。每次服二钱，茶调下。或炼蜜为丸吞服。

2 急喉痹塞
将木贼在牛粪火上烧存性，每次服一钱，冷水送下，血出即安。

3 血痢不止
木贼五钱，水煎温服。一天服一次。

4 泻血不止
方同上，两天服两次。

5 肠痔下血
木贼、枳壳各二两，干姜一两，大黄二钱半，一起在锅内炒黑存性，研细。每次服二钱，粟米汤送下。甚效。

6 大肠脱肛
木贼（烧存性）研为末，敷于肛部，并把大肠托入体内。药中加龙骨亦可。

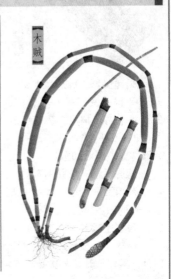

木贼

释名 亦名龙沙、卑相、卑盐。

气味 （茎）苦、温、无毒。根节：甘、平、无毒。

主治

1 流行热病（初起阶段）
麻黄一两，以四升水煮取二升，去沫去渣，加米一汤匙及豆豉适量煮成粥。患者先用热水洗澡，然后食粥，盖厚被以取汗，汗出即愈。

2 伤寒黄疸
麻黄一把去节，以棉布包裹，加酒五升，煮取半升，一次服完，微汗见效。此方名"麻黄醇酒汤"。

3 里水黄肿（一身面目黄肿脉沉、小便不利）
麻黄四两，加水五升煮，去沫，再加甘草二两，煮取三升。每次服一升。盖厚被使之出汗。不汗，须再次服药。注意避风寒。此方名"甘草麻黄汤"。

4 风痹冷痛
麻黄（去根）五两、桂心二两，共研为末，加酒二升，以慢火熬成糖稀状。每次服一匙，热酒调下，汗出见效。注意避风。

5 产后腹痛，血下不止
麻黄去节研成末。每次服一匙，一日二至三服，血下尽即止。

6 心下悸病（即心胆怯惧，胸部不快）
半夏、麻黄等分，研为末，炼

蜜和丸，如小豆大。每次服三丸，水送下。一日服三次。此方名"半夏麻黄丸"。

7 中风

将麻黄一秤（去根）在慢火上加水煎熬，去沫，再逐步少量加水，熬成膏后收存备用。每次服一至二匙，热汤送下。

8 盗汗、阴汗

麻黄根、牡蛎粉共研为末，扑于身上。又方：麻黄根、椒目等分，研为末。每次服一钱。

酒送下。外用麻黄根、旧蒲扇共研为末，扑于身上。

9 诸虚自汗（夜卧更甚，久则枯瘦）

用黄芪、麻黄根各一两，加牡蛎（淘米水浸洗后煅过）一起制成散剂。每次服五钱，以水二碗、小麦百粒煎服。

10 阴囊湿疮

麻黄根、石硫黄各一两，米粉一合，共研为末，涂敷患处。

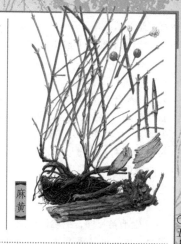

【麻黄】

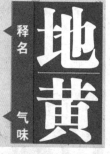

【地黄】

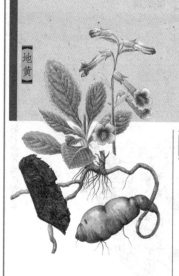

释名 地黄

亦名芐（音户）、芑（音起）、地髓。

气味 生地黄：甘、大寒、无毒。熟地黄：甘、微苦，微温，无毒。

主治

1 吐血唾血

用生地黄不拘多少，三捣三压，滤取全部液汁装瓦器中盖严，壮热水中熬浓，去渣煎成糖稀状，做成丸，如弹子大。每次服一丸，温酒送下。一天服两次。此方名"地黄煎"，具有补虚、除热、去痈疖的作用。

2 补血生精

地黄（切碎）二合，与米同煮，熟后以酥二合、蜜一合同炒香放入，再煮熟食下。此方名"地黄粥"。

3 明目补肾

用生、熟地黄各二两，川椒红一两，共研为末，蜜为丸，如梧子大。每次服三十丸，空腹以盐汤送下。

4 虚损（或大病后，或积劳后，四体沉滞，骨肉酸痛，呼吸力少；或小腹拘急，咽干唇燥，饮食无味，多卧少起）

用生地黄二斤、面一斤，捣烂炒干研为末。每次服一匙，空腹以酒送下。一天服三次。

5 病后虚汗（口干心躁）

熟地黄五两，加水三碗，煎取一碗半，分三次服，一天服完。

6 咳嗽唾血，痈疽劳瘵

将生地黄汁十六斤、人参末一斤半、白茯苓末三斤、白

沙蜜十斤，拌匀，置于砂锅中以桑木小火熬三昼夜，成膏。每次服一匙，开水或酒送下。此方名"琼玉膏"。

7 吐血便血

地黄汁六合，铜器煮沸，加牛皮胶一两，等化尽后再加姜汁半杯。分三次服完。

8 小便带血、吐血、耳鼻出血

用生地黄汁半升、生姜汁半合、蜜一合，调匀服。

9 月经不止

生地黄汁一碗，加酒一碗煎服。一天服两次。

10 月经不调，久不受孕

用熟地黄半斤、当归二两、黄连一两，在酒中浸泡一夜，取出焙干研细为末，炼蜜为丸，如梧子大。每次服七十

丸，米汤或温酒送下。

11 妊娠漏胎，下血不止
生地黄汁一升，以酒四合煮沸数次后服下，不止再服。又方：将生地黄研为末，酒冲服一匙，昼夜各服一次。又方：生地黄、熟地黄等分，研为末。每次服半两，空腹以白术、枳壳煎汤调下，每日服二次。此方名"二黄丸"。

12 妊娠胎动
生地黄捣汁，煎沸，加鸡蛋白一枚，搅匀服下。

13 产生血痛（腹中有硬块作痛）
熟地黄一斤、陈生姜半斤，同炒干研为末。每次服二钱，温

酒调下。此方名"黑神散"。

14 产后中风
用生地黄五两捣出汁，生姜五两也捣出汁；将生地黄渣浸于姜汁中，生姜渣浸于生地黄汁中，一夜后取两药炒黄，焙干，研细。每次服一匙，酒送下。

15 胞衣不出
生地黄汁一升，苦酒三合，调匀温服。

16 热闷昏迷
生地黄汁一碗灌下。如大渴饮水不止，则取生地黄根、生薄荷叶等分捣烂，榨汁，加麝香少许，冷水调服。觉心下顿凉，即不再服药。

17 疔肿乳痈
用生地黄捣烂敷患处，药变热，即更换。

18 跌打损伤，瘀血在腹
生地黄汁三升，加酒一升半，煮取二升半，分三次服完。

19 眼睛红痛
生地黄、黑豆各二两，捣成膏，临睡前先以盐汤洗眼，再以药膏涂盖在眼皮上。次日晨，用清水洗去药膏。

20 牙齿动摇
用以棉包裹生地黄放口中细嚼，令药汁作用于齿根，最后将汁咽下。

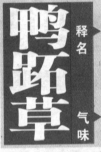

鸭跖草

释名 亦名鸡舌草、碧竹子、竹鸡草、竹叶菜、淡竹叶、耳环草、碧蝉花、蓝姑草。

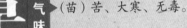

气味 （苗）苦、大寒、无毒。

主治

1 小便不通
鸭跖草一两、车前草一两，共捣出汁，加蜜少许，空腹饮服。

2 赤白下痢
用鸭跖草煎汤每日饮服。

3 喉痹肿痛
用鸭跖草汁点喉。

4 特疮肿痛
将鸭跖草、碧蝉儿花一同搓软，敷贴患处。

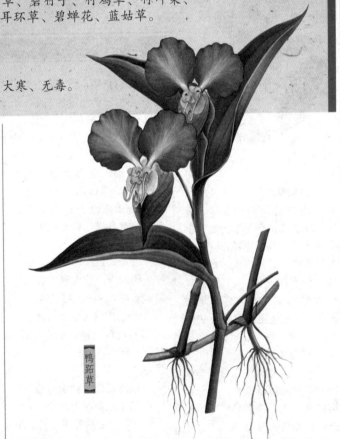

鸭跖草

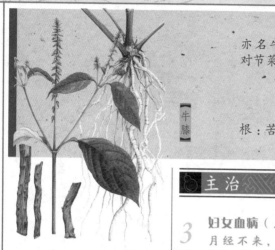

牛膝

释名　亦名牛茎、百倍、山苋菜、对节菜。

气味　根：苦、酸，平，无毒。

主治

1　劳疟积久
长牛膝一把，生切细，加水六升，煮取二升，分三次服完（清晨一服，未发疟前一服，临发疟时一服。）

2　消渴不止（下元虚损）
牛膝五两，研细，浸入生地黄汁五升中。日晒夜浸，直到汁尽。炼蜜为丸，如梧子大。每次服三十丸，空腹以温酒送下。久服于身体有益。

3　妇女血病（月经淋闭，月经不来，绕脐寒疝痛，产后血气不调，腹中结瘕症不散诸病）
将牛膝在酒中浸一夜，取出焙干；另将干漆炒令烟尽。各取一两研为末，加生地黄汁一升，慢火上熬成浓膏状制成丸，如梧子大。每次服二丸，空腹以米汤送下。此方名"万病丸"。

4　胞衣不下
牛膝八两、葵子一合，加水九升，煎取三升。分三次服。

5　产后尿血
用川牛膝水煎常服。

6　喉瘅乳蛾
鲜牛膝根一把、艾叶七片，调入人乳捣和，取汁灌入鼻内。不久，痰涎从口鼻流出即愈。不用艾叶亦可。又方：牛膝捣汁和陈醋灌鼻。

7　口舌疮烂
用牛膝浸酒含漱，亦可煎饮。

8　牙齿疼痛
牛膝研末含漱，也可将牛膝烧灰敷于患处。

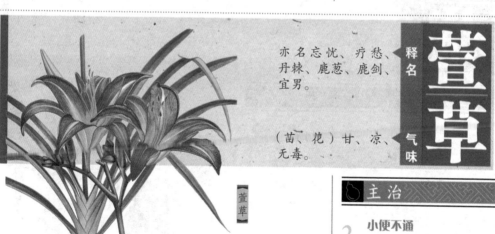

萱草

释名　亦名忘忧、疗愁、丹棘、鹿葱、鹿剑、宜男。

气味　（苗、花）甘、凉、无毒。

主治

1　通身水肿
将萱草根、叶晒干研细，每次服二钱，饭前以米汤送下。

2　小便不通
将萱草根煎水随时取饮。

3　大便带血
萱草根加生姜适量，油炒，酒冲服。

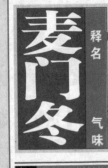

麦门冬

释名 亦名禹韭、禹余粮、忍冬、忍凌、不死草、阶前草。

气味 （根）甘、平、无毒。

主治

1 消渴
把大苦瓜捣成汁，浸泡麦门冬二两，一夜后取出麦门冬，去心捣烂，加黄连（去皮毛）研末，做成丸，如梧子大。每次服五十丸，饭后服。一天服两次。两天后当可见效。

2 吐血、鼻血
麦门冬（去心）一斤，捣烂取汁，加蜜三合，调匀，分两次服下。

3 齿缝出血
用麦门冬煎汤漱口。

4 咽喉生疮
麦门冬一两、黄连半两，共研为末，炼蜜为丸，如梧子大。每次服二十丸，麦门冬煎汤送下。

5 下痢口渴
麦门冬（去心）三两、乌梅肉二十个，锉细，加水一升，煮取七合，细细饮下，有效。

紫菀

释名 亦名青菀、紫蒨、返魂草、夜牵牛。

气味 （根）苦、温、无毒。

主治

1 肺伤咳嗽
紫菀花五钱，加水一碗，煎取七成，温服。一天服三次。

2 久咳不愈
紫菀、款冬花各一两，百部半两，捣碎研为末。每次取三钱，以姜三片、乌梅一个煎汤调下。一天服两次。

3 吐血咳嗽
紫菀、五味子炒过，共研为末，炼蜜为丸，如芡子大。每次含化一丸。

4 产后下血
用紫菀末五撮，水冲服。

5 缠喉风痹
紫菀根一条，洗净，放入喉部，涎出病即渐愈。

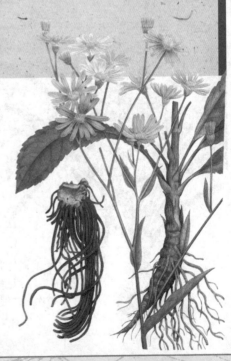

紫菀

葵

释名 亦名露葵、滑菜。

气味 （子、叶）甘、寒，滑，无毒。根：甘、寒、无毒。

葵

1 痿疮不合
先以温热的淘米水洗净患处，擦干再取葵叶用微火烘暖贴上，贴过二三百叶，把脓引尽，即可合口生肉。忌鱼、蒜、房事。

2 烫伤火灼
葵叶研为末，涂敷患处。

3 二便不通
生冬葵根二斤，捣汁三合，生姜四两，取汁一合，和匀后分两次服。连服数剂即通。

4 消渴，小便不利
冬葵根五斤，加水五斗煮取三斗，天明后服下。一天服一次。

5 乳痈
将葵茎、葵籽共研为末，酒冲服一匙。一天服两次。

6 身面疳疮，出黄汁
葵根烧灰，和猪油涂搽。

7 产后淋沥
用葵子（亦作冬葵子）一合，朴硝八分，加水二升，煎取八合（先煎葵子，后下朴硝），一顿服尽。

8 催产
葵子一合捣破，加水二升，煮取半升，一次服尽，不

主治

久便可分娩。

9 乳汁不通
（或乳房胀痛）。葵菜子（炒香）、缩砂仁等分，研为末，热酒送服二钱，极验。

10 胞衣不下
葵子一合、牛膝一两，加水二升，煎取一升服下。

11 脸上疮疖
葵子、柏子仁、茯苓、瓜瓣各一两，共研为末，每次服一匙，饭后以酒送下。一天服三次。

败酱

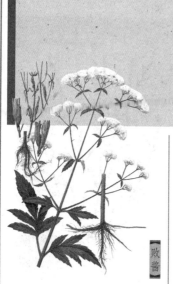

释名 亦名苦菜、泽败、鹿肠、鹿首、马草。

气味 （恨）苦、平、无毒。

败酱

1 腹痈有脓
薏苡仁十分、附子二分、败酱五分，共捣为末。每取一匙，加水二升，煎取一升，一次服下。

2 产后恶露
败酱、当归各六分，续断、芍药各八分，川芎、竹茹各四分，生地黄（炒）十二分，加

主治

水二升，煮取八合，空腹服下。

3 产后腹痛
败酱五两，加水四升，煮取二升，每次服二合，一天服三次。

款冬花

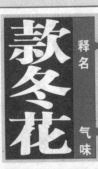

释名 亦名款冻、颗冻、氐冬、钻冻、菟奚、虎须。

气味 辛、温、无毒。

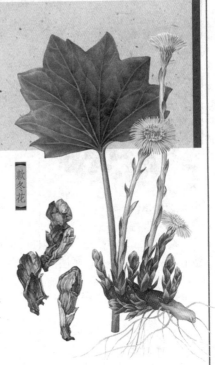

款冬花

主治

1 久咳不愈
早晨取款冬花一小团，拌蜜少许，放在瓦罐内点燃烧烟，瓦罐盖上留一小孔出烟，以口吸烟咽下。如此五日，至第六日，吃一餐羊肉包子，从此病愈。

2 嗽嗽带血
款冬花、百合等分，蒸、焙后研为末，炼蜜为丸，如龙眼大。每天临睡时嚼服一丸，姜汤送下。

3 口中疳疮
款冬花、黄连等分，研为末，以唾液调成小饼子；以蛇床子煎汤漱口后将饼子敷于患处。

地肤

释名 亦名地葵、地麦、落帚、独帚、王帚、扫帚、益明、涎衣草、白地草、鸭舌草。

气味 子、苗、叶：苦、寒、无毒。

主治

1 风热赤眼
地肤子一升（焙）、生地半斤，取汁和做饼，晒干研细为末。每次服三钱，空腹以酒送下。

2 目痛
用地肤子榨汁点眼。

3 雷头风（此病头面肿痛、恶寒发热，似伤寒）
地肤子同生姜一同捣烂，热酒冲服，汗出即愈。

4 疝气
地肤子炒后研细。每次服一钱，酒送下。

5 血痢不止
地肤子五两，地榆、黄芩各一两，共研为末。每次服一匙，温水调下。

6 妊娠患淋
地肤子十二两，加水四升，煎取二升半，分次服下。

7 小便不通
用地肤草榨汁服，或用地肤草一把，加水煎服。

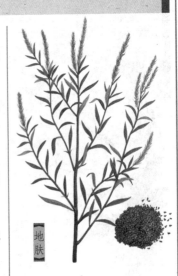

地肤

决明

释名

亦名马蹄决明。

气味

子：咸、平、无毒。

决明

主治

1 多年失明

决明子二升研为末，每次服一匙，饭后以稀粥送下。

2 青盲、雀目（青盲是眼睛外观正常，但看不见；雀目即夜盲）

决明一升、地肤子五两，共研为末，加米汤做成丸，如梧子大，每次服二三十丸，米汤送下。

3 眼睛红肿

决明子炒后研细，加茶调匀敷于太阳穴处，药干即换，一夜肿消。

4 头风热痛

治方同上。

5 鼻血不止

决明子末加水调和，敷于胸口处。

6 癣疮蔓延

决明子一两研为末。加水银、轻粉少许，研至极细。擦破癣疮后敷药。

7 背疽初起

决明子一升（捣碎）、生甘草一两，加水三升，煮取一升，分两次服下。

瞿麦

释名

亦名巨句麦、大菊、大兰、石竹、南天竺草。

气味

穗：苦、寒、无毒。

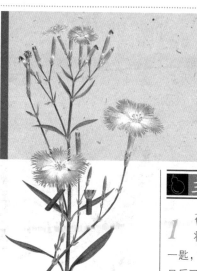

瞿麦

主治

1 石淋

将瞿麦子捣为末，每次服一匙，酒送下。一天服三次，三日后可将石排出。

2 小便不利

瞿麦二钱半，栝蒌根二两，大附子一个，茯苓、山芋各三两，共研为末，炼蜜为丸，如梧子大。每次服三丸，一天服三次。如无效，每次可加服至七八丸，以小便通畅、腹中温暖为见效。

3 下焦结热（小便淋闭或出血，或便血）

瞿麦穗一两、甘草（炙）七钱五分、山栀子仁（炒）五钱，共研为末。每次取七钱，加连须葱头七个、灯芯草五十根、生姜五片、水二碗，煎取七成，随时饮服。此方名"立效散"。

4 眼睛红肿、生疮

瞿麦炒黄、研细，以鹅涎调匀涂于眼边。将瞿麦捣汁涂眼亦有效。

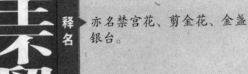

王不留行

释名 亦名禁宫花、剪金花、金盏银台。

气味 苗、子：苦、平、无毒。

王不留行

主治

1 鼻血不止
将王不留行连茎、叶阴干，煎成浓汁温服。很快便可见效。

2 大便后下血
将王不留行研为末，每次服一钱，水送下。

3 刀伤失血
王不留行十分，蒴藋叶十分，桑根白皮十分，川椒三分，甘草十分，黄芩、干姜、芍药、厚朴各二分，前三味烧存性，后六味研为末。两组和匀，每次服一匙，水送下。治小伤，只须将药末涂敷伤处即可。妇

女产后亦可服用。

4 妇女乳少
王不留行、穿山甲（炮）、龙骨、瞿麦穗、麦门冬等分，研为末。每次服一钱，热酒调下，服药后再吃猪蹄汤，并用木梳梳乳，一日数次，以助乳汁流出。此方名"涌泉散"。

5 头风白屑
王不留行、香白芷等分，研为末，干搽在头皮上。第二天清晨洗去。

6 痈疽诸疮
用王不留行、桃枝、茱萸根皮各五两，蛇床子、牡荆子、苦竹叶、蒺藜子各三升，大麻

子一升，以水二斗半，煮取一斗，多次洗患处。此方名"王不留行汤"。

7 疔肿初起
用王不留行子研为末，加蟾酥少许和丸，如黍米大。每次服一丸，酒送下。汗出即愈。

葶苈

释名 亦名丁苈、大室、大适、狗荠。

气味 子：辛、寒、无毒。

葶苈

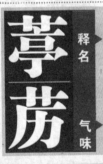
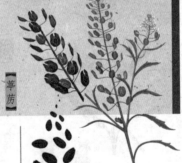

主治

1 阳性水肿（面赤、烦渴、喘急、小便涩）
甜葶苈一两半（炒后研末）、汉防己末二两，和鸭血、鸭头同捣极烂，做成丸，如梧子大。视病情每次服五至十丸，一天服三次，

以小便通畅为验。

2 遍身肿满
苦葶苈（炒）四两，研细，和枣肉泥做成丸，如梧子大每次服十五丸，桑白皮汤送下。一天服三次。

3 大腹水肿
葶苈二升，用酒五升浸泡一夜，每次服一合，一天服三

次即通。又方：葶苈一两、杏仁十枚，同熬成黄色，取出捣烂，分十次服。

4 咳嗽上气（不能睡卧，或遍体气肿，或单面肿、足肿）

用葶苈子三升，经微火熬研后，装入布袋，泡在清酒五升中。几日后饮酒，每次一小杯。一天饮四次。如病急，等不到酒泡透，可以榨汁服。

5 肺壅喘急

葶苈炒黄研为末，炼蜜为丸，如弹子大。服药时先用大枣二十枚，加水三升，煎取二升，然后放入葶苈一丸，继续煎水至一升，一次服下。此方名"葶苈大枣泻肺汤"。

6 月经不通

葶苈一升研为末，炼蜜为丸，如弹子大，用棉包裹，纳入阴道中。过一夜，换药一次，汗出即可停药。

7 突发癫狂

葶苈一升，捣极细，加白犬血和成丸，如麻子大。每次服二丸，酒送下，三服即愈。

8 虫牙

葶苈、雄黄等分，研为末，调腊月猪油点痛处。

9 瘰疬已溃

葶苈二合、豆豉一升，捣烂做成饼，如钱大，厚二分。敷在疮孔上，再以艾灸使受温热。不可伤及肉，亦不可灸初起之疮。

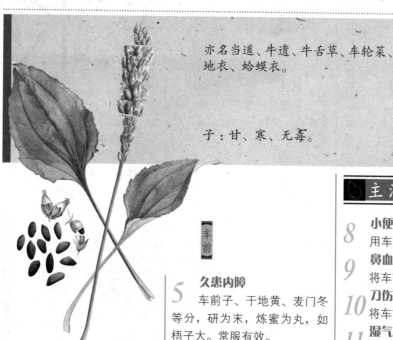

车前

释名 亦名当道、牛遗、牛舌草、车轮菜、地衣、蛤蟆衣。

气味 子：甘、寒、无毒。

主治

1 血淋作痛

车前子晒干研细，每次服二钱，车前叶煎汤送下。

2 老人淋病（身体发热）

用车前子五合，煮汁，去渣，用汁煮米粥吃，有效。常服此方，亦可明目。

3 妊妇热淋

车前子二两、葵根（切）一升，加水五升，煎取一升半，分三次服。

4 阴囊冷痛

车前子研细，每次服一匙，水送下，一天服两次。

5 久患内障

车前子、干地黄、麦门冬等分，研为末，炼蜜为丸，如梧子大。常服有效。

6 补虚明目（肝肾均虚，眼发黑或生障翳、迎风流泪）

为车前子、熟地黄（酒蒸后火焙）各三两，菟丝子（酒浸）五两，共研为末，炼蜜为丸，如梧子大。每次服三十丸，温酒送下，一天服两次。此方名"驻景丸"。

7 小便不通

车前叶一斤，加水三升煎取一升半，分三次服完。又方：上方再加冬瓜汁或桑叶汁。

8 小便尿血

用车前捣汁五合，空腹服。

9 鼻血不止

将车前叶捣汁饮服。

10 刀伤

将车前叶捣烂涂敷伤处。

11 湿气腰痛

和车前叶连根、葱白连须各七棵，枣七枚，煮酒一瓶常服。

12 喉痹、乳蛾

车前叶、凤尾草捣烂，加霜梅肉少许煮酒，共研取汁。用鹅毛蘸药汁刷喉部，随即吐痰，立即见效。

13 目翳初起

车前叶、枸杞叶等分，揉出汁，包裹入两层桑叶中，悬挂在阴凉的地方，次日打开桑叶，以汁点眼。

马鞭草

释名 亦名龙牙草、凤颈草。

气味 （苗、叶）苦、微寒、无毒。

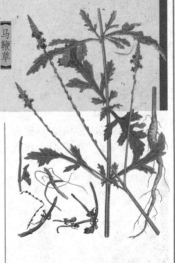

马鞭草

主治

1 疟疾寒热
马鞭草捣汁取五合，加酒二合，分两次服。

2 大腹水肿
马鞭草、鼠尾草各十斤，加水一石，煮取五斗，去渣，再次浓煎，和糊做成丸，如大豆大。每次服二至三丸，渐加至四至五丸，极效。

3 阴囊肿痛
将马鞭草捣烂，涂搽于患处。

4 妇女经闭
马鞭草的根和苗共五斤，锉细，加水五斗，煎取一斗，去渣熬成膏，每次服半匙，热酒化下。一天服两次。

5 乳痈
马鞭草一把、酒一碗、生姜一块，共捣汁内服，以渣敷患处。

6 疥疮
马鞭草捣汁，生饮半碗。患处忌触铁器，十日内愈。

7 赤白下痢
马鞭草五钱、陈茶一撮，水煎服，极效。病初起时，将马鞭草根焙干、捣碎成末，每次服一匙，米汤送下。

连翘

释名 亦名异翘、旱莲子、兰华、三廉。根名连轺、折根。

气味 茎、叶：苦、平、无毒。根：甘、寒、平，有小毒。

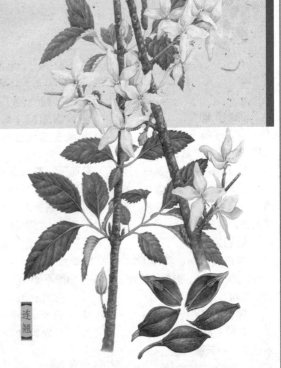

连翘

主治

1 瘰疬结核
连翘、脂麻等分，研为末，随时吞服。

2 痔疮肿痛
先用连翘煎汤熏洗，后以绿矾加麝香少许敷贴。

3 痈疽肿毒
连翘草及根各一升，加水一斗六升，煮取三升饮服。出汗为见效。

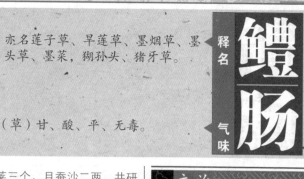

鳢肠

释名 亦名莲子草、旱莲草、墨烟草、墨头草、墨菜、猢孙头、猪牙草。

气味 （草）甘、酸、平、无毒。

1 乌须固齿

取连根鳢肠草一斤，用酒洗净，撒盐四两淹三天，连汁放入油锅中炒存性，研为末。每天取末搽牙，连口水吞下。又方：鳢肠取汁，用盐炼干，研末搽牙。又方：鳢肠草一两半，麻枯饼三两，升麻、青盐各三两半，诃子（连核）二十个，皂荚三个，月蚕沙二两，共研为末，加薄醋、面糊和成丸如弹子大。晒干，装泥瓶中，火煨令烟出存性，取出研为末，每日搽牙。此方名"旱莲散"。

2 偏正头痛

用鳢肠草汁滴鼻。

3 疟疾

将肠草捶烂，敷在手腕部寸口脉处，药上压一枚钱币，用布包好。待到药下皮肤起小泡，疟即止。这是一种灸法，称为"天灸"。

主治

4 尿血

鳢肠草、车前草等分，研细，取汁。每次服二钱，米汤送下。

5 大便下血

将鳢肠草放在瓦上焙干，研为末。每次服二钱，米汤送下。

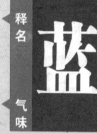

蓝

释名 分蓼蓝、吴蓝两种。

气味 （实）苦、寒、无毒。叶汁：苦、甘、寒、无毒。吴蓝：苦、甘、冷、无毒。

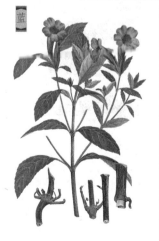

主治

1 小儿赤痢

将蓝叶绞汁二升，分四次服。

2 惊痫发热

干蓝、凝水石等分，研为末，加水调匀敷于额头。

3 咳嗽气冲（喉里呼吸有声，唾很黏）

蓝叶，捣烂取汁一升，空腹下；再将杏仁研碎煮米粥服食。照上法服药、吃粥，待痰吐尽，病即愈。

4 腹中鳖瘕

蓝叶一升捣烂，加水三升绞汁。每次服一升，一天服两次。

5 服药过量，中毒烦闷

将蓝叶绞汁饮服。

6 唇边生疮，年久不愈

蓝叶一斤捣汁洗数次，有效。

青黛

释名 亦名靛花、青蛤粉。

气味 咸、寒、无毒。

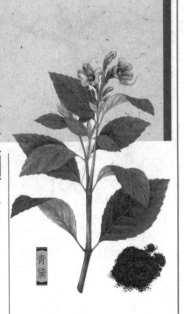

青黛

主治

1 肺热咯血

青黛一两、杏仁（以牡蛎粉炒过）一两，一起研匀，加黄蜡化和做成三十个饼子，称为"青饼子"。每次吃饼时，取半个干柿子夹定，外用湿纸裹好，煨香嚼吃，伴以米粥。一天吃三次。

2 小儿疳痢

随不同年龄大小，取适量青黛，以水研匀服下。《宫气方》说："孩儿杂病变成疳，不问强羸女与男。烦热毛焦鼻口燥，皮肤枯槁四肢瘫。腹中时时更下痢，青黄赤白一般般。眼涩面黄鼻孔赤，谷道开张不可看。引方便是'青黛散'，孩儿百病服之安。"

3 烂眼

用青黛、黄连泡水洗。

4 瘰疬未穿

将青黛、马齿苋一同捣烂，每日涂敷患处。

虎杖

释名 亦名苦杖、大虫杖、斑杖、酸杖。

气味 （根）甘、微温、无毒。

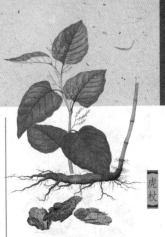

虎杖

主治

1 小便淋

将虎杖研为末，每次服二钱，米汤送下。

2 月经不通

虎杖三两，凌霄花、没药各一两，共研为末。每次取一钱，热酒送下。又方：虎杖一斤，去头、晾干、研细，在一斛水中浸一夜，煎取二斗。加土瓜根汁、牛膝汁各二斗，一起熬浓至糖稀状。每次服一合，酒送下。昼两服，夜一服，月经即通。

3 腹内突长结块，坚硬如石，痛如刺

虎杖根一石，洗净，捣成末，掺入五升米饭中搅匀，倒入好酒五斗浸泡。每次饮一升半，忌食鲜鱼和盐。

4 气奔怪病（皮肤下面发响声，遍身痒不可忍，抓之血出亦不止痒）

虎杖、人参、青盐、细辛各一两，水煎服，一次饮尽。

5 消渴

用虎杖、海浮石（烧过）、乌贼骨、朱砂等分，研为末，渴时以麦门冬汤冲服二钱。一天服三次，忌酒、鱼、面、生冷等食品及房事。

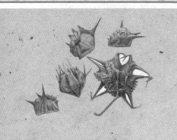

蒺藜

释名 亦名名茨、旁通、屈人、止行、豺羽、升推。

气味 子：苦、温、无毒。白蒺藜：甘、温、无毒。

蒺藜

1 腰脊痛
将蒺藜子捣成末，炼蜜为丸，如胡豆大，每次服二丸，酒送下。一天服三次。

2 通身浮肿
将杜蒺藜每日煎汤洗身。

3 大便风秘
蒺藜子（炒）一两、猪牙皂荚（去皮、酥炙）五钱，共研为末。每次服一钱，盐茶汤送下。

4 月经不通
杜蒺藜、当归等分，研为末。每次服三钱，米汤送下。

5 难产（胎在腹中，胞衣亦不下；或者胎死）
蒺藜子、贝母各四两，共研为末，米汤冲服三钱。过一会儿如仍不下，可再次服药。

6 蛔虫病
将初秋采集的蒺藜子阴

🍐 **主治**
干收存。每次服一匙，一天服三次。

7 牙齿动摇
蒺藜去角，生研五钱，加淡浆水半碗、盐少许，温时漱口，甚效。或以蒺藜根烧灰贴牙，亦能固齿。

8 鼻塞多年
蒺藜两把，加水一大碗，煮取半碗，先令病人仰卧，满口含饭，随后以药汁一合灌入鼻中，如不通，可再灌。至鼻中喷出一两个小肉坨（息肉），病即愈。

扁蓄

释名 亦名扁竹、扁辨、扁蔓、粉节草、道生草。

气味 苦、平、无毒。

扁蓄

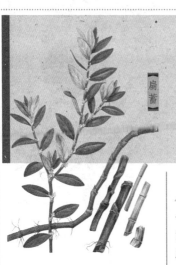

1 热黄疸疾
将扁蓄放入豉汁中，加入适量调料，煮羹吃用。

2 蛔虫病
用扁蓄十斤，锉细，加水一石煎取一斗。去渣，再次煎浓。头天晚上禁食，次日空腹服一升，虫即可打下。

3 特发肿病
将扁蓄捣烂取入汁服一升，无效可再服。另取扁蓄汁

🍐 **主治**
和面做饼，一天吃三次。

4 恶疮痂痒
将扁蓄捣烂敷于患处，痂落病愈。

谷精草

释名 亦名戴星草、文星草、流星草。

气味 （花）辛、温、无毒。

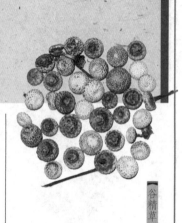

谷精草

主治

随头痛的左、右吸入相应鼻孔中。

1 脑痛、眉痛
谷精草二钱、地龙三钱、乳香一钱，共研为末。每次取用半钱，放在筒中点燃，以烟熏鼻。

2 偏正头痛
谷精草研为末，加白面糊调匀平摊在纸上贴于痛处，干了即换。又方：谷精草末、铜绿各一钱，芒硝半分，混匀，

3 鼻血不止
将谷精草研为末，每次服二钱，熟面汤送下。

4 目中翳膜
谷精草、防风等分，研为末，米汤冲服，甚验。

5 小儿雀盲（夜盲）
用羊肺（张绍棠味古斋版本是用羊肝）一具，原物不洗，用竹刀剖开，放入谷精草一撮置于瓦罐内煮熟，每天吃一些，有效。也可在炙熟后捣烂制成绿豆大的丸子。每次服三十丸，茶送下。忌用铁器煮。

海金沙

释名 亦名竹园荽。

气味 甘、寒、无毒。

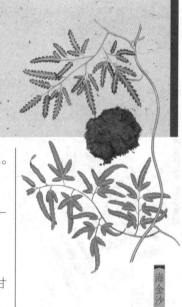

海金沙

主治

次服二钱，麦门冬煎汤调服。一天服两次。

1 热淋急痛
将海金沙阴干，研末。每次取二钱，煎生甘草汤调服。药中加滑石亦可。

2 小便不通，脐下闷满
海金沙一两、蜡茶半两，一起捣碎。每次服三钱，生姜、甘草煎汤送下。一天服两次。

3 小便膏淋如油
用海金沙、滑石各一两，甘草梢二钱半，共研为末。每

4 血淋
海金沙研为末。每次服一钱，用红糖水送下。

5 脾湿肿满（腹胀如鼓，气喘，不能俯卧）
海金沙三钱、白术四两、甘草半两、黑牵牛头一两半，共研为末。每次服一钱，水送下。能泻为好。此方名"海金沙散"。

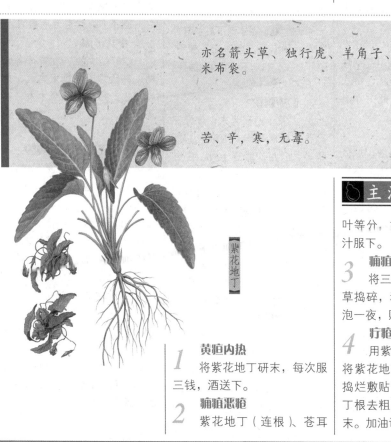

半边莲

释名 一种生长在潮湿地的小草。秋天开小花，只有半边开裂，如莲花形状，故名。亦名急解索。

气味 辛、平、无毒。

半边莲

主治

1 **蛇咬伤**
将半边莲捣烂，取汁饮下。药渣敷于伤处。

2 **气喘**
半边莲、雄黄各二钱，共捣成泥，放碗内盖好，等颜色变青后，加饭做成丸，如梧子大。每次服九丸，空腹以盐汤送下。

紫花地丁

释名 亦名箭头草、独行虎、羊角子、米布袋。

气味 苦、辛，寒，无毒。

紫花地丁

主治

叶等分，捣烂，加酒一杯，搅汁服下。

3 **痈疽发背**
将三伏天收取的紫花地丁草捣碎，和白面，放盐醋中浸泡一夜，贴疮上，极有效。

4 **疔疮肿毒**
用紫花地丁捣汁服。又方：将紫花地丁、葱头、生蜜一起捣烂敷贴患处。又方：紫花地丁根去粗皮，同白蒺藜共研为末。加油调匀涂敷患处。

1 **黄疸内热**
将紫花地丁研末，每次服三钱，酒送下。

2 **痈疽恶疮**
紫花地丁（连根）、苍耳

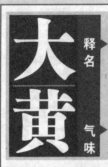

大黄

释名 亦名黄良、将军、火参、肤如。

气味 根：苦、寒、无毒。

大黄

主治

1 吐血、鼻血（心气不足）

大黄二两，黄连、黄芩各一两，加水三升，煮取一升，热服。下泻即验。

2 伤寒痞满（心下满而不痛，按之柔软为痞）

大黄二两、黄连一两，泡入麻沸汤二升中。过一会儿，绞渣取汁，分两次温服。此方名大黄黄连泻心汤。

3 热病兼说胡话

大黄五两锉细，用瓦锅炒到微红，加水煎成膏状，每次服半匙，冷水送下。此方亦治伤寒发黄。

4 腰脚风痛

大黄二两切成小块，加少许酥油炒干，不能炒焦，捣烂过筛。每次服二钱，空腹以煮开过多次的姜汤送下。泻出冷脓恶物痛即止。

5 风热积壅

大黄四两、牵牛子（半炒）四两，共研为末，炼蜜为丸，如梧子大。每次服十丸，白开水送下。如有微泻，每次服用量可加至二十丸。又方：上方去炼蜜而用皂荚熬膏代替，称为"坠痰丸"或"全真丸"，又名"保安丸"。

6 治痰为百病（水泻及胎前产后的痰病不可服用）

大黄（酒浸，蒸熟，切晒）八两、生黄芩八两、沉香半两，共研为末，加青礞石、焰硝各二两加一起封固、煅红、研细的药末二两，以水和各药成丸，如梧子大。常服一二十丸，小病五六十丸，缓病七八十丸，急病一百二十丸，温水送下后，静卧勿动。第二天，患者先下糟粕，次下痰涎，如未下，可再次服药。此方名"滚痰丸"。

7 腹中痞块

大黄十两研为末，加醋三升、蜜两匙和匀，煎成丸，如梧子大。每次服三十丸，生姜汤送下。能吐泻即验。又方：陈石灰半斤，瓦器上炒至极热，稍冷后，加大黄末（炒热）一两、桂心末（略炒）半两，以醋调成膏，摊在布上敷贴患处。又方：大黄二两、朴硝一两，共研为末，以大蒜同捣成膏敷贴患处。加放阿魏一两更好。

8 脾癖痞积

大黄末三两，加醋熬成膏，倒在瓦上晾晒三天三夜；再加硫黄一两（以形如琥珀者为好）、官粉一两，一起研匀。十岁以下小孩每次服半钱，大人每次服一钱半，米汤送下。

忌食生冷鱼肉，只吃白粥半月。如一服不愈，半月之后再服。

9 小儿诸热

大黄（煨熟）、黄芩各一两，共研为末，炼蜜为丸，如麻子大。每次服五至十丸，蜜汤送下。亦可加黄连，称为"三黄丸"。

10 骨蒸积热，渐渐黄瘦

大黄四分、童便五六合，煎取四合，去渣服汁，分两次服。

11 赤白浊淋

大黄研末，每次取六分，放入破了顶的鸡蛋中搅匀，入锅蒸熟，空腹食用。三次见效。

12 大便秘结

大黄末一两、牵牛头末半两，和匀，每次服三钱。伴有四肢寒冷症状的以酒送下；没有这一症状，五心烦热（手、足、心、热，自觉心胸烦热）者，以蜂蜜水送下。

13 热痢，里急后重

大黄一两，浸酒中半日，取出煎服。

14 食后即吐（胸中有热）

大黄一两、甘草二钱半，加水一升，煮取半升，温服。

15 产后血块

大黄末一两，加头醋半升，熬膏做成丸，如梧子大。每次服五丸，温醋化下。

16 男子疝气偏坠

大黄末用醋调匀涂患处，药干即换。

17 头眼昏眩

将酒炒大黄研为末，清茶送服二钱。

18 风热牙痛

大黄烧存性，研为末，早晚擦牙。

19 口腔糜烂

大黄、枯矾等分，共研为末，擦牙，吐涎。

20 鼻内生疮

将生大黄、杏仁捣匀，加猪油调涂患处。又方：生大黄、黄连各一钱，麝香少许，共研为末，加重油调涂。

21 损伤瘀血（从高处跌下或木石压伤，痛不可忍）

大黄（酒蒸）一两，杏仁（去皮）三至七粒，共研细，加酒一碗，煎取六分，鸡鸣时服下。晚间有瘀血排下为验。

22 冻疮

用水调大黄末涂搽患处。

23 烫伤火灼

生大黄研末，调蜜涂搽，不仅可以止痛，还可以除瘢。

24 肿毒初起

大黄、五倍子、黄柏等分，研为末，以新汲水调匀涂敷患处。每天四至五次。

25 痈肿热痛

用大黄研末，加醋调匀涂患处。药干即换。

26 乳痈

大黄、甘草各一两，共研为末，加好酒熬成膏，平摊在布块上敷贴患处。同时，取药末一匙，温酒送服。次日有恶物排出。此方名"金黄散"。

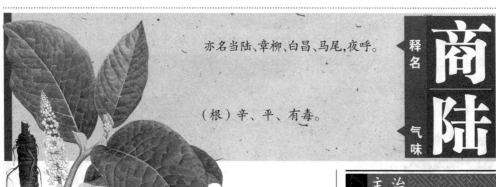

商陆

释名 亦名当陆、章柳、白昌、马尾，夜呼。

气味 （根）辛、平、有毒。

主治

1 湿气脚软

将商陆根切成小豆大，先煮熟，再加绿豆同煮成饭，每日进食，病愈为止。

2 水气肿满

将商陆根去皮，切成豆大颗粒，装一碗，再加糯米一碗同煮成粥，每日空腹食用。微泻为好，服药期间不得杂食。又方：白商陆六两，捣取汁半合，加酒半升，根据病人情况适量给服，腹泻为效。又方：白商陆一升、羊肉六两，加水一斗煮取六升，去渣，和葱豉一起煨汤吃。

3 腹中症结（硬如石块，刺痛异常）

将商陆根捣汁或蒸烂，平摊布上，敷贴于在患处，药冷即换，昼夜不停。

4 产后腹大、坚满，喘不能卧

商陆根一两、大戟一两半、甘遂（炒）一两，共研为末。每次服二至三钱，热汤调下，腹泻即停药。引方名"白圣散"。

大戟

释名 亦名邛巨、下马仙。

气味 根：苦、寒、有小毒。

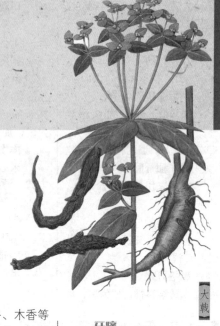

大戟

主治

1. 水肿喘急（水鼓证）
大戟（炒）二两、干姜（炮）半两，共研为末，每次服三钱，姜汤送下。以大小便通畅为度。

2. 水病肿满
大戟、当归、橘皮各一两，切碎，加水二升，煮取七成，一次服下。病重者，再服一次可愈。病愈后，一年之内忌食刺激性大的东西。

3. 水肿腹大（或遍身浮肿）
大枣一斗放锅内，上面盖以大戟的根、苗，用瓦盆盖严煮熟，随时取枣食用，枣尽病愈。
又方：大戟、白牵牛、木香等分，研为末。每取一钱，纳入剖开的猪肾中，用湿纸包好煨熟，空腹食用。

4. 牙痛
把大戟放口中齿痛处，咬定。止痛效果好。

狼毒

释名 从名称上看，可知这味药有毒性。

气味 （根）辛、平、有大毒。

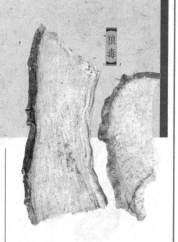

狼毒

主治

1. 心腹痛
狼毒二两、附子半两，捣烂，炼蜜成丸，如梧子大。第一天服一丸，第二天服两丸，第三天服三丸，然后又从一丸起至三丸止，如此循环直至病愈。

2. 腹中冷痛（两胁痞满）
狼毒三两、附子一两、旋覆花三两，共捣为末，炼蜜为丸，如梧子大。每次服三丸，饭前以白开水送下。每天服三次。

3. 阴疝（睾丸缩入腹中，急痛）
狼毒四两、防风二两、烧附子三两，共研为末，炼蜜为丸，如梧子大。每次服三丸，日夜连服三次。

4. 寄生虫病
将狼毒研细，每次取一钱，加饴糖少许、红糖一块，睡前空腹以水送下。第二天早晨即有虫排出。

5. 干湿虫疥
狼毒（不拘多少）捣烂，以猪油、马油调搽患处。睡时不要蒙住头部，以免药气伤脸。

6 积年疥癞

用狼毒一两，一半生研、一半炒研，加轻粉三合、水银三钱，共研为末，浸清油中三日（油中加茶末少许）后敷涂患处。同时以口鼻在药碗上吸气以助药效。

7 积年干癣（抓破则出黄水，每逢阴雨即痒）

用狼毒末涂搽患处。

8 恶疾风癞

狼毒、秦艽等分，研为末，每次服一匙，温酒送下，一天服一至两次。

甘遂

释名 亦名白泽、主田、鬼丑、陵泽、甘泽、重泽、苦泽。

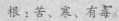

气味 根：苦、寒、有毒。

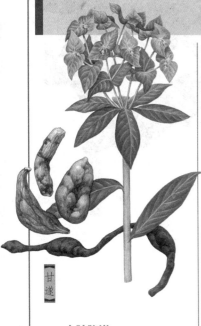

甘遂

🌿 主治

1 水肿腹满

甘遂（炒）二钱二分、牵牛一两半，共研为末，煎为水剂，随时服用。

2 身面浮肿

甘遂二钱，生研为末，放入猪肾中，外包湿纸煨熟食用。每日吃一至四次。如觉腹鸣，小便亦通畅，即是见效。

3 肾水流注（腿膝挛急，四肢肿痛）

用上方加木香四钱。每次取二钱，煨熟，温酒嚼下。泻下黄水为验。

4 水鼓气喘

甘遂、大戟各一两，慢火炙后，共研为末。每取二至三分，加水半碗，煎沸几次，待温服下。不过十服即可见效。

5 脚气肿痛

甘遂半两、木鳖子仁四个，共研为末。每次取四钱，放入猪肾中，用湿纸包好煨熟，空腹以米汤送下。不过十服即可见效。

6 疝气偏肿

甘遂、茴香等分，研为末。每次服二钱，酒送下。

7 痨证（发热、盗汗、胸背疼痛）

将甘遂包在面中，放浆水内煮十沸，去掉面皮，在微火上将甘遂炒黄，研为末。大人每次服三钱，小儿每次服一钱，临睡时以冷蜜水送服。服药期间忌食油腻鱼肉。

8 消渴

甘遂（麸炒）半两、黄连一两，共研细，加蒸饼做成丸，如绿豆大。每次服二丸，薄荷汤送下。服药期间忌食甘草。

9 癫痫

甘遂二钱研为末，放入猪心中。用绳子系好煨熟。取出药，加朱砂末一钱，分成四份。每次服一份，以用过的猪心煎汤调下。此方名"遂心丹"。以大便下恶物为效，否则须再次服药。

10 小儿马脾风（风热喘促，闷乱不安）

甘遂（包面中，煮过）一钱半、朱砂（水飞）二钱半、轻粉少许，共研为末。服时，先取少许浆水，滴入少许油，然后放药末一至三分在油上。等药下沉，去浆灌服。此方名"无价散"。

11 麻木疼痛

甘遂二两、蓖麻子仁四两、樟脑一两，共捣作饼，敷贴患处。此方名"万灵膏"。同时内服甘草汤。

12 突然耳聋

甘遂半寸，以棉包裹插入耳内，口中嚼少许甘草。

莨菪

释名 亦名天仙子、横唐、行唐。

气味 子：苦、寒、无毒。

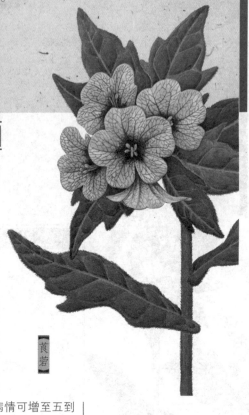

莨菪

主治

1 风痹厥痛
莨菪三钱(炒)，大草乌头、甘草各半两，五灵脂一两，共研末。制成糊丸，如梧子大，以螺青（颜料名）为衣。每次服十丸，男子用菖蒲酒送下，女子用芫花汤送下。

2 久咳不止（痰有脓血）
莨菪子五钱，先煮后炒，研细，加入如鸡蛋大小的一块乳酪，大枣七枚，同煎至油尽。取枣日食三枚。又方：取莨菪子三撮吞服，一天服五至六次，极验。

3 长期水泻
干枣十个去核，填入莨菪子，扎定，烧存性。每次服一钱，粟米汤送下。

4 赤白下痢
大黄(煨)半两、莨菪子(炒黑)一撮，共研为末。每次服一钱，米汤送下。

5 肠风下血
莨菪子一升，晒干、捣烂、筛细；生姜半斤，取汁；同入银锅中加无灰酒二升。一起煎成浓糖状的稠膏，再倒入酒五升，慢火煎浓，做成丸，如梧子大。每天早晨用酒送服三丸，视病情可增至五到七丸。初服有微热，勿惊异。病重的人服过三日，当有腹泻，病愈泻亦止。

6 脱肛不收
莨菪子炒过，研为末，敷于患处。

7 风牙、虫牙
莨菪子一撮，放在小口瓶内烧烟。以小管引烟入病齿处。又方：把莨菪子装入瓶内，热汤淋药得气，吸入口中，药冷即换。有涎出，可吐去。

8 风毒咽肿或燥痹咽肿
莨菪子研为末，每次服两小匙，水送下，极效。

9 乳痈坚硬
新莨菪子半匙，清水一碗送服。注意不得把药嚼破。

10 恶疮似癞，长期不愈
将莨菪子烧存性，研为末，敷于患处。

11 跌打损伤
莨菪子研末，加羊油调涂伤处。

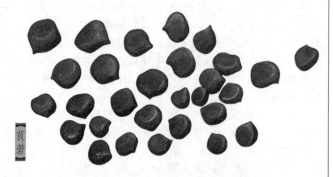

莨菪

蓖麻

○七七

释名 蓖亦作蜱，即牛虱，其子儿有麻点，故名蓖麻。

气味 子：甘、辛，平，有小毒。

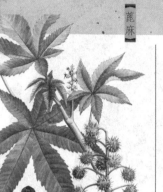

〔蓖麻〕

1 半身不遂，将失音不语
取蓖麻子油一升、酒一斗，在铜锅中煮熟，细细服下。

2 口眼歪斜
蓖麻子仁捣成膏，左边斜则贴右眼，右边斜则贴左眼。有效。

3 风气头痛
乳香、蓖麻仁等分，捣成饼，敷贴太阳穴。又方：蓖麻仁半两、枣肉十五枚，捣烂涂在纸上，将纸卷成筒子插入鼻中，有清鼻涕流下即愈。

4 鼻塞不通
蓖麻子仁二十粒、枣（去皮）一枚，捣匀，以棉包裹塞鼻中。一天换药一次。三十天后鼻通，嗅觉恢复。

5 急性喉痹，牙关咬紧
将蓖麻仁研烂摊在纸上，将纸卷作筒，点燃烧出烟，熏吸喉部，此方名"圣烟筒"。

6 咽中疮肿
蓖麻子仁一粒、朴硝一钱，同研细，以新汲水送服，连进二、三服，很见效。

7 水气胀满
蓖麻子仁研细，加水得三合，清晨一顿服尽，中午有青黄水排出。身体强壮的人，蓖麻子可用五粒。

8 脚气病
蓖麻子仁七粒，去壳，研烂，同苏合香调匀贴于足心，痛即止。

9 小便不通
蓖麻仁三粒，研细，包成纸捻，插入尿道，即通。

10 子宫脱出
蓖麻子仁、枯矾、等分为末，平铺于纸上，贴敷于子宫并将其托入；同时以蓖麻子仁十四枚，研成膏状涂在头顶的中央。

11 催生下胎（不拘活胎、死胎）
蓖麻子仁二粒、巴豆二个、麝香一分，共研匀，贴于脐和并足心上。

12 一切毒肿
将蓖麻子仁捣烂，敷贴患处。

13 疠风（鼻塌下，手指弯曲，指节疼痛，渐至断落）
蓖麻子仁一两去皮，黄连一两

主治
锉如豆大，同泡在水一升中，几日后，取蓖麻子仁一粒劈破，以泡药的水送服。服用蓖麻子的量可逐渐增到四五枚。稍有腹泻，并不碍事，泡药的水用完后，可添加新水。两月后试吃大蒜猪肉，用如不发病，即服药已经收效，如仍发病则继续服药。

14 瘰疬结核
蓖麻子仁炒后去皮，临睡时服二至三枚，有效。以后忌吃炒豆。

15 肺风面疮（起白屑或微有赤疮）
蓖麻子仁五十粒，白果、枣各三个，瓦松三钱，皂荚一个，共捣烂，做成团子敷面。

16 脸上雀斑
用蓖麻子仁、蜜陀僧、硫黄各一钱，共研为末，以羊脑髓和匀，每夜敷于斑上。

17 突然耳聋
蓖麻子仁一百粒去壳，与大枣十五枚一起捣烂，加入许少人乳，调和成丸做成药锭。用时取一枚裹棉花中塞耳内。一天换药一次。二十日病可愈。

18 烫伤火灼
蓖麻子仁、蛤粉等分，研为末，烫伤以油调搽，火灼以水调搽。

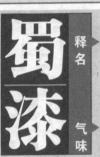

蜀漆

释名 蜀漆是常山的苗，两者功用相同。

气味 蜀漆：辛、平、有毒；常山：苦、寒、有毒。

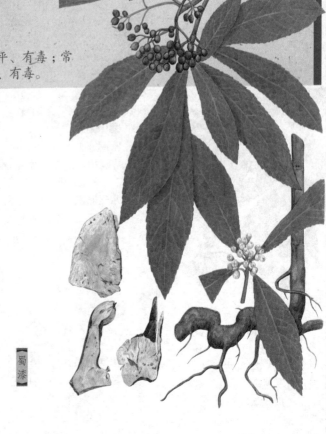

蜀漆

主治

1 截疟

截疟诸汤：常山三两、浆水三升，泡一夜，煎取一升。发病前一次服完，能吐为好。又方：常山一两，秫米一百粒，加水六升，煮取三升，分三次服（先一夜、未发时、临发时各一次）。又方：常山（酒煮后晒干）、知母、贝母、草果各一钱半，加水一杯，煎取半杯，五更时热服。药渣泡酒，发病前取饮。截疟诸酒：常山一两，酒一升，泡二三日后，分三次服完。清早一服，过一会再服，发病前第三次。又方：常山一钱二分、大黄二钱半、炙甘草一钱二分，加水一碗半，煎至五成，发病日五更温服；原药再加水一碗，煎至五成，未发病之日温服。此方名"醇汤"，用治间日疟，甚验。截疟诸丸：常山三两研为末，加鸡蛋白和成丸，如梧子在。瓦器内煮熟，取出晒干收存。每次服二十丸，竹叶汤送下，五更一服，天明后一服，发病前一服，此方名"恒山丸"。数年不愈的疟疾，服两剂即愈；一月左右者，只须一剂。又方：常山捣成，取三两，黄丹（即铅丹）一两，加白蜜共捣匀，做成丸子，如梧子大。病发前服三丸，过一会儿再服

三丸，临发病时又服三丸，酒送下。又方：常山二两、黄丹半两、乌梅（连核，瓦焙）一两，共研为末，加糯米粉糊成丸，如梧子大。每次服三五十丸，凉酒送下。先一夜一服，天明时一服，午后才进食，此方名"黄丹丸"。又方：常山八两，酒浸后先蒸后焙，加槟榔二两，生研末，加糊制丸，如梧子大。临睡前服五十丸冷酒送下；五更再服一次。此方名"胜金丸"。

2 牝疟（只寒不热）

蜀漆、云母（煅过三昼夜）、龙骨各二钱，共研为末，每次服半钱，临发病当天早晨一服，发病前再一服，浆水调下。如系温疟（热多于寒）又加蜀漆一钱，此方名"蜀漆散"。

3 牡疟（只热不寒）

用蜀漆一钱半、甘草一钱、麻黄二钱、牡蛎粉二钱；先以水二杯，煎麻黄、蜀漆，去沫，再将其余各药倒入同煎取一杯，未发病前温服，得吐则疟止。

4 妊娠疟疾

常山（酒蒸）、石膏（煅）各一钱，乌梅（炒）五分，甘草四分，加水一碗、酒一碗，浸泡一夜，天明时温服。

藜芦

释名 亦名山葱、葱苒、葱菼、葱葵、丰芦、憨葱、鹿葱。

气味 辛、寒、有毒。

藜芦

浮皮，挖一小坑，倒入醋少许，在火上烘成黄色），共研为末，加生面和成丸，如小豆大。每次服三丸，温酒送下。专治中风后口吐涎沫，喉中发拉锯声。

主治

1 风痰
藜芦十分、郁金一分，共研为末。每次服二至三分，温浆水一碗送下。

2 中风，牙关紧闭
藜芦一两，去苗头，在浓煎的防风汤中泡过，焙干，切细，炒成微褐色，研为末。每次服半钱，小儿减半。温水调药灌下。以吐风涎为效。又方：取藜芦一分、天南星一个（去

3 瘊疟
藜芦、皂荚（炙）各一两，巴豆二十五粒，熬黄，研成末，炼蜜为丸，如小豆大。每次空腹服用，未发病时服一丸，临发病时又服一丸。宜暂时禁食。

4 黄疸肿疾
用藜芦在火灰中炮过，取出研细。每次服小半匙，水送下。数服可愈。

5 牙齿虫痛
藜芦研为末，填入病齿孔中，有特效。但汁不能吞。

6 头风白屑
将藜芦末掺入头发中，把头包裹两天，避风。

7 疥癣虫疮
将藜芦末调生油涂搽患处。

8 误吞水蛭
将藜芦炒后。研为末，水送服一钱，即可将水蛭吐出。

附子

释名 开始种下的叫乌头，附在其上生长出来的部分叫附子。附子八月采集，乌头四月采集。乌头有川乌头、草乌头两种，相应的有黑附子和白附子。

气味 辛、温、有大毒。

1 少阴伤寒（初得二三日，脉微细，昏昏欲睡，小便色白）
麻黄（去节）二两、甘草（炙）二两、附子（炮，去皮）一枚，水七升。先煮麻黄去沫，再加入其余二药，煮汁成三升，分作三次服下。令病人发微汗。此方名"麻黄附子甘草汤"。

2 少阴发热（少阴病初得，反发热而脉沉）
麻黄（去节）二两、附子（炮）去皮一枚、细辛二两，水一斗。先煮麻黄去沫，再加入其余二药，煮汁成三成，分作三次服下。令病人发微汗。此方名"麻黄附子细辛汤。"

3 少阴下利（下利清谷，里寒外热，手足厥逆，

主治

脉微欲绝，身不恶寒，反而面赤，或腹痛，或干呕，或咽痛）
用大附子一枚（去皮，切成片）、甘草（炙）二两、干姜三两，加水三升，煮取一升，分两次温服，脉出现即愈。面赤，加葱九根；腹痛，加芍药

二两；干呕，加生姜二两；咽痛，加桔梗一两；利止，而脉不出，加人参二两。此方名"通脉四逆汤"。

4 阴病恶寒（伤寒已发汗，不解，反恶寒，是体虚的表现）

芍药三两、甘草（炙）三两、附子（炮，去皮）一枚，加水五升，煮取一升五合。分次服下。此方名"芍药甘草附子汤"。

5 阴盛格阳（病人躁热而饮水、脉沉、手足厥逆）

用大附子一枚，烧存性，研为末，以蜜水调服。逼散寒气后使热气上升，汗出乃愈，此方名"霹雳散"。

6 中风瘈疭（昏不识人，口眼歪斜）

生川乌头、生附子都去掉皮脐，各取半两，和生南星一两、生木香二钱五分混合，每取五钱，加生姜十片、水二碗，煎取一碗温服。此方名"五生饮"。

7 风病瘫缓（手足软垂，口眼歪斜，语音謇涩，步履不正）

用川乌头（去皮脐）、五灵脂各五两，共研为末，加片脑、麝香温酒送下。一天服三次。服至五至七丸，便觉手能抬动，脚能移步；吃至十丸，可以梳头。此方名"神验乌龙丹"。

8 风寒湿痹（麻木不仁或手足不遂）

用香白米煮粥一碗，加入生川乌头末四钱，慢火熬至适当，下姜汁一匙、蜜三大匙，空腹服下。或加薏苡末二钱。

9 风痛

用生川乌头（去皮）二钱半、五灵脂半两，共研为末，加猪心、猪血和成丸，如梧子大。每次服一丸，姜汤送下。

10 小儿慢惊（抽筋，涎壅厥逆）

生川乌头（去皮脐）一两、全

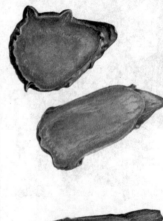

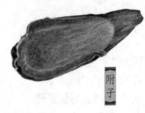

附子

蝎十个（去尾），分作三份，每次服用一份以水一碗、姜七片煎药饮下。

11 小儿囟陷

乌头、附子（生，去皮脐）各二钱，雄黄八分，共研为末。以葱根捣和作饼，贴在凹陷处。

12 脚气肿痛

黑附子一个（生，去皮脐）研为末，加生姜汁调成膏涂敷于肿痛处。药干再涂，到肿消为止。

13 多年头痛

川乌头、天南星等分，研为末，以葱汁调匀涂敷太阳穴。

14 耳鸣不止

用乌头（烧作灰）、菖蒲等分，研为末，用棉花包裹塞入耳内。一天换药两次。

15 牙痛

附子一两（烧灰）、枯矾一分，共研为末，擦牙。又方：黑乌头、川附子，共研为末，

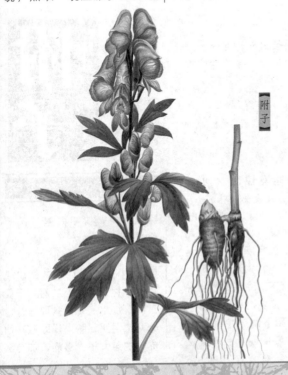

附子

加面糊成丸子，如小豆大。每次以纸包一丸咬口中。又方：用炮附子末纳牙孔中，痛乃止。

16 虚寒腰痛

鹿茸（去毛，酥炙微黄）、附子（炮，去皮脐）各二两，盐花三分，共研为末，加枣肉和丸，如梧子大。每次服三十丸，空腹以温酒送下。

17 寒热疟疾

用附子一枚重五钱者，裹在面中火煨，然后去面，加人参、朱砂各一钱，共研为末，炼蜜为丸，如梧子大。每次服二十丸，未发病前连进三服。如药有效，则有呕吐现象或身体有麻木感，否则次日须再次服药。

18 水泄久痢

川乌头二枚，一枚生用，另一枚与黑豆拌和煮熟，研为丸，如绿豆大。每次服五丸，黄连汤送下。

19 阳虚吐血

生地黄一斤捣成汁，加酒少许。另将熟附子一两半去皮脐，切成片，放入地黄汁内，在石器中煮成膏，取出附片焙干，同山药三两共研为末，再以膏调末制成药丸子，如梧子大。每次服三十丸，空腹以米汤送下。

20 白浊

将熟附子研为末。每次服二钱，加姜三片、水一碗煮取六成，温服。

21 月经不调

熟附子（去皮）、当归等分。每次服三钱，水煎服。

22 痈疽肿毒

川乌头（炒）、黄芩（炒）各一两，研末，以唾液调匀涂敷患处，留头。药干则以淘米水润湿。

23 疔疮肿痛

用醋调拌附子末涂敷患处。药干再涂。

24 疥癣

将川乌头生切，煎水洗患处，甚验。

25 手足冻裂

附子去皮，研为末，以水、面调涂，有效。

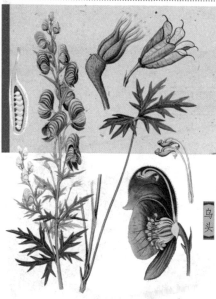

乌头

释名 亦名乌喙、草乌头、土附子、奚毒、耿子、毒公、金鸦。苗名茛、芨、堇、独白草、鸳鸯菊。煎出的汁叫射罔。

气味 乌头：辛、温、有大毒。射罔：苦、有大毒。

乌头

述药末中，以醋、面调成丸，如梧子大，每次服三十丸，温酒送下。此方名"左经丸"。

2 瘫痪顽风
（风节疼痛，下元虚冷，一切风疮）

乌头、川乌头、两头尖各三钱，硫黄、麝香、丁香各一钱，木鳖子五个，共研为末。再以熟艾揉软，合在一起用草纸包裹，烧熏痛处。此方名"雷丸"。

3 腰脚冷痛

乌头三个，去皮脐，研细，

1 中风瘫痪（手中颤动，言语蹇涩）

用草乌头与（炮，去皮）四两，川乌头（炮，去皮）二两，乳香、没药各一两，共研为末；生乌豆一升，与斑蝥二十一个（去头翅）同煮豆熟，取豆，焙干为末，加入上

主治

醋调贴痛处。

4 久患头风

草乌头尖（生）一分、赤小豆三十五粒、麝香二分，共研为末。每次服半钱，冷薄荷汤送下。

5 喉痹口噤

草乌头、皂荚等分，研为末，加麝香少许擦牙，并吸入鼻内，牙关自开，又方：草乌尖、胆矾等分，研为末，每用一钱，以醋煮皂荚的液汁调稀，扫涂于患处者肿痛的部位，流涎水数次后，毒邪即可破除。

6 脾寒厥疟（先寒后热，名寒疟；但寒不热，面色黑者名厥疟；寒多热少，面黄腹痛，名脾疟）

用上等草乌头削去皮，开水泡几次，密盖一段时间，取出切细、焙干，研为末，加面糊做成丸，如梧子大。每次取三十丸，以姜十片，枣三枚、葱三根煎汤在清早送下，隔一两个小时再服药一次。

7 腹中癥结

用射罔二两、花椒三百粒，共捣为末，加鸡蛋白和成丸，如麻子大。每次服一丸，渐渐增至三丸，以病愈为限度。

8 内痔不出

生草乌头研成末，用口水调和点入肛门，痔很快就会翻出，再将枯痔药点在痔上。

9 疔毒恶肿

将生草乌头切片，加醋熬成膏，摊贴患处，次日即可将疔毒的根拔出。又方：两头尖一两、巴豆四粒，捣烂贴患处，疔自然会拔出。

10 遍身生疮（阴囊及两脚最多）

草乌头一两，盐一两，用水泡一夜，炒红，研为末；另取猪腰子一个，去膜煨熟。竹刀切细、捣烂，加醋、糊调药末为丸，如绿豆大。每次服三十丸，空腹以盐汤送下。

11 瘰疬初起（未破，发寒发热）

草乌头半两、木鳖子二个，加米醋磨细，再投入捣烂的葱头和蚯蚓粪少许，调匀涂敷患处，外贴纸条，留通气孔。

白附子

释名 亦名禹白附、独角莲、官白附。

气味 辛、甘、大温、有小毒。

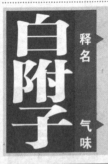

主治

1 中风口喎

半身不遂。白附子、白僵蚕、全蝎等分，生研为末。每次服二钱，热酒调下。

2 风痰眩晕（头痛，胸膈不利）

用白附子（炮，去皮脐）半斤，朱砂二两二钱半，片脑一钱，共研为末，加粟米饭做成丸，如小豆大。每次服三十丸，饭后以茶或酒送下。

3 赤白汗斑

白附子、硫黄等分，研为末，加姜汁调稀，以茄子蒂蘸药涂搽。一天可搽数次。

4 喉痹肿痛

白附子末，枯矾等分，研细，涂在舌上，有涎水吐出。

5 偏坠疝气

白附子一个研为末，加口涎调和填在肚脐中，再以艾灸三壮或五壮，即愈。

6 小儿慢脾惊风

白附子半两、天南星半两、黑附子一钱，一起烧烤去皮为末。每次取二钱，加生姜五片，水煎服。

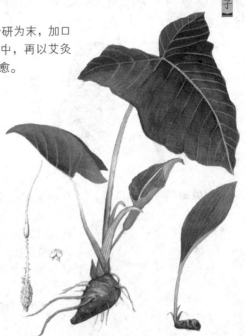

白附子

虎掌

释名 亦名虎膏、鬼芋蒻。虎掌的叶子像虎的掌，故名；南星也即虎掌，因根圆而白，形状像老人星，故名。

气味 苦、温、有大毒。

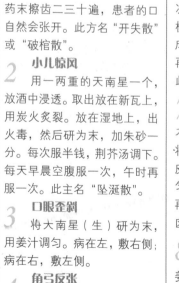

虎掌

主治

1 中风口噤目闭
用天南星研为末，加白片脑等分，调匀。每次用手指蘸药末擦齿二三十遍，患者的口自然会张开。此方名"开失散"或"破棺散"。

2 小儿惊风
用一两重的天南星一个，放酒中浸透。取出放在新瓦上，用炭火炙裂。放在湿地上，出火毒，然后研为末，加朱砂一分。每次服半钱，荆芥汤调下。每天早晨空腹服一次，午时再服一次。此主名"坠涎散"。

3 口眼歪斜
将大南星（生）研为末，用姜汁调匀。病在左，敷右侧；病在右，敷左侧。

4 角弓反张
天南星、半夏等分，研为末，用姜汁、竹沥灌下一钱。同时灸印堂穴。

5 惊迷心窍（心胆被惊，神不守舍，恍惚健忘，妄言妄见）
先掘一土坑，以炭火三十斤烧红，倒入酒五升，渗透后，放入天南星一斤，用盆盖住，勿令走气。次日取出研为末，加琥珀一两、朱砂二两，共研细，以生姜汁打面糊将药做成丸，如梧子大。每次服三十至五十丸，煎人参、石菖蒲汤送下。一天服三次。此方名"寿星丸"。

6 吐泄不止，四肢厥逆
将天南星研为末，每次取三钱，加枣二枚，水二盅，煎取八成，温服。无效，可再服，无效可在服。此方名"回阳散"。

7 小儿解颅（囟门不合，鼻塞不通）
将天南星炮过、去皮、研为末，加醋调匀摊布上，贴囟门，再把手烘热，频频在囟门处摩熨。

8 下颚脱臼
将天南星末，调姜汁涂在两颊，一夜即能使关节复原。

9 喉风喉痹
天南星一个，挖

10 身面疣子
用醋调天南星末涂搽患处。

去心，放入白僵蚕七个，用纸包裹煨熟，研为末，用姜汁调服一钱。病重者灌药，吐涎即愈。此方名"如圣散"。

虎掌

半夏

释名 亦名守田、水玉、地文、和姑。

气味 根：辛、平、有毒。

半夏

主治

1 老人风痰

半夏（泡七次，焙过）、芒硝各半两，共研为末；加入白面一两捣匀，用水调和做成丸，如绿豆大。每次服五十丸，姜汤送下。

2 风痰头晕（呕逆目眩，面色黄，脉弦）

生半夏、生天南星、寒水石（煅）各一两，天麻半两，雄黄二钱，小麦面三两，共研为末，用水调和成饼，在开水中煮至浮起，取出捣烂做成丸，如梧子大。每次服五十丸，姜汤送下。极效。亦治风痰咳嗽、二便不通、风痰头痛等病。

3 热痰咳嗽（烦热面赤，口燥心痛，脉洪数）

半夏、天南星各一两，黄芩一两半，共研为末，加姜汁浸蒸饼做成丸，如梧子大。每次服

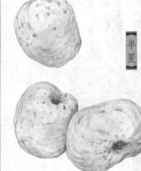

半夏

五十至七十丸，饭后以姜汤送下。此方名"小黄丸"。

4 湿痰咳嗽（面黄体重，贪睡易惊，消化力弱，脉缓）

半夏、天南星各一两，白术一两半，共研为末加薄糊做成丸，如梧子大。每次服五十至七十丸姜汤送下。此方名"白术丸"。

5 气痰咳嗽（面白气促，洒淅恶寒，忧愁不乐，脉涩）

半夏、天南星各一两，官桂半两，共研为末，制成糊丸，如梧子大。每次服五十丸，姜汤送下。此方名"玉粉丸"。

6 呕吐反胃

半夏三升、人参三两、白蜜一升，加水一斗二升，调和扬搅百遍，煮取三升半，温服一升。一天服两次。亦治膈间支饮。

7 黄疸喘满（患者小便自利，不可除热）

半夏、生姜各半斤，加水七升，煮取一升五合，分两次服下。

8 老人虚秘（脾肾阳虚导致大便便秘结）

半夏（泡，炒）、生硫黄等分，研为末，加自然姜汁煮糊成丸，如梧子大。每次服五十丸，空腹以温酒送下。此方名"半硫丸"。

9 失血喘急（吐血下血，崩中带下，喘急痰呕，中满宿瘀）

将半夏捶扁，包在以姜汁调匀的面中，放火上煨黄，研为末，加米糊成丸，如梧子大。每次服三十丸，白开水送下。

10 喉痹肿塞

将生半夏末放入鼻内，涎出见效。

11 骨哽在咽

将半夏、白牙等分，研为末，取一匙，水冲服，即可呕出骨鲠。忌食羊肉。

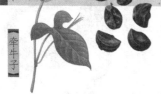

牵牛子

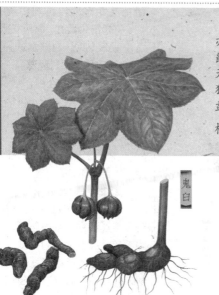

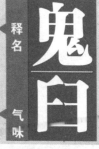

释名 亦名黑丑、草金铃、盆甑草、狗耳草。

气味 子：苦、寒、有毒。

主治

1 大便不通

将半生半熟的牵牛子，研为末。每次服二钱，姜汤送下。又方：加大黄等分。又方：加生槟榔等分。

2 水肿尿涩

将牵牛研末，每次服一匙，以小便通利为度。

3 浮肿气促，坐卧不安

牵牛子二两，微炒，捣成末，在乌牛尿一升中浸泡一夜，天明后加入葱白一把，煎沸十多次，分两次空腹服下。水即从小便排出。

4 脚肿

将牵牛子捣成末，炼蜜为丸，如小豆大，每次服五丸，生姜汤送下。服药至小便通利为止。

5 小儿肿病（大小便不利）

黑牵牛、白牵牛各二两，炒取头末，加水和成丸，如绿豆大。每次服二十丸，萝卜煎汤送下。

6 风热赤眼

白牵牛末加葱白同煮，研成丸，如绿豆大。每次服五丸，葱汤送下，服后睡半小时。

7 脸上粉刺

用黑牵牛末，调入面脂药中，每日洗搽脸部。

8 一切痈疽，无名肿毒

黑、白牵牛各一合，布包捶碎，加好醋一碗，熬取八成，放置一宿，次日五更温服。以大便出脓血为妙。此方名"济世散"。

鬼臼

释名 亦名九臼、天臼、鬼药、解毒、爵犀、马目毒公、害母草、羞天花、术律草、琼田草、独脚莲、独荷草、山荷叶、旱荷、八角盘、唐婆镜。

气味 根：辛、温、有毒。

主治

1 子死腹中（胞破不生）

取鬼臼不拘多少研为末。每次取一钱，加酒一碗，煎取八成，一次服下，死胎即出。此方名"一字神散"，非常有效。

2 发寒发热，身上长疮

取鬼臼叶一把，用醋浸泡，捣碎取汁，每次服一升，一天服两次。

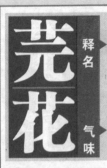

芫花

释名 亦名杜芫、赤芫、去水、毒鱼、头痛花、儿草、败华。根名黄大戟、蜀桑。

气味 花、根：辛、温、有小毒。

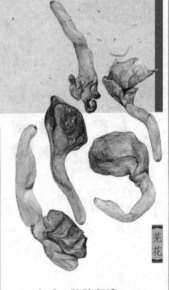

芫花

主治

1 突发咳嗽
　芫花一升，加水三升，煮汁一升；以枣十四枚放入汁中，煮干一天吃五枚，必愈。

2 咳嗽有痰
　芫花一两（炒），加水一升，煮沸四次，去渣，再加入白糖半斤。每次服约一个枣子大的量。忌食酸、咸物。

3 干呕胁痛（伤寒有时头痛，心下痞满，痛引两胁，干呕短气，汗出而不恶寒）
芫花（熬过）、甘遂、大戟等分，研为末。以大枣十枚、水一升半，煮取八合后，去渣纳药。体壮者服一钱，弱者半钱，清晨服下。服药后腹泻则病除，否则次晨再服药。此方名"十枣汤"。

4 水肿
　上方（十枣汤）加大黄、甘草，芫花、甘遂、大戟五物各一两，大枣十枚，同煮，如上法服。

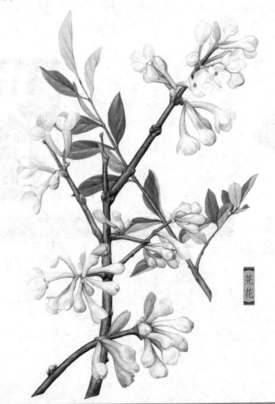

芫花

5 久疟，腹胁坚痛
　芫花（炒）二两，朱砂五钱，共研为末，炼蜜为丸，如梧子大。每次服十丸，枣汤送下。

6 水蛊胀满
　芫花、枳壳等分，先用醋把芫花煮烂，再加枳壳煮烂，一起捣匀做丸，如梧子大。每次服三十丸，白开水送下。

7 子宫结块，月经不通
　芫花根三两锉细，炒黄，研为末。每次服一钱，桃仁煎汤调下。泻下恶物即愈。

8 牙痛难忍，诸药不效
　用芫花末擦牙令热，痛定后，以温水漱口。

9 痔疮
　芫根一把捣烂，慢火煎成膏，将丝线在药膏内浸过，以线系痔，会有微痛的感觉。等痔疮干落后，即以纸捻蘸药膏纳入肛门中，可以使痔疮断根。另方：只捣汁浸线一夜即用，不必熬膏。

射干

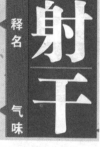

〖射干〗

释名 亦名乌扇、乌吹、乌蒲、凤翼、鬼扇、扁竹、仙人掌、紫金牛、野萱花、草姜、黄远。

气味 根：苦、平、有毒。

主治

1 咽喉肿痛
射干花根、山豆根，阴干研为末，吹入喉部，有特效。

2 喉痹不通
用射干一片，含在口中，咽下汁液。

3 二便不通（诸药不效）
射干根（生于水边者为最好）研汁，服下一碗即通。

4 腹部积水，皮肤发黑
将射干根捣汁，服一杯腹水即下。

5 阴疝肿刺
治方同上。

6 乳痈初起
取射干根（要像僵蚕状）和萱草根，共研为末，加蜜调敷患处，极有效。

曼陀罗花

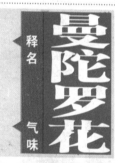

〖曼陀罗花〗

释名 亦名风茄儿、山茄子。

气味 花、子：辛、温、有毒。

主治

1 脸上生疮
用曼陀罗花晒干，研为末，取少许敷贴疮上。

2 小儿慢惊
用曼陀罗花七朵，天麻二钱半，全蝎（炒）十个，天南星（炮）、朱砂、乳香各二钱半，共研为末。每次服半钱，薄荷汤调下。

3 大肠脱肛
曼陀罗子连壳一对、橡斗十六个，一同锉碎，用水煎沸三五沸，加入朴硝少许，洗患处。

4 作麻醉药
秋季采曼陀罗花、火麻子花，阴干等分，研为末，热酒调服三钱。一会儿人即昏昏如醉。割疮灸火宜先服此，即不觉痛苦。

菟丝子

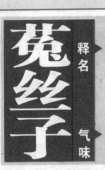

释名 > 亦名菟缕、菟累、菟芦、赤网、玉女、唐蒙、火焰草、野狐丝、金线草。

气味 > 子：辛、甘，平，无毒。

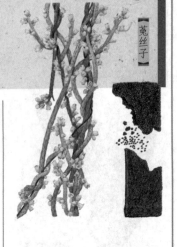

菟丝子

主治

1 消渴不止
用菟丝子煎汁随意饮服，以止为度。

2 白浊遗精（思虑太过，心肾虚损）
菟丝子五两、白茯苓三两、石莲肉二两，共研为末，加酒制成丸，如梧子大。每次服三十至九十丸，空腹以盐汤送下。此方名"茯菟丸"。

3 小便淋沥
用菟丝子煎汁饮服。

4 小便赤浊（心肾不足，精少血燥，口干烦热，头晕心慌）
菟丝子、麦门冬等分，研为末，炼蜜为丸，如梧子大，每次服七十丸，盐汤送下。

5 腰膝疼痛或顽麻无力
菟丝子（洗过）一两、牛膝二两，酒泡后取出晾干，研为末，将原酒煮糊调药成丸，如梧子大。每次服二三十丸，空腹以酒送下。

6 肝伤目暗
菟丝子三两，酒浸三天，取出晾干，研为末，以鸡蛋白和药成丸，如梧子大。每次服二十丸，空腹以温酒送下。

7 身、面突然浮肿
用菟丝子一升，在酒五升中浸泡两三夜，每次饮一升，一天三次。肿不消，继续服药。

8 瘑疮
菟丝子炒后研为末，加油调匀敷在疮上。

9 肛门红肿
将菟丝子炒至色黄黑，研为末，加鸡蛋白调匀涂搽患处。

木鳖子

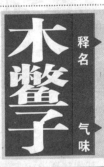

释名 > 亦名木蟹。

气味 > 仁：甘、温、无毒。（李时珍认为：苦、微甘，有小毒。）

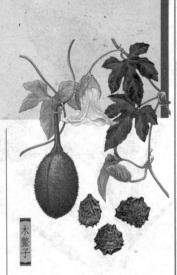

木鳖子

主治

1 酒疸发黄
用木鳖子蘸醋研磨，取磨汁，服一二碗，有腹泻即见效。

2 脚气肿痛
木鳖子仁一切为二，用麸炒过，再切碎重炒，以油去尽为度；每两加厚桂半两，研为末。每次服二钱，热酒送下，发汗即愈。

3 阴疝偏坠
木鳖子仁一个，蘸醋磨汁，调入黄柏、芙蓉两药细末，涂敷患处。

4 腹中痞块

木鳖子仁五两，分别放入切开的两副猪肾中，煨熟，捣烂，再加黄连末三钱，与蒸饼一起和成丸子，如绿豆大。每次服三十丸，开水送下。

5 肛门痔痛

木鳖子仁三个捣成泥，倒入百沸汤煮沸多次的水一碗，趁热先熏后洗。一日三次。

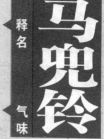

马兜铃

释名　亦名都淋藤、独行根、土青木香、云南根、三百两银药。

气味　实：苦、寒、无毒。

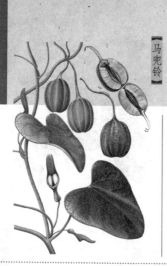

马兜铃

主治

1 水肿喘急

用马兜铃煎汤，每日服。

2 肺气喘急

马兜铃二两，去壳及膜，酥半两，一起拌匀慢火炒干，加甘草（炙）一两，共研为末。每次取一钱，用水一碗，煎取六成，温服或噙口中咽服。

3 痔瘘肿痛

把马兜铃放入瓶中，烧烟熏患处，有效。

使君子

释名　亦名留求子。

气味　甘、温、无毒。

使君子

主治

1 小儿脾疳

使君子、芦荟等分，研为末。每次服一钱，米汤送下。

2 小儿痞块（腹大、肌瘦而黄，渐成疳疾）

使君子仁三钱、木鳖子仁五钱，共研为末，调入少许水做成丸，如龙眼大。每取一丸，放入一个破了顶的鸡蛋中，在饭上蒸熟，空腹服。

3 蛔虫病

将使君子研为末，五更时以米汤调服一钱。

4 小儿虚肿（头面、阴囊都有浮肿）

使君子一两去壳，加蜜五钱炙，研细。每次服一钱，饭后以米汤送下。

5 虫牙疼痛

用使君子煎汤频漱。

预知子

释名 亦名圣知子、圣先子、盍合子、仙沼子。

气味 子、仁：苦、寒、无毒。

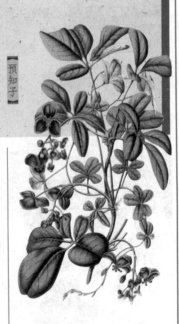

预知子

🍐 主治

1 精神病（心气不足，精神恍惚，语言错妄，惊悸烦郁，忧郁惨凄，喜怒多恐，健忘少睡，夜多异梦，狂不知人）

预知子（去皮）、白茯苓、枸杞子、石草蒲、茯神、柏子仁、人参、地骨皮、远志、山药、黄精（蒸熟）、朱砂（水飞）等分，研为末，炼蜜为丸，如芡子大。每嚼服一丸，人参汤送下。

2 疬风（眉落、声变）

预知子、雄黄各二两，共研为末；另以乳香三两，水一斗，煮取五升，加入药末熬成膏，收存瓶。饭前一匙，温酒调下。

营实

释名 亦名墙蘼、蔷薇、山棘、牛棘、牛勒、刺花。营实为墙蘼子名。

气味 营实：酸、温、无毒。根：苦、涩，冷，无毒。

🍐 主治

1 消渴尿多

蔷薇根一把，水煎服。

2 小儿尿床

用蔷薇根五钱，煎酒，夜间饮服。

3 口咽痛痒（发声不出）

蔷薇根皮、射干各一两，甘草（炙）半两，每取二钱，水煎服。

4 口舌糜烂

蔷薇根打去土，煮成浓汁，温含口中，冷即吐去。冬季用根皮，夏季用枝叶。

5 痈肿疔毒

将蔷薇皮炙热熨敷患处。

6 刀伤肿痛

将蔷薇根研烧灰，每次服一匙，开水送下。一天服三次。

7 眼热昏暗

营实、枸杞子、地肤子各二两，共研为末。每次服三钱，温酒送下。

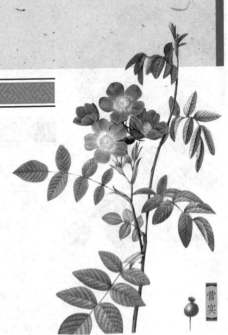

营实

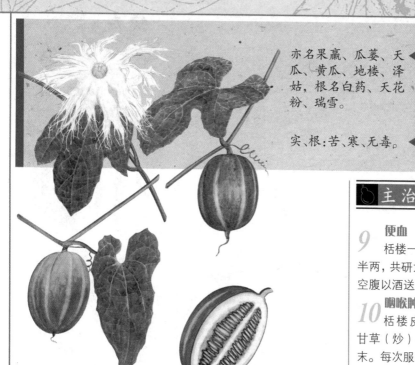

栝楼

释名　亦名果蠃、瓜蒌、天瓜、黄瓜、地楼、泽姑，根名白药、天花粉、瑞雪。

气味　实、根：苦、寒、无毒。

栝楼

主治

1 痰咳不止
栝楼仁一两、文蛤七分，共研为末，以浓姜汁调成丸，如弹子大，噙在口中将汁咽下。又方：熟栝楼十个、明矾二两，共捣成饼，阴干研为末，制成糊丸，如梧子大。每次服五十至七十丸，姜汤送下。

2 干咳
用熟栝楼捣烂，加蜜等分，再加明矾一钱，共熬成膏，随时口含咽汁。

3 痰喘气急
栝楼二个、明矾如枣大一块，同烧存性，研细，以熟萝卜蘸食。药尽病除。

4 肺痿咳血
栝楼五十个（连瓤瓦焙）、乌梅肉五十个（焙过）、杏仁（去皮尖，炒）二十一个，共研为末；另将猪肺切薄片，每片掺入一小撮药末，炙熟，冷嚼咽下。一天两次。

5 妇女夜热（痰嗽，月经不调，形瘦）
栝楼仁一两，青黛、香附（童便浸，晒）各一两五钱，共研为末，加蜜调匀，口中噙化。

6 黄疸
青栝楼焙后研为末。每取一钱，加水半碗，煎取七成，临睡时服，五更有黄物泻下，即为见效。此方名为"逐黄散"。

7 小便不通，腹胀
栝楼焙后研为末。每次服二钱，热酒送下。服至病愈为止。

8 吐血
栝楼用泥封住，煅烧存性，研为末。每次服三钱，糯米汤送下。一天服两次。

9 便血
栝楼一个烧灰，加赤小豆半两，共研为末。每次服一钱，空腹以酒送下。

10 咽喉肿痛，不能发声
栝楼皮、白僵蚕（炒）、甘草（炒）各二钱半，共研为末。每次服三钱半，姜汤送下。一天服两次。或以棉包裹半钱含咽。此方名"发声散"。

11 诸痈发背
栝楼捣为末，每次服一匙，水送下。

12 风疮疥癣
生栝楼一二个，打碎、酒泡一昼夜，取酒热饮。

13 消渴
将大栝楼根（天花粉）去皮，切细，水泡五天，每天换水。五天后取出捣碎，过滤，澄粉，晒干。每次服一匙，水化下，一天服二次。亦可将药加入粥及乳酪中食用。又方：将栝楼根切薄，炙过。每取五两，加水五升，煮取四升，随意饮服。

14 小儿热病
栝楼根末半钱，乳汁调服。

15 天泡湿疮
栝楼不根末、滑石等分，研为末，以水调和搽涂患处。

16 折伤肿痛
将栝楼根捣烂涂敷患处，再用厚布包住，热除痛即止。

何首乌

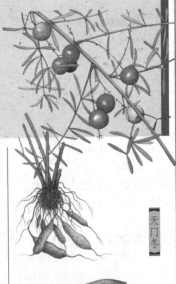

何首乌

释名 亦名交藤、夜合、地精、陈知白、马肝石、桃柳藤、九真藤、赤葛、疮帚、红内消。

气味 （根）苦、涩，微温，无毒。

主治

1 骨软风疾（腰膝疼痛，遍身瘙痒，行步困难）

何首乌（以有花纹者为最好）、牛膝各一斤，同在好酒中浸泡七夜，取出晒干，捣烂，加枣肉和丸，如梧子大。每次服三十至五十丸。空腹以酒送下。

2 皮里作痛

将何首乌末用姜汁调成膏涂搽痛处，搽后用布包住，以火烘鞋底熨按。

3 自汗不止

何首乌研末，调入唾液，封脐上。

4 肠风下血

何首乌二两，研为末。每次服二钱，饭前服，米汤送下。

5 破伤出血

用何首乌末敷上即止。有特效。

6 瘰疬结核

将何首乌根洗净，每日生嚼，并取叶捣烂涂敷患处。

7 痈疽毒疮

何首乌不限量，在文火上熬煎，加酒等量，再煎沸几次后存酒，随时饮用；将药渣焙干，研为末，以酒调成丸，如梧子大。每次服三十丸，空腹以温酒送下。病愈后仍可常服此药。

天门冬

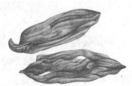

天门冬

释名 亦名颠勒、颠棘、天棘、万岁藤。

气味 （根）苦、平、无毒。

主治

1 肺痿咳嗽（吐涎，咽燥而不渴）

生天门冬捣汁一斗、酒一斗、饴糖一升、紫苑四合，浓煎成丸，如杏仁大。每次服一丸，一天服三次。

2 肺痨风热

天门冬（去皮、心）煮食，或晒干为末，炼蜜为丸服下。

3 风癫发作（耳如蝉鸣，两胁牵痛）

用天门冬（去心、皮）晒干，碎捣研为末。每次服一匙，酒送下，一天服三次。宜久服。

4 小肠偏坠

天门冬三钱、乌药五钱，水煎服。

5 痈疽

天门冬三至五两，洗净，捣细，以好酒滤取汁，一次服下。未效，可再次服药，必愈。

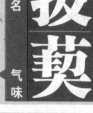

菝葜

释名 亦名金刚根、铁菱角、王瓜草。

气味 （根）甘、酸，平、温、无毒。

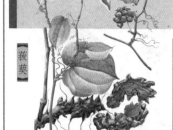

菝葜

主治

末，加白梅肉捣匀，做成丸，如芡子大。每次服五至七丸，小儿三丸。白痢，甘草汤送下；赤痢，乌梅汤送下。

1 小便频数
将菝葜根研为末，每次服三钱，睡前温酒送下。

2 赤白下痢
菝葜根、腊茶等分，研为

3 沙石淋
将菝葜根二两，研为末，每次服二钱，米汤送下。服后用地椒煎汤洗浴腰腹部，一会儿就可畅通。

4 消渴
将菝葜半两捣为小块，加水三碗、乌梅一个，煮取一碗，温服。

5 风湿脚弱
菝葜洗净、锉细，取一斛，加水三斛，煮取九斗，浸泡曲中，去渣，取一斛如常法酿酒，每日适量饮用。

葛

释名 亦名鸡齐、鹿藿、黄斤。

气味 （根）甘、辛，平、无毒。

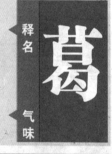

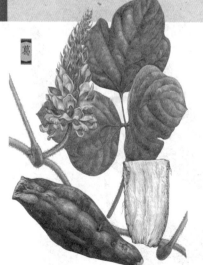

葛

主治

1 伤寒（初觉头痛，内热脉洪）
葛根四两，加水二升、豆豉一升，同煮取汁半升饮服。加生姜汁更好。

2 烦躁热渴
水浸米半升，一夜后取水待用；葛根粉四两，拌入泡过粟米的水中，煮熟，加米汤同服。

3 心热吐血
生葛根捣汁半升，一次服完。

4 热毒下血
生葛根二斤，捣汁一升，加入藕汁一升调匀服下。

5 酒醉不醒
饮生葛根汁二升便愈。

6 疖子初起
将葛蔓烧灰，以水调后涂敷患处。

萆薢

释名 亦名赤节、百枝、竹木、白菝葜。

气味 （根）苦、平、无毒。

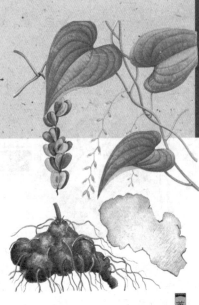

草薢

主治

1 腰脚痹软
萆薢二十四分、杜仲八分，一起捣烂、筛过。每天清晨用温酒冲服一匙。忌食牛肉。

2 小便频数
川萆薢一斤，研为末，以酒糊丸，如梧子大。每次服七十丸，盐酒送下。

3 白浊（澄面如油，澄下如膏）

萆薢、石菖蒲、益智仁、乌药等分，每次服四钱，加水一碗、盐一小撮，煎取七成，饭前温服。一天服一次，盐酒送下。

4 肠风痔漏
用萆薢、贯众（去土）等分，研为末。每次服三钱，空腹以温酒送下。此方名"如圣散"。

土茯苓

释名 亦名土萆薢、刺猪苓、山猪粪、草禹余粮、仙遗粮、冷饭团、硬饭、山地栗。

气味 （根）甘、淡，平，无毒。

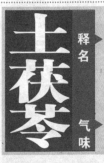

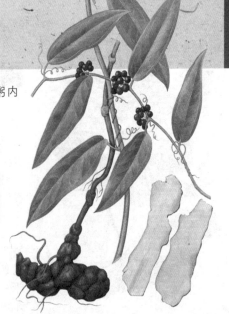

土茯苓

主治

1 骨挛痈漏（筋骨疼痛，溃烂成痈，积年累月，终身成为废疾）
土茯苓一两，有热的加黄芩、黄连，气虚的加四君子汤，血虚的加四物汤，煎水代茶饮。又方：土茯苓四两、四物汤一两、皂荚子七个、川椒四十九粒、灯芯七根，煎水代茶饮。

2 瘰疬溃烂
将土茯苓切片，或研为末，

水煎服。或加在粥内食用。多吃为好。

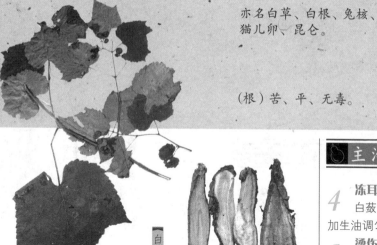

白蔹

亦名白草、白根、兔核、猫儿卵、昆仑。

（根）苦、平、无毒。

白蔹

主治

4 冻耳成疮

白蔹、黄柏等分，研为末，加生油调匀搽耳。

5 烫伤火灼

白蔹研末涂敷患处。

6 风痹筋急

用白蔹二分、熟附子一分，共研为末。每次服一小撮，酒送下。一天服两次，以身中暖和为度。忌食猪肉、饮冷水。

1 疔疮初起

用水调白蔹末涂搽患处。

2 一切痈肿

用白蔹二分、藜芦一分，

共研为末，酒调涂搽。一天三次。

3 脸上粉刺

白蔹二分、藜芦一分，共研末，酒调涂搽。一天三次。

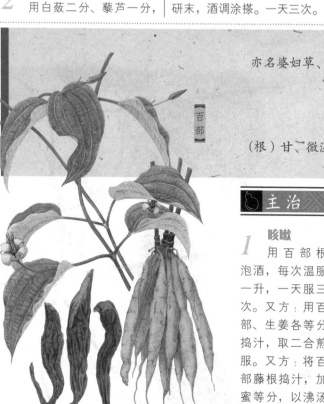

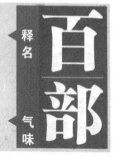

百部

百部

亦名婆妇草、野天门冬。

（根）甘、微温、无毒。

主治

1 咳嗽

用百部根泡酒，每次温服一升，一天服三次。又方：用百部、生姜各等分捣汁，取二合煎服。又方：将百部藤根捣汁，加蜜等分，以沸汤煎成膏，噙咽。

2 遍身黄肿

将新鲜百部根洗净，捣烂，敷脐上；以糯米饭半升，拌水酒半合，揉软后盖在药上，用布包好。一两天之后，口内有酒气，则水从小便排出，肿亦渐消。

3 熏衣去虱

和百部、秦艽共研为末，放入竹笼中烧烟熏衣，虱自落。用上两药煮汤洗亦可。

山豆根

释名 亦名解毒、黄结、中药。

气味 甘、寒、无毒。

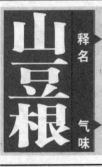

山豆根

主治

1 急黄
用山豆根末，水送服二钱。

2 赤白下痢
将山豆根末炼蜜为丸，如梧子大。每次服二十丸，空腹以白开水送下。三服后即可止痢。

3 水蛊腹大，皮肤变黑
将山豆根研为末，酒送服二钱。

4 头风热痛
将山豆根末用油调匀，涂两太阳。

5 牙龈肿痛
将山豆根一片，含在痛处。

6 喉中发痈
将山豆根蘸醋研磨碎，噙口中。病重不能言语者，不断地以鸡毛扫药汁入喉，引出涎水，即可言语。

7 喉风（牙关紧闭，水米不下）
山豆根、白药等分，水煎噙咽。

黄药子

释名 亦名木药子、大苦、赤药、红药子。

气味 （根）苦、平、无毒。

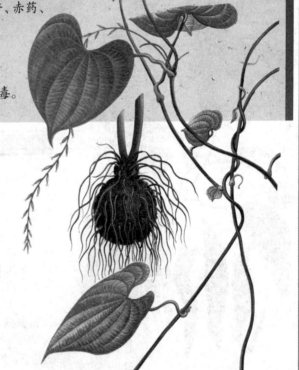

黄药子

主治

1 项瘿
黄药子一斤，洗净，锉细，泡酒一斗，每日早晚各饮酒一杯。忌一切毒物，戒怒。

2 咯血、吐血
蒲黄、黄药子等分，研为末，放手掌中，频频舐食。又方：黄药子、汉防己各一两，共研为末。每次服一钱，饭后以小麦汤调下。一天服两次。

3 天泡水疮
将黄药子研末涂搽患处。

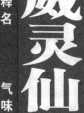

威灵仙

释名 亦名威是说它的性猛，灵仙是说它的功用神验。

气味 （根）苦、温、无毒。

【威灵仙】

主治

1 腰脚诸痛

威灵仙末，每次服一钱，空腹以温酒送下。又方：取威灵仙一斤，洗净，在好酒中浸泡七天，取出研为末，加面糊成丸，如梧子大。每次服二十丸，用泡药的酒送下。

2 手足麻痹

威灵仙（炒）五两，生川乌头、五灵脂各四两，共研为末，以醋糊丸，如梧子大。每次服七丸，盐汤送下。忌茶。

3 停痰宿饮，喘咳呕逆

威灵仙（焙）、半夏（姜汁浸，焙）共研为末，加皂角水熬膏，做成丸如绿豆大。每次服七至十丸，姜汤送下，一日服三次。一月后见效。忌饮茶、食面。

4 腹中痞积

威灵仙、楮桃儿各一两，共研为末，每次服三钱，温酒送下。此方名"化铁丸"。

5 肠风泻血

威灵仙、鸡冠花各二两，在米醋二升中煮至两者干，炒为末，以鸡蛋白调和，做成小饼，炙干后再研为末。每次服二钱，陈米汤送下。一天服两次。

6 痔疮肿痛

威灵仙三两，水一斗，煎汤先熏后洗痛处。

茜草

释名 亦名茅蒐、地血、染绯草、血见愁、风车草、过山龙、牛蔓。

气味 （根）苦、寒、无毒。

【茜草】

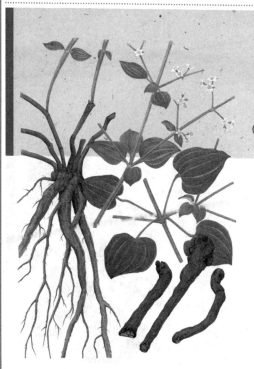

主治

1 吐血

茜根一两，捣成末。每次服二钱，水煎，冷却，用水调末二钱服亦可。

2 妇女经闭

茜根一两，酒煎服。

3 脱肛

茜根、石榴皮各一把，加酒一碗，煎取七成，温服。

防己

释名 亦名解离、石解。

气味 辛、平、无毒。

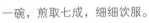

防己

主治

1 皮肤水肿（水气在皮肤中，按之下陷，但不怕风）
防己、黄芪、桂枝各三两，茯苓六两，甘草三两，混合后，每取一两，加水一升，煎取半升服下，一天服两次。此方名"防己茯苓汤"。

2 关节风湿微肿
防己一两、黄芪二两二钱半、白术七钱半、炙甘草半两，共锉为末。每取五钱，加生姜四片，枣一枚，水一碗半，煎取八成，温服。过一段时候再服。此方名"防己黄芪汤"。

3 小便淋涩
木防己、防风、葵子各二两，捣碎加水五升，煮取二升

半，分三次服。此方名"三物木防己汤"。

4 喘满，心下痞坚，面黑，脉沉紧
用木防己三两、人参四两、桂枝二两、石膏如鸡蛋大者二枚，加水六升，煮取二分，分次服。此方名"木防己汤"。如无效，可去石膏，加茯苓、芒硝各三钱。

5 伤寒喘急
防己、人参等分，研为末。每次服二钱，桑白汤送下。

6 肺痿喘嗽
汉防己末二钱，加浆水

一碗，煎取七成，细细饮服。

7 咯血多痰
汉防己、葶苈等分，研为末。每次服一钱，糯米汤送下。

8 霍乱吐利
防己、白芷等分，研为末，水冲服二钱。

钩藤

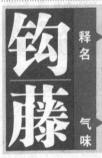

释名 亦名原出于木部。

气味 甘、微寒、无毒。

钩藤

主治

1 小儿惊热
钩藤一两、芒硝半两、甘草（炙）一分，共研为末。每次服半钱，温水服，一天服三

次。此方名"延龄散"。

2 斑疹
钩藤钩子、紫草茸等分，研为末。每次服三分或半钱，温酒送下。

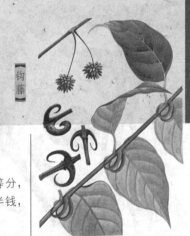
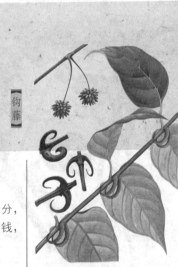

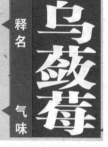

乌蔹莓

释名 亦名五叶莓、芜草、拔、芜蔄、五爪龙、赤泼藤。

气味 酸、苦,寒,无毒。

主治

1 小便尿血
将乌蔹莓阴干,研为末。每次服二钱,开水送下。

2 颈下热肿(俗名蛤蟆瘟)
将乌蔹莓捣烂涂敷肿处。

3 乳痈、恶疮初起
取乌蔹莓的藤或根一把、生姜一块。一起捣烂,加好酒一碗,绞取汁,热服令发汗,同时以药渣敷患处。

4 跌打损伤
乌蔹莓捣汁,加童便,热酒送服。

律草

释名 亦名勒草、葛勒蔓、来莓草。

气味 甘、苦,寒,无毒。

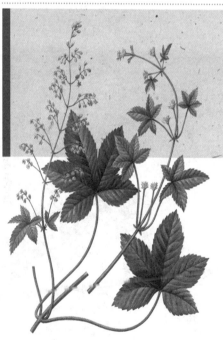

主治

1 小便石淋
取律草根绞汁一升饮服,石即可排出,不出者再服。

2 小便膏淋
取律草根生汁三升、醋二合,混匀一次服下。

3 尿血
治方同上。

4 久痢
将律草研为末,装管中吹入肛门。数次后即见效。

5 疟疾
将律草末、常山末等分,以淡浆水两碗,泡药露一夜,五更时煎取一碗,分两次服。以吐痰涎为愈。

6 遍体癞疮
用律草煎成浓汤洗浴。

络石

释名 亦名石鲮、石龙藤、悬石、耐冬、云花、云丹、云英、石血、云珠。

气味 苦、温、无毒。

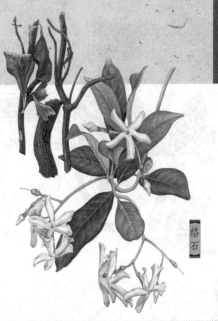

络石

主治

1 小便白浊
络石、人参、茯苓各二两，龙骨（煅）一两，共研为末。每次服二钱，空腹以米汤送下。一天服两次。

2 喉痹肿塞，喘息不通
络石草一两，加水一升，煎取一大碗，细细饮下。

3 痈疽热痛
取络石茎叶一两，洗净晒干；皂荚刺一两，在新瓦上炒黄；甘草节半两，大栝楼一个（取仁，炒香），乳香、没药各三钱。各药混合后，每取二钱，加水一碗、酒半碗，慢火煎取一碗，温服。

忍冬

释名 亦名金银藤、鸳鸯藤、鹭鸶藤，老翁须、左缠藤、金钗股、通灵草、蜜桶藤，花名金银花。

气味 甘、温、无毒。

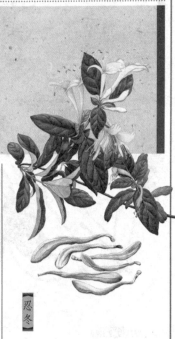

忍冬

主治

1 特瘦
忍冬全草（或根、茎、花、叶皆可）不拘多少泡酒中，煨一夜，取出晒干，加甘草少许，共研为末，用泡药的酒调面糊和药成丸，如梧子大。每次服五十至百丸，开水或酒送下。此方名"忍冬丸"。

2 一切肿毒（不问已溃未溃，或是初起发热）
用忍冬的花及茎叶，取自然汁半碗煎至八成服下。同时用药渣涂敷患处。

3 恶疮不愈
取忍冬藤一把，捣烂，加雄黄五分，水二升，放入瓦罐中煎熬，以纸封口，穿一孔令气出。以疮对孔热熏，待疮大黄水彻底流出，再用生肌药，病即愈。

4 热毒血痢
用忍冬藤浓煎饮服。

5 身上发青
用金银花一两，水煎服。

羊蹄

释名 亦名蓄、秃菜、败毒菜、牛舌菜、羊蹄大黄、鬼目、东方宿、连虫陆、水黄芹，予名金荞麦。

气味 （根）苦、寒、无毒。

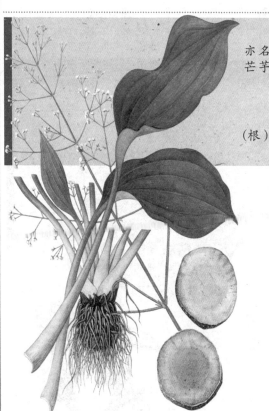

羊蹄

主治

1 便闭
羊蹄根一两，加水一大碗，煎取六成，温服。

2 肠风下血
将羊蹄根洗净，切细，加连皮老姜各半碗，上锅炒成红色，到入无灰烟，用碗盖上，片刻滤去渣，即可取适量饮服。

3 喉痹
将羊蹄根在陈醋中研成泥。以布蘸药擦拭喉部至红为止。

4 顽癣
将羊蹄根绞出汁，加轻粉少许，调成膏涂敷于患处，三五次即愈。又方：取羊蹄根五升，在桑柴火上煮沸四五次，取汁洗癣，同时将羊蹄汁配以明矾末涂搽。

5 湿癣（痒不可忍，出黄水，愈后易复发）
将羊蹄根捣烂，和醋调匀将患部洗净后涂搽药膏。过后冷水洗去。一天敷一次。

泽泻

释名 亦名水泻、鹄泻、及泻、芒芋、禹孙。

气味 （根）甘、寒、无毒。

泽泻

主治

1 水湿肿胀
白术、泽泻各一两，研末。每次服三钱，茯苓汤送下。

2 暑天吐泻（头晕，渴饮，小便不利）
泽泻、白术，白茯苓各三钱，加水一碗、姜五片、灯芯十根，煎取八成，温服。

菖蒲

释名 亦名昌阳、尧韭、水剑草。

气味 （根）辛、温、无毒。

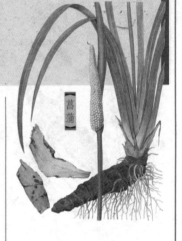

菖蒲

主治

1 癫痫风疾
将菖蒲捣成末，同切好的猪心一起放入砂罐中煮汤。每次服汤三钱。

2 喉痹肿痛
菖蒲根嚼汁，把铁秤锤烧红，立刻放入汤中，得出淬酒一杯，服下。

3 鼓胀（食积、气积或血积）
石菖蒲八两锉细，斑蝥四两去翅足，同炒黄后，去掉斑蝥，只将石菖蒲研为细末，以醋糊丸，如梧子大。每次服三十至五十丸，温水送下。

4 肺损吐血
九节菖蒲末、白面等分，每次服三钱，新汲水送下。一天服一次。

5 赤白带下
石菖蒲、破故纸等分，共炒为末。每次服二钱，以酒调服。一天服一次。

6 产后流血不止
菖蒲一两半，加酒二碗，煎取一碗，去渣，分三次服。饭前温服。

7 病后耳聋
将菖蒲绞汁滴耳中。

8 眼长挑针
将菖蒲根同盐一起，研为末，敷于患处。

9 痈疽
将生菖蒲捣烂贴于患处。若疮已结痂，则将菖蒲研末，加水调匀涂搽。

10 热毒湿疮（遍身生疮，痛而不痒，四肢尤重）
取菖蒲三斗，晒干，研为末，撒床上，令病人裸卧，遍体着药，不出五七天则愈。

昆布

释名 亦名纶布。

气味 咸、寒、滑、无毒。

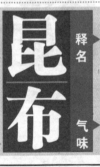

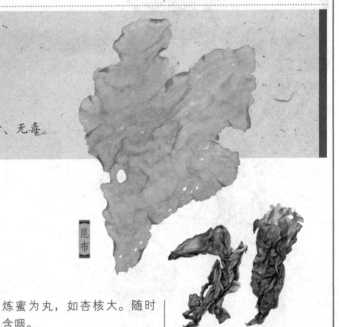

昆布

主治

1 瘿气结核，瘰疬肿硬
用昆布一两，洗去咸汁，晒干研为末。每取一钱，以棉裹好，放醋中浸后取出，口含咽汁味尽即换。

2 项下渐肿成瘿
昆布、海藻等分，研为末，炼蜜为丸，如杏核大。随时含咽。

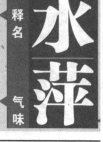

水萍

释名 亦名水花、水自、水苏、水廉。

气味 辛、寒、无毒。

水萍

主治

1 消渴

用浮萍捣汁服。又方：干浮萍、栝楼根等分，研为末，加入人乳汁调和制丸，如梧子大，每次空腹服二十丸。

2 水肿，小便不利

浮萍晒干，研为末，每次服一匙,开水送下。一天服两次。

3 吐血

紫背浮萍（炽）半两、黄芪（炙）二钱半，共研为末。每次服一钱，姜、蜜水调下。

4 脱肛

将紫背浮萍研为末，贴敷患处。此方名"水圣散"。

5 风热隐疹

浮萍（蒸过，焙干）、牛蒡子（酒煮，晒干，炒）各一两，共研为末。每次服一至二钱，薄荷煎汤送下。一天服两次。

6 风热丹毒

将浮萍捣汁涂搽。

7 汗斑癜风

夏季收紫背浮萍晒干，每天以四两煎水洗浴，并以浮萍直接搽抹患处。水中加汉防己二钱亦可。

8 大风疠疾

春末采浮萍草，淘洗三五次，放入地窖三五日，焙为末。避日光收存。每次服三钱，饭前以温酒送下。忌食猪肉、鸡肉、兔肉和蒜。

9 毒肿初起

将浮萍捣烂涂敷患处。

10 烧烟去蚊

取浮萍阴干，点燃熏蚊。

海藻

释名 亦名落首、海萝。

气味 苦、咸，寒，无毒。

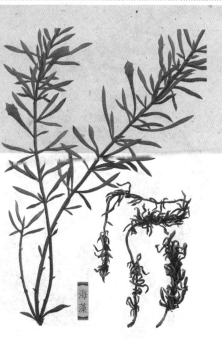

海藻

主治

1 顶下瘰疬

用海藻一斤，装薄布袋中，以清酒二升浸泡，春季浸三日。每次服二合，一天服三次。药渣晒干，研为末，每次服一匙。一天服三次，连服几剂，即消瘰疬。此酒名"海藻酒"。

2 蛇盘瘰疬，头顶交接

海藻（荞面炒）、白僵蚕（炒）等分，研为末，加白梅汤调成丸，如梧子大。每次服六十丸，米汤送下。毒气必泄。

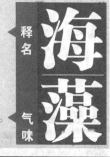

石胡荽

释名 亦名天胡荽、野园荽、鹅不食草、鸡肠草。

气味 辛、寒、无毒。

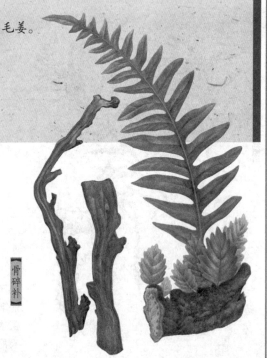

〔石胡荽〕

🍐 主治

1 寒痰齁喘
将石胡荽研磨出汁，和酒服。

2 目疾，翳障（目赤肿胀，羞明昏暗，隐涩疼痛，迎风流泪、鼻塞头痛）
石胡荽（晒干）二钱，青黛、川芎各一钱，共研为末。先含水一口，取药末如米大一小撮嗅入鼻内，以泪出为度。有的配方中减去青黛。此方名为"碧云散"。

3 塞鼻治翳
治法总结为诗歌一首：
赤眼之余翳忽生，草中鹅不食为名，塞入鼻内频频换，三日之间复旧明。

4 牙痛
用棉包裹石胡荽，放入杯中研末，嗅入与牙痛同侧的鼻孔中。

5 一切肿毒
石胡荽一把、穿山甲（浇存性）七分、当归尾三钱，共捣烂，加酒一碗，绞汁服，以渣敷患处。

6 湿毒胫疮
夏季采石胡荽，晒收为末，每次取末五钱，加汞粉五分，用桐油调成膏。先以茶洗净患处，然后贴膏包好，患处将有黄水流出。五六日后病愈。

7 脾寒疟疾
石胡荽一把，捣取汁半碗，加酒半碗服下，甚效。

8 特疮肿痛
将石胡荽捣烂敷贴患处。

骨碎补

释名 亦名猴姜、猢狲姜、石毛姜。

气味 苦、温、无毒。

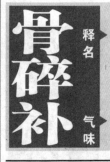

〔骨碎补〕

🍐 主治

1 虚气攻牙，齿痛血出
骨碎补二两锉细，慢火炒黑，研为末。常以药末擦齿。

2 耳鸣耳闭
将骨碎补削作细条，炮后趁热塞入耳中。

3 便血
骨碎补（烧存性）五钱，酒或米汤送下。

景天

亦名慎火、戒火、救火、护火、辟火、火母。

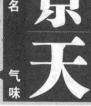

苦、平、无毒。

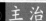

景天

主治

1 小儿惊风炽热
景天（干）半两，麻黄、丹参、白术各二钱半，共研为末。每次服半钱，浆水调服。三四岁的小儿可服一钱。

2 婴儿风疹及疮毒
景天苗叶五两、盐三两，同研细，绞取汁，熨热手蘸药汁抹涂患处。一天两次。

3 热毒丹疮
景天捣汁涂搽患处。一昼夜宜搽一二十次。

4 漆疮作痒
揉景天涂搽患处。

5 眼中生翳，涩痛难开
将景天捣汁，一天点三五次。

酢浆草

亦名酸浆、三叶酸、三角酸、酸母、醋母、酸箕、鸠酸、雀草、小酸茅、赤孙施。

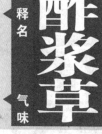

酸、寒、无毒。

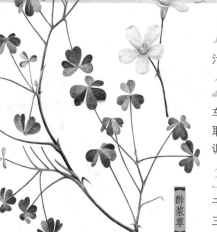

酢浆草

主治

1 小便血淋
将酢浆草捣汁，煎五苓散服下。

2 二便不通
酢浆草一把、车前草一把，共捣取汁，加红糖一钱调服。不通可再服。

3 赤白带下
将酢浆草阴干，研为末。每取三匙，空腹以温酒送下。

4 痔疮出血
酢浆草一大把，加水二升，一天服三次，有效。

5 癣疮作痒
酢浆草捣烂涂患处，数次即愈。

6 牙齿肿痛
取酢浆草一把，洗净，加川椒（去核）四十九粒，同捣烂，捏成豆大小粒。每以一粒塞痛处，有效。

地锦

释名 亦名地朕、地噤、夜光、承夜、草血竭、血见愁、血风草、马蚁草、雀儿卧单、酱瓣草、猢狲头草。

气味 辛、平、无毒。

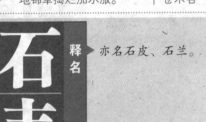

地锦

主治

1 赤白下痢
将地锦草洗净，晒干，研为末，每次以米汤送服一钱。

2 妇女血崩
嫩地锦草蒸熟，加油、盐、姜调食，并喝一二杯酒送下。又方：将地锦草阴干，研为末，以姜汁、酒调服一二钱，一服即可止崩。

3 小便血淋
地锦草捣烂加水服。

4 刀伤出血不止
地锦草捣烂涂于患处。

5 风疮癣疥
地锦草同满江红草一起捣成末，涂敷患处。

6 趾间鸡眼
先割破鸡眼，令出血，再将地锦草捣烂敷于患处，甚效。

7 黄疸
将地锦草、羊膻草、桔梗、苍术各一两，甘草五钱，共研为末；另以陈醋二碗、绿矾四两，一同煎熬多时后投入药末，再加白面适量和成丸子，如小豆大。每次服三十至五十丸，空腹以醋汤送下。一天服两次。

石韦

释名 亦名石皮、石兰。

气味 苦、平、无毒。

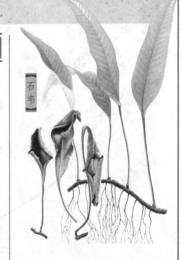

石韦

主治

1 小便淋痛
石韦、滑石等分，研为末，每取一小撮，水送服。

2 前有血
将石韦研为末，以茄子枝煎汤送服二钱。

3 气热咳嗽
石韦、槟榔等分，研为末，每次服二钱，姜汤送下。

4 崩中漏下
将石韦研为末，每次服三钱，温酒送下。

5 水肿
鲜石韦、鲜银花、鲜白茅根各一两，水煎，每日一剂。

6 胆道结石症
虎杖一两，茅莓、石韦、金钱草各五钱，鱼腥草三钱。

水煎服。

另方：石韦二钱，方叶化石草、圆叶化石草各三至四钱，加红糖一两五钱，以水煎服。

7 泌尿系结石症

肾菜、茅莓根各一两，石韦八钱，海金沙、金钱草各五钱。水煎服。

另方：海金沙、石韦、穿破石各一两，山乌桕根五钱。水煎服。

8 过敏性皮炎

鲜石韦叶八两，洗净后加水一升半，煎至一升。用此药液热洗患处，每次十五分钟，每日洗三次，一般连用二至三天即可痊愈。

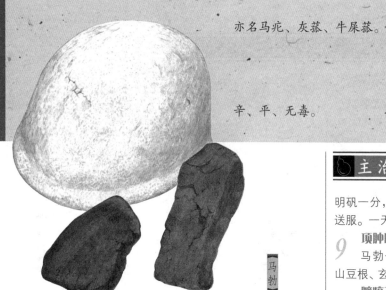

马勃

释名 亦名马疕、灰菰、牛屎菰。

气味 辛、平、无毒。

马勃

主治

明矾一分，芒硝三分，大麦粥送服。一天服三次。

9 项肿咽痛

马勃一钱，生甘草二钱，山豆根、玄参各三钱。水煎服。

10 臁疮不敛

葱盐汤洗净，拭干，以马勃末敷之。

11 大头天行（初觉憎寒体重，次传头面肿盛，口不能开，上喘，咽喉不利，口渴舌燥）

取黄芩（酒炒）、黄连（酒炒）各五钱，陈皮（去白）、生甘草、元参、柴胡、桔梗各二钱，连翘、板蓝根、马勃、鼠粘子、薄荷各一钱，僵蚕、升麻各七分。为末，汤调，时时服之。

12 止血

马勃撕去皮膜，取内部海绵绒样物，压迫出血部位，能立即止血；若拔牙后出血，将此物填在牙龈处；或流鼻血时，将此物塞入鼻孔，能立即止血。

1 咽喉肿痛，不能咽物

马勃一分、蛇蜕皮一条（烧），细研为末，用棉包裹一钱，含在口中。

2 失音

将马勃、马牙硝等分，研为末，加砂糖和成丸子，如芡子大。喻口内。

3 久咳

将马勃研为末，炼蜜为丸，如梧子大。每次服二十丸，白汤送下。

4 积热吐血

将马勃研为末，加砂糖做成丸，如弹子大。每次服半丸，冷水化下。

5 妊娠吐血及鼻血

将马勃研为末，浓米汤送服半钱。

6 疔疮肿毒

明矾末五钱，和煨熟的葱白捣成丸，如梧子大。每次服二钱五分，酒送下。无效，可再用。久病的人和妊妇，忌用此药。

7 痛疽肿毒

取上等明矾一两，生研，调在七钱熔化了的黄蜡中，和成丸，如梧子大。每次服十丸，逐渐加至二十丸，熟水送下。此方名"黄矾丸"，亦名"蜡矾丸"，不仅能止痛生肌，还能防毒气内攻。

8 交接劳复（房事之后，突发阴囊肿大，睾丸缩入，腹痛难忍）

昨叶何草

释名 亦名瓦松、瓦花、天草；红色的名叫铁脚婆罗门草。

气味 甘、酸，寒，无毒。

主治

1 小便砂淋
瓦松煎浓汤，趁热熏洗小腹，约两小时后沙下便通。

2 通经破血
取鲜瓦松五两熬膏；当归须、干漆各一两，烧令烟尽；当门子二钱，研为末；将上药混合后加枣肉和成丸，如梧子大。每次服七十丸，红花汤送下。

3 头风白屑
将瓦松晒干，浇灰淋汁趁热洗发。六七次后即见效。

4 烫伤火灼
将瓦松、柏叶同捣烂，涂敷患处。

5 恶疮
将瓦松阴干，研为末。先以槐枝、葱白汤洗净患处，然后以药末涂搽。

6 黄疸
昨叶何草二两，麦芽一两，垂柳幼枝三钱。水煎服。

7 肺热痈
鲜昨叶何草四至八两，用冷开水洗净，擂烂绞汁，稍加热内服，日服二次。

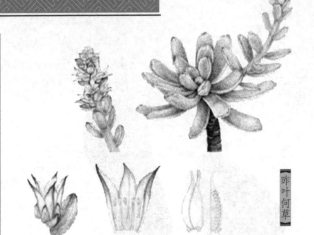

昨叶何草

8 蜈蚣咬伤
鲜昨叶何草二两，酸饭粒少许，合捣烂焙热，贴患处。

9 特痔便血
鲜昨叶何草三两，芒硝二两，水煎，熏洗坐浴，每天一剂，洗二至三次，每次十五分钟。另取昨叶何草二钱，猪大肠四两，水煎服。

10 经血不调
昨叶何草一两，水煎，以酒为引，每日三次。

11 小儿惊风
昨叶何草五至六钱，水煎服。

12 鼻衄
鲜昨叶何草三十两，洗净，阴干，捣烂，用纱布绞取汁，加砂糖五钱拌匀，倾入瓷盘内，晒干成块，每次服五分至一钱，每日二次，温开水送服。忌辛辣刺激食物和热开水。

13 风火牙痛
昨叶何草、明矾各等量，水煎，漱口。

14 龋齿
昨叶何草一两，花椒四钱。水煎漱口，每日数次。

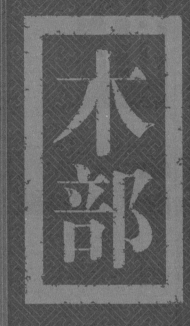

木部

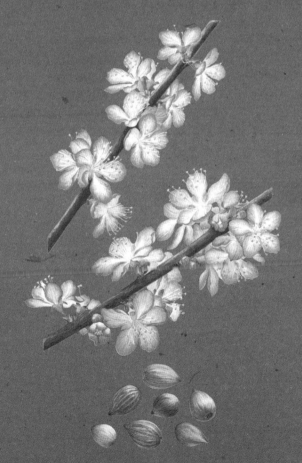

柏

释名 亦名椈侧柏。

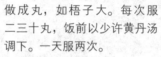

【柏实】

气味 甘、平、无毒。

主治

1 平肝润肾、延年壮神

将柏实晒干，去壳，研末。每次服二钱，温酒送下。一天服三次。又方：上方中加松子仁等分，以松脂和丸服。又方：上方中加菊花等分，以蜜和丸服。又方：柏子仁二斤，研为末，酒调为膏，加枣肉三斤，白蜜、白术末、地黄末各一斤，捣匀做成丸，如弹子大。每次嚼服一丸，一日服三次。

2 老人虚秘

柏子仁、松子仁、大麻仁等分，同研为末，加蜜、蜡

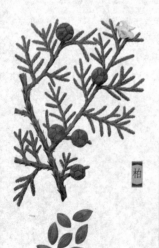

做成丸，如梧子大。每次服二三十丸，饭前以少许黄丹汤调下。一天服两次。

3 肠风下血

取柏子十四个，捶碎，贮布袋中，加入好酒三碗，煎取八成服下。

【柏叶】

气味 苦、微温、无毒。

主治

1 中风

（涎潮口噤，语言不出，手足不遂）柏叶一把去枝，葱白一把连根研如泥，加酒一升，煎沸多次后温服。

2 霍乱转筋

将柏叶捣烂敷在脚上，另外再用柏叶煎汁淋洗。

3 吐血

青柏叶一把、干姜二片、阿胶一挺（炙），加水二升，煮取一升，去渣，另加马通汁一升，再合煎为一升，滤取汁，一次服下。

4 鼻血不止

柏叶、榴花共研为末，吹入鼻中。

5 尿血

柏叶、黄连焙后研细，每次以酒送服三钱。

6 大肠下血

柏叶烧存性，研为末。每次服二钱，米汤送下。

7 月经不断

侧柏叶（炙）、芍药等分，每取三钱，加水、酒各半煎服。对未婚妇女，取柏叶、木（炒至微焦）等分，研为末。每次服二钱，米汤送下。

8 烫伤火灼

将柏叶生捣涂搽患处，二三日后痛止瘢消。

9 大麻风（眉发脱落）

将柏叶九蒸九晒后研为末，炼蜜为丸，如梧子大。每次服五至十丸。白天服三次，夜间服一次。百日之后眉就可再生。

10 头发不生

将柏叶阴干研末，和麻油涂搽头皮。

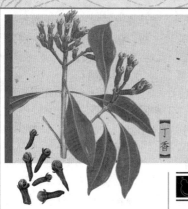

丁香

释名 亦名丁子香、鸡舌香。

气味 辛、温、无毒。

主治

1 干霍乱（不吐不泻）
丁香十四枚，研为末，开水一碗送下。不愈再服。

2 小儿吐泻
丁香、橘红等分，炼蜜为丸，如黄豆大，米汤送服。如呕吐不止，可取丁香、生半夏各一钱，在姜汁中浸泡一夜，晒干为末，再以姜汁调面糊做成丸，如黍米大。每次以姜汤送服适量。

3 婴儿吐乳，粪呈青色
乳汁一碗，放入丁香十枚、陈皮（去白）一钱，煎沸多次后，细细送服。

4 胃冷呕逆
丁香三枚、陈橘皮一块（去白，焙干），水煎，趁热服。

5 朝食暮吐
丁香十五枚，研为末，加甘蔗汁、姜汁调成丸，如莲子大，口中噙咽。

6 反胃，气噎不通
丁香、木香各一两，每取四钱，水煎服。

7 妇女崩中
丁香二两，加酒二升，煎取一升，分次服下。

8 鼻中息肉
用棉包裹丁香塞鼻内。

9 唇舌生疮
将丁香研末，用棉包裹含口中。

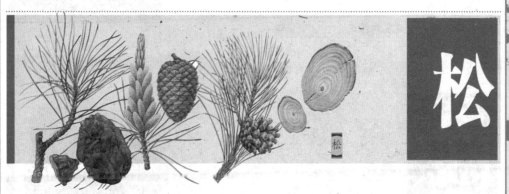

松

松

【松脂】

释名 亦名松膏、松肪、松胶、松香、沥青。

气味 苦、甘，温、无毒。

主治

1 关节酸疼
取松脂三十斤，炼五十遍，每取三升，和炼酥三升搅拌至极稠。每天清晨空腹服一匙。一天服三次。服药期间，以面食、粥为好，忌食血腥、生冷、酸物。百日病愈。

2 肝虚流泪
用炼过的松脂一斤、米二斗、水七斗、曲二斗，酿酒频饮。

3 妇女白带
松脂五两、酒二升，煮干，捣烂，加酒糊为丸，如梧子大。每次服百丸，温酒送下。

4 风虫牙痛
把松脂在滚水中泡化，漱口，痛即止。

5 龋齿有孔
以棉包裹松脂塞入孔中。

6 久聋不听
炼松脂三两，巴豆一两，和捣成丸，以薄棉包裹塞入耳中，一天两次。

7 一切肿毒
松香八两、铜青二钱、

蓖麻仁五钱，同捣成膏，摊贴患处。

8 疥癣湿疮

将松香研为末，加轻粉少许，先用油涂抹疮面，再撒上药末。几次即见效。

9 阴囊湿痒

将松香末卷入纸筒内，每筒加花椒三粒，油浸三日，令纸筒燃烧滴油，取油涂搽患处。搽油前，用淘米水把患处洗净。

【松节】

释名 亦名松节，即松的茎干上的瘤状节，质地坚硬，经久不朽。

气味 苦、温、无毒。

主治

1 关节风痛

取松节二十斤，浸泡在酒五斗中，而二十天左右即可饮用。每次服一合，一天服五六次。

2 转筋挛急

取松节一两锉细，加乳香一钱，慢火炒焦，研为末，每次服一二钱，以热木瓜酒调下。

3 风热牙痛

取油松节如枣大一块，切碎，加胡椒七个，浸热酒中，趁热再加入飞过的明矾少许，取以漱口，几次后见效。又方：松节二两、槐白皮、地骨皮各一两，煎汤漱口，热漱冷吐。

4 反胃吐食

将松节酒煎细饮。

【松叶】

释名 亦名松毛。

气味 苦、温、无毒。

主治

1 预防瘟疫

将松叶切碎研细，每次服一匙，酒送下，一天服三次。

2 中风口㖞

青松叶一斤，捣成汁，放酒中浸泡两宿，又在火旁取温一宿。初服半升，渐加至一升，以头面出汗为度。

3 关节风痛

松叶捣汁一升，在酒三升中浸七日。每次服一合，一天服三次。

4 脚气风痹

取松叶六十斤锉细，加水四石，煮取五斗，和米五斗照常法酿酒。七日后，取酒饮，以醉为度。

5 风牙肿痛

松叶一把、盐一合、酒二升，共煎含漱。

6 阴囊湿痒

用松叶煎汤多次三淋洗。

【松花】

释名 亦名松黄。

气味 甘、温、无毒。

主治

润心肺、益气、除风、止血。

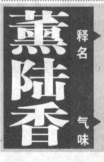

薰陆香

释名 亦名乳香、马尾香、天泽香、摩勒香、多伽罗香。

气味 微温、无毒。

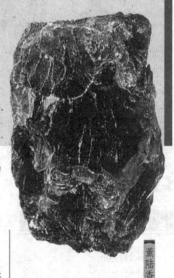

薰陆香

主治

1 口目歪斜

将乳香点燃以烟熏病处，以顺其血脉。

2 急慢惊风

乳香半两、甘遂半两，共研为末。每次服半钱，乳香汤送下（童子便送服亦可）。

3 小儿双目内钓、腹痛

乳香、没药、木香等分，水煎服。

4 心气痛

乳香三两、茶叶四两，共

研为末，加冬季鹿血和成丸，如弹子大。每次服一丸，温醋化下。

5 呃逆不止
用乳香同硫黄烧烟频嗅。

6 梦遗
取乳香一块，如拇指大，临睡前细嚼，含至三更时咽下。三五次即见效。

7 难产催生
乳香五钱研为末，加母猪血和成丸，如梧子大。酒冲服

五丸。又方：乳香、朱砂等分，研为末，加麝香少许，酒送服一钱。

8 风虫牙痛
将乳香细嚼咽汁。又方：乳香、川椒各一钱，共研细，化蜡和丸，塞入病齿孔中。又方：乳香、巴豆等分，研细，化蜡和丸，塞入病齿孔中。又方：乳香、枯矾等分，研细化蜡和丸，塞入病齿孔中。

9 漏疮脓血
白乳香二钱，牡蛎粉一钱，共研为末，加米糕为丸，如麻子仁大。每次用姜汤送服三十丸。

10 阴茎肿痛
乳香、葱白等分，捣烂涂敷患处。

11 丹毒
将乳香研末，用羊脂调匀涂敷患处。

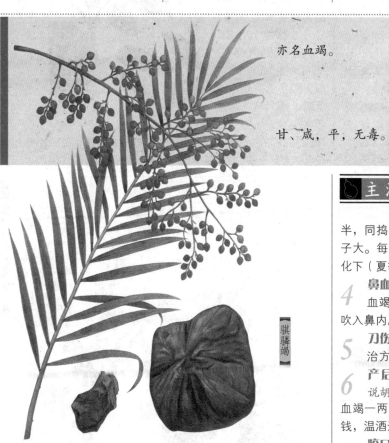

亦名血竭。

甘、咸，平，无毒。

释名 **气味**

骐驎竭

《本草纲目》彩色图解·木部

骐驎竭

主治

半，同捣匀，煎熔为丸，如梧子大。每次服一丸，薄荷煎汤化下（夏季则用人参汤）。

4 鼻血不止
血竭、蒲黄等分，研为末，吹入鼻内。

5 刀伤出血
治方同上。

6 产后血晕（昏不识人或说胡话）
血竭一两，研为末。每次服二钱，温酒送上。

7 疮口不收
血竭末二三分、麝香少许、大枣（烧灰）半钱，共研为末，以唾液调匀涂敷患处。

8 臁（小腿两侧）疮不愈
以少许水调血竭末涂敷患处，以干为度。

1 白虎风痛（两膝热肿疼痛）
血竭、硫黄末各一两，每次服一钱，温酒送下。

2 新久脚气
用血竭、乳香等分，研为末，取木瓜一个，挖孔放入药

末，再用面包裹，放入砂锅中煮烂，连面捣成丸，如梧子大。每次服三十丸，温酒送服，忌食生冷。

3 慢惊风
血竭末半两、乳香二钱

降真香

释名 亦名紫藤香、鸡骨香。

气味 辛、温、无毒。

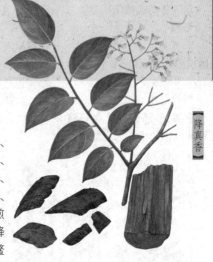

降真香

主治

1 刀伤出血
取降真香、五倍子、铜花等分，研为末，涂敷伤处。

2 痈疽恶毒
取降真香末、枫乳香等分，研末为丸，点燃熏患处。

3 败毒抗癌，用于瘤瘤积毒
（1）治食管癌：降真香、急性子、蜣螂各三钱，石斛、川楝子、南沙参、北沙参、天冬、麦冬、姜半夏、竹菇、旋复花各三钱，木香、丁香、厚朴、当归、豆蔻各二钱，代赭石、仙鹤草各六钱。水煎服。（2）治胃癌：降真香、鹿角霜、制鳖甲各三钱，当归、白芍、柏子仁、旋复花、桃仁泥各二钱，桂枝、甘草各一钱。水煎三次分服，每服冲服九香虫半钱。

没药

释名 亦名末药。

气味 苦、平、无毒。

主治

1 关节疼痛
没药末半两、虎胫骨（酥炙，研末）三两，和匀，每次服二钱，温酒调下。

2 筋骨损伤
取米粉四两炒黄，加入没药、乳香末各半两，酒调成膏，摊贴痛处。

3 刀伤
乳香、没药各一钱，以童便半碗、酒半碗，温化服下。

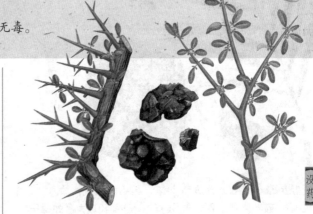

没药

4 妇女血晕
没药末一钱，酒送服。

5 产后恶血
没药、血竭末各一钱，童便、温酒各半碗，煎沸后送服。良久再服一次，恶血自下，不再疼痛。

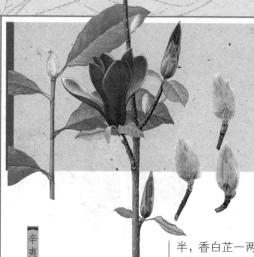

辛夷

释名 亦名辛雉、侯桃、房木、木笔、迎春（辛夷为木兰的干燥花蕾）。

气味 辛、温、无毒。

辛夷

主治

1 鼻塞

将辛夷研末，加麝香少许，以葱白蘸入鼻中，几次即见效。

2 治鼻渊

辛夷半两，苍耳子二钱半，香白芷一两，薄荷叶半钱，并晒干研细末。每服二钱，用葱、茶清食后调服。

3 治鼻炎、鼻窦炎

（1）辛夷三钱，鸡蛋三个，同煮，吃蛋饮汤。（2）辛夷四份，鹅不食草一份。用水浸泡四至八小时后蒸馏，取芳香水，滴鼻。

4 治鼻漏

辛夷（去毛）、桑白皮（蜜炙）各四两，栀子一两，枳实、桔梗、白芷各二两，共为细末。每服二钱，淡萝卜汤调服。

5 治鼻内窒塞不通，不得喘息

辛夷、芎藭各一两，细辛(去苗)七钱半，木通半两，共为细末。每用少许，绵裹塞鼻中。

安息香

释名 此香能辟邪恶之气，安息诸邪，故名。

气味 辛、苦，平，无毒。

安息香

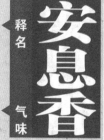

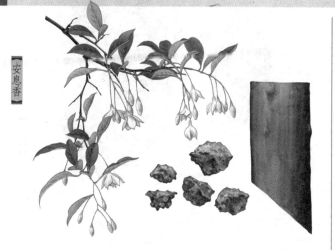

主治

1 心痛

将安息香研为末，开水送服半钱。

2 小儿肚痛

酒蒸安息香成膏，另取沉香、木香、丁香、藿香、八角茴香各三钱，香附子、缩砂仁、炙甘草各五钱，共研为末，以膏和炼蜜调各药做成丸，如芡子大。每次服一丸，紫苏汤化下。此方名"安息香丸"。

龙脑香

释名 亦名片脑、羯婆罗香。膏名婆律香（即现在通称的冰片）。

气味 辛、苦，微寒，无毒。

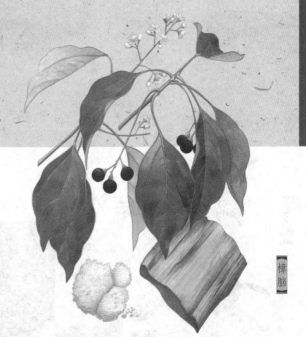

龙脑香

主治

1 目翳
龙脑香末一两，每天点眼三至五次。

2 风热上攻头目
龙脑末半两、南硼砂末一两，频繁吸入两鼻孔中。

3 头脑疼痛
龙脑香一钱，卷纸中做成捻子，点燃以烟熏鼻，吐出痰涎即愈。

4 风热喉痹
灯芯一钱、黄柏五分，并烧存性，明矾七分（煅过）、龙脑香三分，共研为末。每次服一二分，吹入喉中，有奇效。

5 中风牙闭
龙脑香、天南星等分，研为细末，擦牙二三十遍，口即可开。

6 牙齿疼痛
龙脑香、朱砂末各少许擦牙，痛即止。

7 内外痔疮
取龙脑香一二分，加葱汁化匀涂搽患处。

樟脑

释名 亦名韶脑。

气味 辛、热、无毒。

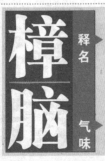

樟脑

主治

1 虫牙疼痛
樟脑、朱砂等分，研为粒末擦牙，有特效。又方：樟脑、黄丹、肥皂荚（去皮核）等分研匀，炼蜜为丸，塞入病齿孔中。

2 小儿秃疮
樟脑一钱、花椒二钱、芝麻二两，共研为末涂搽患处。

3 脚气肿痛
樟脑二两、乌头三两，共研为末，以醋糊丸，如弹子大。每次取一丸，放足心下踏住，再用微火烘脚，脚上盖覆俟暖，汗出如涎即见效。

芦荟

释名 亦名奴会、讷会、象胆。

气味 苦、寒、无毒。

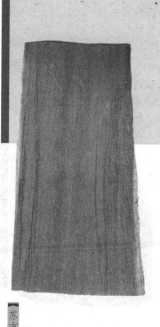

芦荟

七

🫙 主治

1 湿癣
　芦荟一两、炙甘草半两，共研为末。先以温浆水洗癣，擦干后敷上药末，有奇效。

2 小儿脾疳
　芦荟、使君子等分，研为末，每次服一二钱，米汤送下。

苏方木

释名 亦名苏木。

气味 甘、咸，平，无毒。

苏方木

1 产后血晕
　苏木三两，加水五升，煎取二升，分次服。

2 产后气喘，面黑欲死
　（血入肺所引起）
苏木二两，加水二碗，煮取一碗，再加人参末一两服下。极效。

3 破伤风
　苏木末三钱，酒送服。此方名"独圣散"。

🫙 主治

4 脚气肿痛
　苏木、鹭鸶藤等分，锉细，川铅粉少许，水煎，先熏后洗。

5 偏坠肿痛
　苏木二两，好酒一壶同煮，频频饮服。

6 刀伤指断
　用苏木末涂敷，外层再用蚕茧裹牢。几天后断处即可接合。

诃黎勒

释名 亦名诃子。

气味 苦、温、无毒。

诃黎勒

主治

1 下气消食

诃子一枚研为末，另以水一升，在瓦器中煎沸几次后下药，再煎沸几次，加盐少许饮服。又方：夜含诃子一枚，天明时嚼咽。又方：诃子三枚，包湿纸中煨熟。去核细嚼，牛乳送下。

2 久咳

用生诃子一枚，含口内咽汁。咳止后不想吃东西，可煎槟榔汤一碗服下。

3 呕逆不食

诃子皮二两炒后研为末，制成糊丸，如梧子大，每次服二十丸，空腹以开水送下。

4 小儿风痰（语音不畅，气促喘闷）

诃子（半生半炮，去核）、大腹皮等分，水煎服。此方名"二圣散"。

5 气痢水泻

诃子十枚面裹煨熟，去核，研为末，一次服完，稀饭送下。方中也有加入木香的。又方：诃子、陈橘皮、厚朴各三两，捣碎，筛过，炼蜜为丸，如梧子大。每次服二三十丸，开水送下。

6 赤白下痢

诃子十二枚，六个生用，六个煨熟，去核焙干，研为末。赤痢用生甘草汤送下，白痢用炙甘草汤送下。不止，再服药。

7 男子下疳

将大诃子烧灰，加入麝香少许，先以淘米水洗净患处，再搽药；以荆芥、黄柏、甘草、马鞭草、葱白煎汤洗亦可。

芜荑

释名 亦名莁荑、无姑。

气味 辛、平、无毒。

芜荑

主治

1 脾胃有虫，食即痛

取芜荑仁二两，和面炒成黄色，研为末。每次服二匙，米汤送下

2 寄生虫

生芜荑、生槟榔各四两，研为末，加蒸饼做成丸，如梧子大。每次服二十丸，开水送下。

3 久泄，气多粪少

芜荑五钱，捣为末，加饭调和丸，如梧子大。每日饭前空腹服三十丸，久服能安神保健。

4 婴孩惊风后失声

用芜荑、神曲、麦蘖、黄连各一钱，分别炒过，共研为末，加猪胆汁调糊做成丸如黍米大。每次服十丸，木通汤送下。

5 虫牙作痛

将芜荑仁放蛀齿孔中，很有效。

柽柳

释名 亦名赤柽、赤杨、河柳、雨师、垂丝柳、人柳、观音柳。

气味 （木）甘、咸，温，无毒。

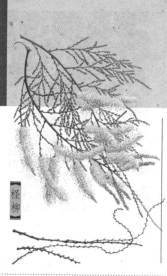

柽柳

主治

1 腹中痞积

用柽柳枝煎汤，露天放置一夜。五更时空腹饮几次，痞积自然消去。

2 各种风疾

柽柳枝或叶半斤切细，加荆芥半斤，以水五升，煮取二升，澄清后，再加白蜜五合，竹沥五合、封入瓶中，放锅内隔水煮过。每次服一小碗，一天服三次。

3 解酒毒

将柽柳枝晒干，研为末，每次服一钱，温酒调下。

皂荚

释名 亦名皂角、鸡栖子、乌犀、悬刀。

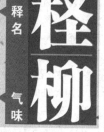

皂荚

【皂荚】（皂荚树的果实）

气味 辛、咸，温，有小毒。

主治

1 中风口噤

用皂荚一挺，去皮，以猪油涂炙成黄色，研为末，每次服一钱，温酒调下。体壮者可服二钱，以吐出风涎为度。

2 中风口

用皂荚五两，去皮，为末，加陈年老醋调匀，左涂右侧，右涂左侧。药干再涂。

3 喉痹封口

用皂荚生研为末，取少许点患处，同时以醋调药厚涂项下。不久，病处裂破出血即愈。

4 咽喉肿痛

皂荚一挺去皮，米醋浸、炙七次，勿令过焦，研为末。每次吹少量药末入咽，吐涎则痛止，病渐愈。

5 咳逆上气，不能睡卧

用皂荚（炙，去皮、子）研为末，炼蜜为丸，如梧子大。每次服一丸，枣膏汤送下。白天服三次，夜间服一次。

6 痰喘咳嗽

用长皂荚三条（去皮、子），一荚中装半夏十粒，一荚中装巴豆十粒；一荚中装中杏仁十粒，用蜜制半夏，麻油制巴豆，姜汁制杏仁，再一起火炙成黄色，研为末。每用一分，于临睡前以姜汁调服。有特效。

7 腹部肿痛

将皂荚（去皮、子）炙黄为末，加酒一斗，煮沸饮服。一天服三次。

8 二便不通

将皂荚烧后，研为末，稀饭送服三钱，立通。又方：皂荚炙后，去皮、子，研为末，以酒糊成丸。每次服五十丸，酒送下。又方：皂荚烧出烟，放在桶内人坐桶上受烟熏。亦有效。

9 黄肿气喘

用无蛀的皂荚，去皮、子，醋涂，炙焦为末，取一钱，加巴豆（去油膜）七粒，以淡醋研好墨和成丸子，如麻子大。每次服三丸，饭后以陈橘皮汤送下。一天服三次，隔二日增药一丸，以愈为度。

10 身、面发肿

皂荚去皮炙黄，锉取三升，放酒一斗中浸透后煮沸。每次服一升，一天服三次。

11 脚气肿痛

用皂荚、赤小豆，共研为末，酒醋调匀贴患处。

12 突然头痛

用皂荚研末，吹入鼻中，令打喷嚏。

13 风热牙痛

皂荚一挺去子，装入盐，再加明矾少许，黄泥封固，火煅后研为末，每日擦牙。

14 风虫牙痛

用皂荚研末涂齿上，有涎即吐去。又方：皂荚、食盐等分，研为末，每日擦牙。

15 肠风下血

用长皂荚五挺，去皮、子、酥炙三次，研为末；精羊肉十两，细切，捣烂，和皂荚末为丸，如梧子大。每次服二十丸，温水送下。

16 脱肛

用无蛀的皂荚五挺，捶碎，加水揉取汁浸患处，自收上。收后以热水熨腰腹上下，令皂荚气行。另将皂荚去皮，酥炙为末，加枣肉和成丸，米汤送服三十丸。

17 肾囊偏痛

用皂荚连皮研末，调水涂敷痛处。

18 肛门肿痛

皂荚（炒焦）、水粉（炒）等分，研为末，热醋调匀，摊贴患处，频频以水润湿。又方：皂荚七挺，煨黄，去皮，研为末。每次服五钱，空腹以温酒送下。

19 疔肿恶疮

皂荚去皮，酥炙焦，研为末，加麝香、人粪各少许，调匀涂患处，几天后疮根拔出。

20 小儿头疮

皂荚烧黑为末，剥去疮痂涂敷。几次即愈。

21 足上风疮（甚痒）

用皂荚炙热烙患处。

22 积年疥疮

皂荚放猪肚内煮熟，去掉皂荚，只吃猪肚。

23 鱼骨鲠咽

将皂荚研末，吹鼻取嚏。

24 肾风阴痒

用稻草烧皂荚，烟熏十多次，痒即止。或用皂荚子仁研末涂敷，几日可愈。

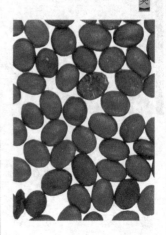

【皂荚】

气味 辛、温、无毒。

主治

1 腰脚风痛、不能履地

皂荚子一千二百枚，洗净，用少许酥熬香，研为末，炼蜜为丸，如梧子大。每次服三十丸，空腹以蒺藜子、酸仁汤送下。

2 大肠虚秘（时泻时秘）

治方同上，服至百丸，以通为度。

3 下痢不止

皂荚子瓦焙研为末，加米糊和成丸，如梧子大。每次服四五十丸，陈茶送下。

4 肠风下血

皂荚子、槐实各一两，加黏谷糠炒香，去糠，研为末，每次服一钱，陈粟煎汤送下。此方名"神效散"。

5 里急后重

用无蛀的皂荚子（米糠炒过），加枳壳（炒过）等分，研为末，以饭和末成丸，如梧子大。每次服三十丸，热汤送下。

6 小儿流涎（由于脾热有痰）

皂荚子仁半两、半夏（姜汤泡七次）一钱二分，共研为末，加姜汁调成丸，如麻子大。每次服五丸，温水送下。

7 妇女难产

吞皂荚子二枚。

8 风虫牙痛

皂荚子研为末，以棉包裹药末约弹子大两颗，加醋煮热，交替熨敷患处。每日可熨三五次。

【皂荚刺】

（皂荚树茎上的棘刺）

气味 辛、温、无毒。

主治

1 小便淋闭

皂荚刺（烧存性）、破故纸等分，研为末，酒送服适量。

2 肠风下血

皂荚刺烧灰二两，胡桃仁、破故纸（炒）、槐花（炒）各一两，共研为末。每次服一钱，米汤送下。

3 伤风下痢（伤风久不愈，下痢脓血一天数十次）

皂荚刺、枳实（麸炒）、槐花（生用）各半两，共研为末，炼炼蜜为丸，如梧子大。每次服三十丸，米汤送下。一天服两次。

4 疮肿无头

皂荚刺烧灰，酒送服三钱，另嚼葵子三五粒，以患处如针刺为见效。

5 背疮不溃

皂荚刺（麦麸炒黄）一两、绵黄芪（焙）一两、甘草半两，共研为末。每次取一钱，以酒一碗、乳香一块，煎取七分，去渣趁热送下。

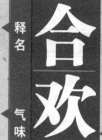

释名 亦名合昏、夜合、青裳、萌葛、乌赖树。

气味 （木皮）甘、平、无毒。

主治

1 肺痈

取合欢皮一掌大，加水三升，煮取一半，分两次服。

2 跌打损伤

合欢皮去掉粗皮，炒成黑色，取四两，与芥菜子（炒）一两，共研为末。每次服二钱，临睡前服以温酒送下；另以药末敷伤处，能助接骨。

3 小儿撮口风

将合欢花枝煮成浓汁，揩洗口腔。

4 中风挛缩

合欢枝、柏枝、槐枝、桑枝、石榴枝各五两，生锉；另取糯米五升、黑豆五升、羌活二两、防风五钱、细曲七升半。先以水五斗煎五枝，取汁二斗五升浸米、豆蒸熟，加细曲与防风、羌活，照常法酿酒。封二十日后压汁饮服，每次饮五合，不宜过醉致吐。

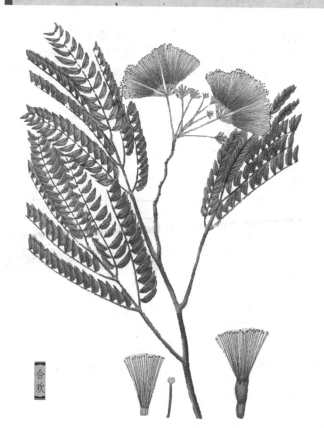

合欢

槐

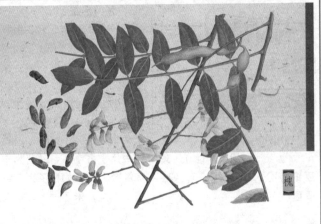

槐

【槐实】

释名 亦名槐角

气味 苦、寒、无毒。

主治

1 肠风泻血
槐角（去梗、炒）一两，地榆、当归（酒焙）、防风、黄芩、枳壳（麸炒）各半两，共研为末，以酒调成糊丸，如梧子大。每次服五十丸，米汤送下。此方名"槐角丸"。

2 大肠脱肛
槐实、槐花等分，炒为末，蘸羊血炙熟吃（用猪肾去皮蘸药末炙熟吃亦可），以酒送下。

3 内痔、外痔
用槐实一斗捣成汁，晒浓，取地胆末同煎，做成丸，如梧子大。每次服十丸，水送下。作丸时，也作成挺子，纳肛门内。地胆末可用苦参末代替。

4 目热昏暗
槐实、黄连各二两，共研为末，炼蜜为丸，如梧子大。每次服二十丸，浆水送下。每天服两次。

5 大热心闷
将槐实烧为末，酒送服一匙。

【槐花】

气味 苦、平、无毒。

主治

1 鼻血不止
槐花、乌贼骨等分，半生半炒，研为末，吹入鼻内。

2 吐血不止
槐花烧存性，加麝香少许，研匀，糯米汤送服三钱。

3 咯血、唾血
槐花炒后研细，每次服三钱，糯米汤送下。服药后须静卧一两个小时。

4 尿血
槐花（炒）、郁金（煨）各一两，共研为末。每次服二钱，淡豉汤送下。立效。

5 便血（大肠下血）
槐花、荆芥穗等分，研为末，每次以酒送服一匙。又方：柏叶三钱，槐花六钱，每日煎汤服。又方：槐花、枳壳等分，炒存性，研为末，每次以水送服二钱。

6 妇女漏血
槐花烧存性，研为末。每次服二三钱，饭前以温酒送下。

7 中风失音
炒槐花，三更后仰卧嚼咽。

8 痈疽发背（凡中热毒，眼花头晕，口干舌苦，心惊背热，四肢麻木）
槐花一堆炒成褐色，泡在好酒一碗中，趁热饮酒，汗出即愈。如未退，再炒一服，必愈。

9 疔疮肿毒
槐花微炒，核桃仁二两，放入酒一碗中煎沸多次，热服。疮未成者二三服，疮已成者一二服，即可见效。

10 白带不止
槐花（炒）、牡蛎（煅）等分，研为末。每次服三钱，酒送下。

【槐叶】

气味 苦、平、无毒。

主治

1 肠风痔疾
取槐叶一斤，蒸熟晒干，研为末，煎饮代茶。久服还能明目。

2 鼻气窒塞
水煮槐叶，五升煮取三升，加入葱、豉调和，再煎饮汤。

释名 亦名苦楝。实名金铃子。

楝

气味 （实）苦、寒、有小毒。（根、皮）苦、微寒、微毒。

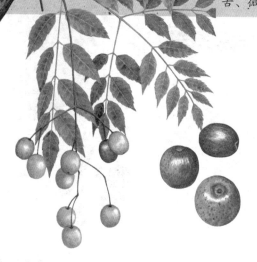

楝

主治

1 热厥心痛（或发或止，身热足寒，长期不愈）
先灸大溪、昆仑两穴，引热下行；然后内服"金铃散"：金铃子、元胡索各一两，共研为末，每次服三钱，温酒调下。

2 小儿冷疝（气痛、阴囊浮肿）
金铃子（去核）五钱、吴茱萸二钱半，共研为末，以酒调成糊丸，如黍米大。每次服二三十丸，盐汤送下。

3 疝肿痛
金铃子五两，分作五份：一两用破故纸二钱炒黄，一两用小茴香三钱、食盐半钱同炒，一两用莱菔子一钱同炒，一两用牵牛子三钱同炒，一两用斑蝥七枚（去头足）同炒。炒后，分别拣去食盐、莱菔、牵牛、斑蝥，只留破故纸、茴香，与楝子同研为末，以酒调成糊丸，

如梧子大。每次服五十丸，空腹以酒送下。又方：金铃子经酒润过，取肉一斤，分作四份：一份用小麦一合，斑蝥四十九个同炒熟，去蝥；一份用小麦一合、巴豆四十九粒同炒熟，去豆；一份用小麦一合、巴戟肉一两同炒熟。去戟；一份用小茴香一合、食盐一两同炒熟，去盐。再加破故纸（酒炒）一两、广木香（不见火）一两，一起研为末，以酒调成糊丸，如梧子大。每次服五十丸，空腹以盐汤送下。一天服三次。

4 脏毒下血
苦楝子炒黄并研为末，炼蜜为丸，如梧子大。每次服十至二十丸，米汤送下。

5 腹中有虫
楝实在苦酒中浸一夜，以棉包裹好，塞入肛门内。一天换两次。

6 小便如膏，排出困难
苦楝子、茴香等分，炒后研为末。每次服一钱，温酒送下。

7 小儿疳疾
苦楝子、川芎等分，研为末，加猪胆汁调成丸，米汤送服适量。

8 消渴有虫
苦楝根白皮一把，切细，焙干，加麝香少许，添水二碗，煎取一碗，空腹服下。打下虫后，其渴自止。

9 小儿蛔虫
楝木皮削去苍皮，加水煮汁，随小儿年龄适量饮食。又方：楝木皮研末，米汤送服二钱。又方：用根皮与鸡蛋煮熟，空腹吃下，次日可将虫打下。又方：苦楝皮二两、白芜黄半两，共研为末，每次取二钱，水煎服。此方名"抵圣散"。又方：楝白皮（去粗）二斤，切细，加水一斗，煮取汁三升，再熬成膏。五更时，温酒送服一匙，以虫下为度。

10 小儿诸疮（恶疮、秃疮、蝼蛄疮、浸淫疮等）
将楝树皮或枝烧灰敷于疮上。如是干疮，则用猪油调灰涂搽患处。

11 蜈蚣或蜂虿伤
楝树枝、叶捣汁涂患处。

棕榈

释名 亦名栟榈。

气味 （笋及子花，即棕榈的果实）苦、涩、平、无毒。（皮，即干燥的叶鞘纤维）苦、涩。

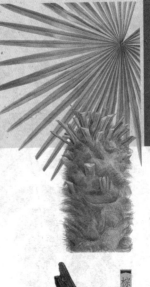

棕榈

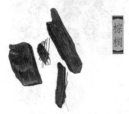

主治

1 鼻血不止
棕榈皮将烧灰，吹入流血的鼻孔内。

2 血崩不止
将棕榈皮烧存性，空腹服三钱，淡酒送下。

3 下血
棕榈皮半斤、栝楼一个，共烧成灰。每次服二钱，米汤调下。

4 泻痢
将棕榈皮烧存性。研为末，水送服一匙。

5 小便不通
用棕榈皮烧存性，水酒送服二钱即通。

6 大肠下血
将棕笋煮热，切成片晒干，研成末，用蜜水或酒送服一二钱。

厚朴

释名 亦名烈朴、赤朴、厚皮。树名榛，子名逐折。

气味 苦、温、无毒。

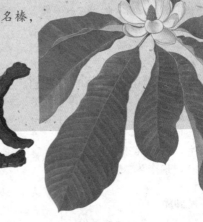

厚朴

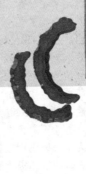

主治

1 脾胃虚损
厚朴（去皮，切片）、生姜（连皮，切片）各二斤，放入五升水中一起煎煮干后去姜，焙干厚朴，再以干姜四两、甘草二两，连同厚朴在水五升中煮干，去甘草，焙姜、朴并研为末；再加枣肉、生姜同煮熟，去姜，把枣肉、药末捣匀做成丸，如梧子大。每次服五十丸，米汤送下。方中再加熟附子亦可。此方名"厚朴煎丸"。

2 壅痰呕逆，饮食不下
厚朴一两，用姜汁炙黄，研为末，每次服二匙，米汤调下。

3 腹痛胀满
厚朴（制）半斤，甘草、大黄各三两，枣十枚，大枳实五枚，桂枝二两，生姜五两，加水一斗，煎取四升，温服八合。一天服三次，呕吐者再加半夏五合。此名"厚朴七物汤"。

4 气胀心闷，饮食不下久患不愈
厚朴以姜汁炙焦后研为末。每

次服二匙，陈米汤调下，一天服三次。

5 反胃、下泻
治方同上。

6 霍乱腹痛
厚朴（炙）四两、桂心二两、枳实五枚、生姜二两，加水六升，煎取二升，分三次服下。此方名"厚朴汤"。

7 下痢水谷，经久不愈
厚朴三两、黄连三两，加水三升，煎取一升，空腹细细服下。

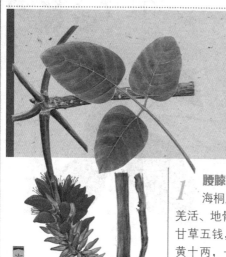

海桐

亦名刺桐。

（木皮）苦、平、无毒。

1 腰膝痛
海桐皮二两，牛膝、川芎、羌活、地骨皮、五加皮各一两、甘草五钱，薏苡仁二两，生地黄十两，一起洗净、焙干、研细，布包好浸酒中（冬季浸二两，夏季浸一周）。每日早晚空腹各饮一碗。此方不得随意增

主治

减各药用量。

2 风癣
海桐皮、蛇床子等分，研为末，调猪油涂搽患处。

3 风虫牙痛
用海桐皮煎水漱口。

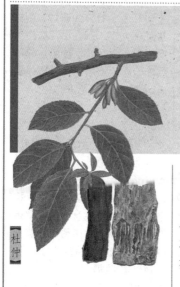

杜仲

亦名思仲、思仙、木棉。

辛、平、无毒。

一升中浸至五更，煎取二分之二，去渣留汁，放入羊肾三四片，煮沸几次，加入椒盐调味作羹，空腹一次服下。此方中再加薤白七根，或五味子半斤亦可。

1 肾虚腰痛
杜仲去皮，炙黄，取一大斤（约是现在的六百多克），分作十剂。每夜取一剂，在水

2 风冷伤肾，腰背虚痛
杜仲一斤切细，炒后放酒二升中浸十日。每日服三合。又方：将杜仲研为末，每日清晨以温酒送服二钱。

主治

3 病后虚汗
杜仲、牡蛎等分，研为末，睡前以水送服五小匙。不止，再服。

4 产后诸疾及胎体不安
杜仲去皮，置瓦上用火焙干，捣为末，煮枣肉调末为丸，如弹子大。每次服一丸，糯米汤送下。一天服两次。

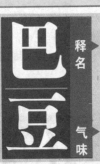

巴豆

释名 亦名巴菽、刚子、老阳子。

气味 辛、温、有毒。

主治

1 一切积滞
巴豆一两、蛤粉二两、黄柏三两，共研为末，调水做成丸，如绿豆大。每次服五丸，水送下。

2 宿食不化，大便闭塞
巴豆仁一升、清酒五升，同煮三日三夜，研烂，加入酒以微火煎至能团成丸子，做丸如豌豆大。每次服一丸，水送下。想呕吐者服二丸。

3 水蛊大腹，皮肤色黑
巴豆九十粒（去皮、心、炙黄）、杏仁六十枚（去皮、类、炙黄），共捣丸如小豆大。每次服一丸，水送下，以泻为度。

4 心痛腹胀，大便不通
巴豆二枚（去皮、心、炙黄）、杏仁二枚，用棉布包裹捶碎，以热水一合，泡取白汁服下。

5 食疟、积疟
巴豆（去皮、心）二钱，皂荚（去皮、子）六钱，捣烂和成丸，如绿豆大。每次服一丸，冷汤送下。

6 积滞泄痢，腹痛里急
杏仁（去皮、尖）、巴豆（去皮、心）各四十九粒，同烧存性，研成泥，熔蜡和成丸，如绿豆大。每次服二三丸，煎大黄汤送下。隔日一服。在本方中加百草霜三钱亦可。

7 气痢赤白
巴豆一两，去皮、心，炒后研为末，加熟猪肝和成丸，如绿豆大。空腹以米汤送下三四丸。

8 泻血不止
巴豆一粒去皮，放入事先开了小孔的鸡蛋中，用纸包好，煨熟。去豆吃蛋，病即止。体虚的病人分作二次服。甚效。

9 夏季水泻不止
取巴豆一粒烧存性，化蜡和成一丸，水送服。

10 小儿吐泻
巴豆一粒烧存性，拿一块黄豆粒大小的黄蜡，放在灯上烧，让蜡滴入水中，和巴豆一起捣匀做成丸，如黍米大。每次服五至七丸，莲子灯芯汤送下。

11 寒痰气喘
青橘皮一片，包入巴豆一粒，用麻子线捆好，烧存性，研为末，加姜汁和酒一杯，慢慢送服。有特效。

12 舌上出血
巴豆一粒、乱发一团（如鸡蛋大），共烧存性，研为末，酒冲服。

13 中风口歪
巴豆七粒，去皮，研烂，向左向歪涂右手心，向右歪涂左手心，再以热水一杯放在涂药的手上，不久，口即复原。

14 小儿口疮，不能吃乳
巴豆一粒连油研烂，加黄花菜丹少许；剃去小儿囟门头发，把药敷贴好，待四边起小水泡，即用温水洗去，再以菖蒲汤洗过，便不会长成疮。

15 风瘙隐疹
巴豆五十粒去皮，加水七升，煮取二升，取汁涂搽患处。

16 疥疮瘙痒
巴豆十粒，炮黄，去皮心，研为末，加酥和轻粉少许，把疮抓破搽上。注意本剂不得近目及外阴部。如必须在这些部位搽药，须先用黄丹涂过。

17 一切恶疮
巴豆三十粒，用麻油煎黑，去豆，以油调硫黄、轻粉末，频繁涂抹患处，有效。

巴豆

阿魏

亦名阿虞、薰渠、哈昔尼。

辛、平、无毒。

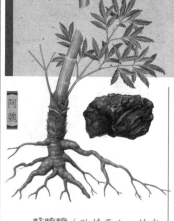

阿魏

1 **疝疼痛**（败精恶血，结在阴囊，并非一般的偏坠）
用阿魏二两，裹在醋和荞麦面做成的饼中，火上煨熟；另用大槟榔二枚，钻孔，乳行填满，也裹在荞面中煨熟；另用硇砂末一钱，赤芍药一两，各药一

起糊成丸子，如梧子大。每次服三十丸，饭前服，酒送下。

2 **脾积结块**
用鸡蛋五个、职权魏五分、黄蜡一两，同煎化，分十次空腹以水送下。诸物不忌，腹痛无妨。十日后大便下血即愈。

3 **腹内一般痞块**
用阿魏五钱、五灵脂（炒令烟尽）五钱，共研为末，调狗胆汁和成丸子，如黍米大。每次服三十丸，空腹以唾液送下。忌羊肉醋面。

主治

4 **疟疾寒热**
用阿魏、胭脂各一块、如豆大，研匀，调蒜膏敷敷虎口上。又方：用阿魏、朱砂各一两，共研为末，加米糊和成丸子，如皂荚子大。每次服一丸，空腹以参汤送下。

5 **牙齿虫痛**
用阿魏、臭黄等分，研为末，制成糊丸，如绿豆在。每取一丸，以棉包裹纳入齿痛一侧的耳中，有效。

大风子

亦名此药能治大风病，故名。

辛、热、有毒。

大风子

1 **大风脆裂**
将大风子烧存性，和麻油、轻粉研匀涂敷患处。也可用大风子壳煎汤洗浴。此方亦治杨梅恶疮。

2 **大风诸癞**
大风子油一

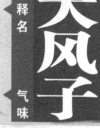

主治

两、苦参末三两，加少量酒调为糊丸，如梧子大。每次服五十丸，空腹以温酒送下；同时用苦参汤洗浴。

3 **手背皲裂**
将大风子捣烂涂搽。

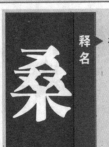

桑

释名 亦名子名葚。

桑

【桑柴灰】

气味 辛、寒、有小毒。

主治

1 目赤肿痛
桑灰一两、黄连半两，共研为末。每取一钱泡汤，澄清后洗眼。

2 青盲
用桑灰煎汤趁热洗眼，坚持有效。

3 身、面水肿，坐卧不得
桑灰淋汁，煮赤小豆，每饥时即吃豆，不喝豆汤。

4 白癜风
用桑柴灰二斗，放在甑内隔水蒸，取锅中热汤淋洗患处。几次即愈。

5 头风白屑
用桑灰淋汁洗头。

【桑枝】

气味 苦、平。

主治

1 水气脚气
桑条二两炒香，加水一升煎取二合，每日空腹饮服。

2 风热臂痛
桑枝一小升，切细，炒过，加水三升，煎取二升，一日服尽（有人臂痛，诸药不效，服

此数剂即愈）。

3 紫白癜风
桑枝十斤、益母草三斤，加水五斗，煮取五斤，去渣，再熬成膏。每于临睡前以半温酒调服半合，以愈为度。

【桑叶】

气味 苦、甘，寒，有小毒。

主治

1 青盲
取青桑叶焙干研细，煎汁趁热洗目，长期坚持必效。

2 风眼多泪
取冬季不落的桑叶，每日煎汤温洗；或加芒硝亦可。

3 眼红涩痛
将桑叶研末，卷入纸中点燃以烟熏鼻，有效。

4 头发不长
用桑叶、麻叶用淘米水煎煮后洗头。七次后，发即速长。

5 吐血不止
将晚桑叶焙干，研为末，凉茶送服三钱。血止后，宜服补肝、补肺的药物。

6 肺毒风疮
将好桑叶洗净，蒸熟后，晒干，研为末，水调服二钱此方名"绿云散"。

7 痈口不收
将经霜黄桑叶研末涂敷患处。

8 烫火伤疮
用经霜桑叶烧存性，研为末，用油调和涂敷患处。数日可愈。

9 手足麻木
用霜降后的桑叶煎汤频洗。

【桑葚】

气味 微寒、甘。

主治

1 水肿胀满
将桑心皮切细，加水二斗，煮汁一斗，放入桑葚，再煮取五升，和糯米饭五升酿酒饮服。此方名"桑葚酒"。

2 瘰疬结核
取黑熟桑葚二斗，取汁，熬成膏。每次服一匙，白汤调下，一日服三次。

【桑根白皮】

气味 甘、寒、无毒。

主治

1 咳嗽吐血
用新鲜桑根白皮一斤，用淘米水浸泡三宿，刮去黄皮，

锉细，加糯米四两，焙干研为末。每次服一钱，米汤送下。

2 消渴尿多

入地三尺的桑根剥取白皮，炙至黄黑，锉碎，以水煮浓汁，随意饮服，亦可加少许

米同煮，忌用盐。

3 产后下血

桑白皮炙后煮水饮服。

4 月经后带红不断

锯桑根取屑一撮，酒冲服。一天服三次。

5 跌伤

取桑根白皮五斤，研为末，取一升，煎成膏，敷伤处，痛即止。

亦名车下李、雀梅、常棣。

释名

（核仁）酸、平、无毒。

气味

郁李

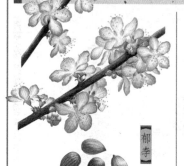

郁李

1 小儿惊热痰实，二便不通

大黄（酒浸后炒过）、郁李仁（去皮，研为末）各一钱，滑石末一两，一起捣和成丸，如黍米大。两岁小儿服三丸，其他儿童根据情况加减，开水送下。

2 肿满气急，睡卧不得

郁李仁一合，捣成末，和面作饼吃，食用即可通便，气泄出后即愈。

主治

3 脚气浮肿

（心腹胀满，二便不通，气急喘息）郁李仁十二分捣烂，加水研磨取汁，另取薏苡三合，捣如粟大，一同煮粥食用。

4 皮肤血汗

郁李仁（去皮，研细）一钱，鹅梨（今河北的鸭梨）捣汁调下。

亦名木丹、越桃、鲜支。

释名

苦、寒、无毒。

气味

栀子

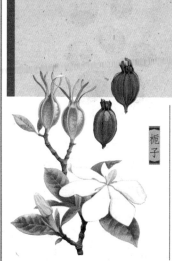

栀子

主治

1 鼻血

将山栀子烧灰吹入鼻中。屡试皆效。

2 小便不通

栀子十四枚、独头蒜一个、盐少许，捣烂贴脐上，过一会

即通。

3 血淋涩痛

生栀研末与滑石等分，葱汤送服。

4 下泻鲜血

用栀子仁烧灰，水送服一匙。

5 **热毒血痢**

将栀子十四枚，去皮，捣为末，炼蜜为丸，如梧子大。每次服三丸，一天服三次，疗效显著。亦可用水煎服。

6 **临产下痢**

将栀子烧过，研为末，米汤送服三钱。

7 **霍乱转筋，心腹胀满，吐泻不得**

用栀子十几枚，烧后研为末，熟酒送服。

8 **胃脘火痛**

用大栀子七枚（或九枚）炒焦，加水一碗，煎取七成，

加入生姜汁饮下，痛立止。如此病是旧病复发，还要加服玄明粉一钱，才能止痛。

9 **热病食劳复**（指热病之后因饮食不慎或房事不慎而使旧病复发）

栀子三十枚，加水三升，煎取一升服下。须出微汗为好。

10 **小儿狂躁**（蓄热在下，身热狂躁，昏迷不食）

栀子仁七枚、豆豉五钱，加水一碗，煎取七成服下，或吐或不吐，均有效。

11 **赤眼肠秘**

山栀子七枚，钻孔煨熟，

加水一升，煎取半升，去渣，放入大黄三钱，温服。

12 **风痰头痛**

用栀子末和蜜浓敷舌上，得吐即止痛。

13 **火焰丹毒**

将栀子捣烂和水涂搽患处。

14 **伤折肿痛**

将栀子、白面同捣烂，涂敷痛处，甚效。

15 **汤烫火烧**

将栀子末和鸡蛋白调匀浓地敷涂患处。

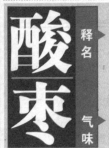

酸枣

释名 亦名山枣。

气味 酸、平、无毒。

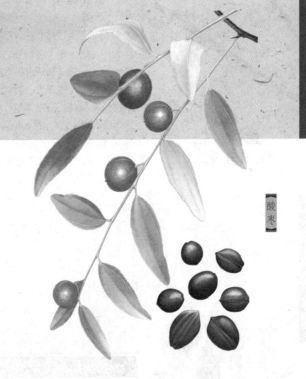

酸枣

主治

1 **胆风沉睡**（因胆风毒气，虚实不调而昏沉多睡）

酸枣仁一两（生用）、蜡茶二两，以生姜汁涂炙微焦共制为散。每取二钱，加水七分煎取六分，温服。

2 **胆虚不眠**（心多惊悸）

酸枣仁一两炒香，捣为散。每次服二钱，竹叶汤调下。又方：再加人参一两、朱砂半两、乳香二钱半，炼蜜为丸服。

3 **振悸不眠**

酸枣仁二升，茯苓、白术、人参、甘草各二两，生姜六两，加水八升，煮取三分，分次服。此方称"酸枣仁汤"。

4 **虚烦不眠**

酸枣仁二升，知母、干姜、茯苓、川芎各二两，甘草（炙）一两，先以水一斗煮枣仁，得汁七升，再放入其余各药同煮，最后得汁三升，分次服下。此方亦名"酸枣仁汤"。

5 **骨蒸不眠**

酸枣仁一两，加水二碗，研绞取汁，下粳米二合煮粥。粥熟后，再下地黄汁一合，煮匀食用。

6 **盗汗**

酸枣仁、人参、茯苓等分，研为末，每次服一钱，米汤送下。

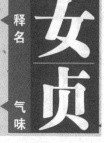

女贞

释名 亦名贞木、冬青、蜡树。

气味 （实）苦、平、无毒。

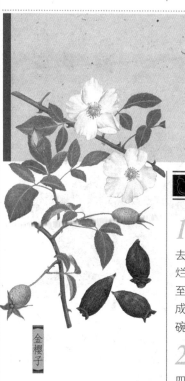

女贞

主治

1 补肾滋阴

女贞子去梗叶，浸酒中一日夜，擦去皮，晒干，研为末，待到莲草大量长出时，采数石（音旦），捣汁熬浓，和末做成丸，如梧子大。每夜服百丸，酒送下。服用十多天之后，体力增加，老人不再起夜。此药还能使白发便黑，强腰膝，起阴气。又方：初冬采收后阴干的女贞实，酒浸一日，蒸透晒干，取一斤四两；夏季采收并阴干的旱莲草，取十两；晚春采收并阴干的桑葚子，取十两。三味共研为末，炼蜜为丸，如梧子大。每次服七八十丸，淡盐汤送下。若是四月份采的桑葚，七月份采的旱莲，则可直接捣汁和药，不用加蜜。

2 风热赤眼

将女贞子不限量，捣汁熬膏，净瓶收存，埋在地中七日，取以点眼。

3 口舌生疮，舌肿胀出

取女贞叶捣汁含浸，吐出沫涎。

金樱子

释名 亦名刺梨子、山石榴、山鸡头子。

气味 酸、涩、平、无毒。

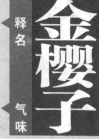

金樱子

主治

1 活血强身

霜后摘取金樱子果实，捣去刺，掰去核，以水淘洗后捣烂，放入大锅中用水熬煎；煎至水减半时，过滤，继续熬煎成膏。每次服一匙，用暖酒一碗调下。

2 补血益精

金樱子（去刺及子，焙过）四两、缩砂二两，共研为末，炼蜜为丸，如梧子大。每次服五十丸，空腹以温酒送下。

3 久痢不止

用罂粟壳（醋炒）、金樱子等分为末，炼蜜为丸，如芡子大。每次服五至七丸，陈皮煎汤化下。

4 痈肿

将金樱子嫩叶捣至极烂，加盐少许调匀涂于肿处，留出疮头透气。

五加

释名 亦名五佳、五花、文章草、白刺、追风使、木骨、金盐、豺漆、豺节。

气味 （根皮、茎）辛、温、无毒。

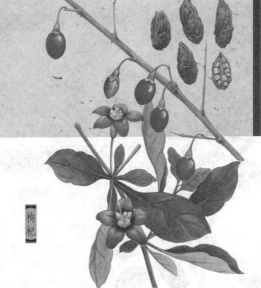

五加

主治

1 风湿痿痹

五加皮、地榆（刮去粗皮）各一斤，装袋内，放入好酒二斗中，以坛封固，置于大锅内用文武火交替煮，煮时在坛上放米一合，米熟即把坛取出。等火毒出过，取药渣晒干，做成丸，每日清晨服五十丸，药酒送下，临睡前再服一次。此方能去风湿、壮筋骨、顺气化痰、添精补髓，功难尽述。

2 虚劳不足

五加皮、枸杞根白皮各一斗，加水一石五斗，煮取七斗。分出四斗，一斗浸曲，另外三斗拌饭，照常法酿酒，熟后常取饮服。

3 脚气肿湿，骨节、皮肤疼痛

五加皮四两浸酒中，远志（去心）四两亦浸酒中。几日后，取药晒干为末，酒调成丸，如梧子大。每次服四五十丸，空腹以温酒送下。此方名"五加皮丸"。

4 小儿行迟（三岁小儿还不会走路）

取五加皮五钱，牛膝、木瓜各二钱半，共研为末。每次服五分，米汤加几滴酒调服。

枸杞

释名 亦名地骨皮、枸杞棘、苦杞、甜菜、天精、地辅、地节、地仙、却暑、羊乳、仙人杖、西王母杖。

气味 苦、寒、无毒。

主治

1 肾经虚损（眼目昏花，或云翳遮睛）

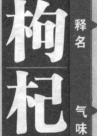

枸杞

和枸杞子一斤，好酒润透。分作四份：一份用蜀椒一两炒，一份用小茴香一两炒，一份用芝麻一两炒，一份用川楝肉一两炒。炒后拣出枸杞，加熟地黄、白术、白茯苓各一两，共研为末，炼蜜为丸，每天服适量。此方名"四神丸"。

2 壮筋骨，补精髓

枸杞根、生地黄、甘菊花各一斤，捣碎，加水一石，煮取汁五斗，以汁炊糯米五斗，拌入细曲，照常法酿酒，待熟澄清，每日饮三碗。此方名"地骨酒"。

3 骨蒸烦热（包括一切虚劳烦热及大病后烦热）
地骨皮二两、防风一两、甘草（炙）半两，和匀，每取五钱，加生姜五片，水煎服。此方名"地仙散"。

4 肾虚腰痛
和枸杞根、杜仲、萆薢一斤，用好酒三斗浸泡，密封土罐中再放锅内煮一天，常取饮服。

5 赤眼肿痛
地骨皮三斤，加水三斗，煮取三升，去渣，放入盐一两，再煮取二升，频频洗眼和并眼。

6 小便出血
将新地骨皮洗净，捣取自然汁。无汁则加水煎汁。每次服一碗，加少许酒，饭前温服。

7 风虫牙痛
枸杞根白皮，醋煎含漱。

8 口舌糜烂（膀胱移热于小肠，口舌生疮，心胃热，水谷不下）
取柴胡、地骨皮各三钱，水煎服。此方名"地骨皮汤"。

9 男子下疳
先以浆清水洗患处。再搽地骨皮末，即可生肌止痛。

10 妇女阴肿或生疮
用枸杞根煎水，频频清洗患处。

11 痈疽恶疮，脓血不止
地骨皮不拘多少，洗净后刮去粗皮，取出细白瓤。将刮下的粗皮煎汤洗患处，令脓血尽，再以细白瓤敷贴患处，很快见效。

12 足趾鸡眼，作痛作疮
用地骨皮同红花研细涂敷。

13 目涩有翳
枸杞叶、车前叶各二两，捣出汁，再以桑叶包裹，悬挂在阴暗处一夜。取汁点眼，不过三五次，即见效。

14 五劳七伤
取枸杞叶半斤，切细，加粳米二合、豉汁适量，一起煮成粥。每日食用，有效。

亦名风药。

释名 气味

石南

（叶）辛、苦，平，有毒。

主治

1 鼠瘘不合
石南、生地黄、茯苓、黄柏、雌黄，研等分为末，每天敷涂串处两次。

2 小儿通睛（小儿误跌或头脑受伤，致使瞳仁不正，观东则见西，观西则见东）
石南一两、藜芦三分、瓜丁（即瓜蒂）五至七个，共研为末。每次嗅吹少许入鼻中，一天三次。内服牛黄平肝的药物。此方名"石南散"。

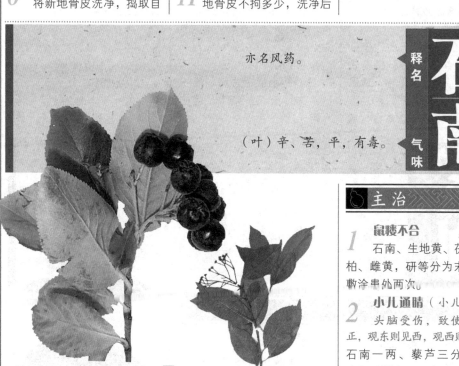

木槿

释名 亦名椴、日及、朝开暮落花、藩篱草、花奴、王蒸。

气味 甘、平、滑、无毒。

木槿

主治

1 赤白常下
槿皮二两切细，白酒一碗半，煎取一碗，空腹服。

2 头面钱癣
将槿树皮研为末，醋调匀，隔水煮成膏涂敷患处。

3 牛皮癣
川槿皮一两、大风子仁十五个、半夏五钱（锉细），放在水二碗中浸露七宿，取出加轻粉少许，将涂癣，然后以青衣（即西瓜皮）覆盖数目后脓水流出即愈。

4 特疮肿痛
用木槿皮或叶煎汤先熏后洗。

5 大肠脱肛
将木槿根煎汤，先熏后洗，再以明矾、五倍子末调敷患处。

6 噤口痢
将红木槿花去蒂，阴干研为末，煎面饼两个，蘸末食用。

7 风痰壅逆
木槿花晒干，焙后研为末。每次服一两匙，空腹以开水送下。白花更好。

8 黄水脓疮
将木槿子烧存性，调猪骨髓涂搽患处。

紫荆

释名 亦名紫珠。皮名肉红、内消。

气味 （木、皮）苦、平、无毒。

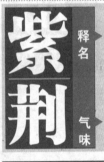

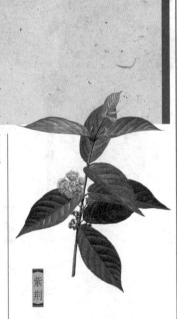

紫荆

主治

1 痈疽发背，肿毒流注
紫荆皮（炒）三两、独活（去节、炒）三两、赤芍药（炒）二两、生白术一两、木蜡（炒）一两，共研为末，用葱汤调匀热敷患处。疮不甚热者，用酒调敷；痛得厉害或筋不能伸，药中再加乳香。

2 鹤膝风
紫荆皮用水煎，饭前服。

3 特疮肿痛
紫荆皮五钱，饭前用水煎服。

4 产后诸淋
取紫荆皮五钱，半酒半水煎，温服。

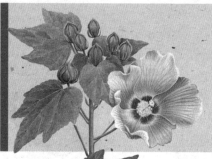

木芙蓉

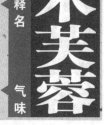

释名　亦名地芙蓉、木莲、华木、桃木、拒霜。

气味　（叶、花）微辛、平、无毒。

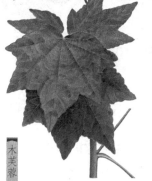

木芙蓉

主治

调匀，贴在太阳穴上。此药名"清凉膏"。

2　月经不止
木芙蓉花、莲蓬壳等分，研为末，每次服二钱，米汤送下。

3　偏坠作痛
木芙蓉叶、黄柏各二钱，共研为末；以木鳖子仁一个磨细。用醋竟以上三物调匀，涂于阴囊，其痛自止。

4　痈疽肿毒
木芙蓉叶（研末）、苍耳（烧存性，研末）等分，蜜水调匀涂患处四围。

5　头上癞疮
将木芙蓉根皮研为末，用香油调涂。涂前以松毛、柳枝煎汤，洗净患处。

6　汤火灼疮
将木芙蓉花研末，调油涂敷患处。有奇效。

7　一切疮肿
将木芙蓉叶、菊花叶一起煎汤，频频熏洗患处。

1　赤眼肿痛
将木芙蓉叶研为末，以水

接骨木

释名　亦名续骨木、木蒴藋。

气味　甘、苦，平，无毒。

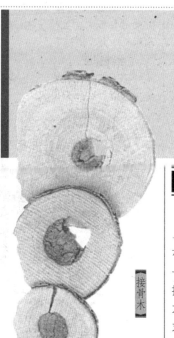

接骨木

主治

1　折伤筋骨
接骨木半两、乳香半钱，芍药、当归、川芎、自然铜各一两，共研为末，化黄蜡四两，投药末搅匀，做成丸，如芡子大。若只是伤损，以酒化服一丸即可；若筋骨碎折，则先用化药敷贴，然后内服。

2　产后血晕
接骨木碎块一把，加水一升，煮取半升，分次服下。

茯苓

释名 亦名伏灵、伏菟、松腴、不死面，抱根者名茯神（茯苓核中间抱有松根的部位）。

气味 甘、平、无毒。

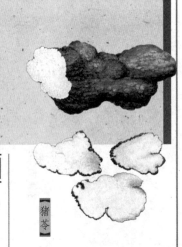

茯苓

主治

1 心神不定，恍惚健忘
茯苓二两（去皮）、沉香半两，共研为末，炼蜜为丸，如小豆大。每次服三十丸，饭后以人参汤送下。

2 虚滑遗精
白茯苓二两、缩砂仁一两，共研为末，加盐二钱，将瘦羊肉切薄片蘸药炙熟吃，酒送下。

3 浊遗带下（男子元阳虚损，精气不固，小便下浊，余沥常流，梦寐多惊，频频遗泄。妇人白带）
取白茯苓（去皮）四两，挖空一处，填入猪苓四钱半，煮沸多次，取出晒干，去掉猪苓，研为末，化黄蜡调成丸子如弹子大。每嚼服一丸，空腹以唾

液送下。以尿清为度，忌米醋。此方名"威喜丸"。

4 小便频多
白茯苓（去皮）、干山药（去皮）在明矾水中渍过，焙干等分，研为末。每次服二钱，米汤送下。

5 小便淋沥不禁
用白茯苓、赤茯苓等分，研为末，加水揉洗去筋，控干，以酒煮地黄汁和上药捣成膏调为丸，如梧子在。每嚼一丸，空腹以盐酒送下。

6 滑痢不止
白茯苓一两、木香（煨）半两，共研为末，每次服二钱，紫苏木瓜汤送下。

7 妊娠水肿，小便不利，恶寒
赤茯苓（去皮）、葵子各半

两，共研为末。每次服二钱，水送下。

8 突然耳聋
黄蜡不拘多少，和茯苓末细嚼，茶汤送下。

9 特漏
赤茯苓、白茯苓（去皮）、没药各二两，破故纸四两，在石臼中捣成一块，酒浸数日取出放入木笼蒸熟，晒干研为末，加酒调和成丸，如梧子大。每次服二十丸，酒送下。

10 水肿尿涩
茯苓皮、椒目等分，煎汤，每日饮服。有效为止。

猪苓

释名 亦名地乌桃。

气味 甘、平、无毒。

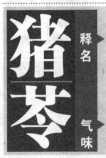

猪苓

主治

1 伤寒口渴
猪苓、茯苓、泽泻、滑石、阿胶各一两，以水四升，煮取

二升。每服七合，一天服三次。此方名"猪苓汤"。

2 小儿秘结
猪苓一两，加少许水，煮鸡屎白一钱，调服，立即可通。

3 通身肿满，小便不利
猪苓五两，研末。用熟水送服一匙，一天服三次。

4 妊娠肿渴，小便不利，微渴引饮
方同上法。

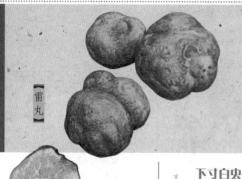

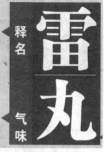

雷丸

释名 亦名雷实、雷矢、竹苓。

气味 苦、寒、有小毒。

［雷丸］

1 下寸白虫（绦虫）
雷丸用水浸泡后去皮，切细，焙干研为末。五更吃炙肉少许，随即以稀粥送服药末一匙，上半月服药，效果较好。

主治

2 小儿出汗，有热
取雷丸四两，研为末，加粉半斤，拌匀扑身上。

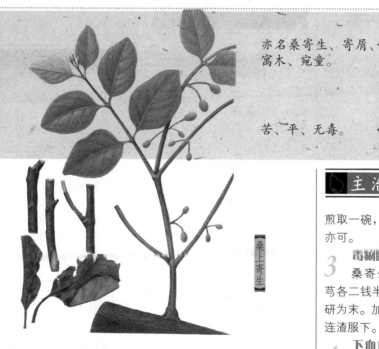

桑上寄生

释名 亦名桑寄生、寄屑、寓木、宛童。

气味 苦、平、无毒。

［桑上寄生］

主治

煎取一碗，去渣温服。去艾叶亦可。

3 毒痢脓血
桑寄生二两，防风、川芎各二钱半，炙甘草三钱，共研为末。加水一碗，煎取八成。连渣服下。

4 下血后元气虚乏、腰膝无力
将桑寄生研为末。每次服一钱，开水冲下。

1 膈气
将生桑寄生捣汁一碗饮服。

2 胎动腹痛
桑寄生一两半、阿胶（炒）半两、艾叶半两，加水一碗半，

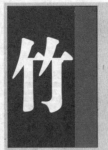

竹

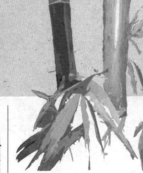

【竹茹】

（竹茎的节间部分，用刀刮去第一层青绿表层后，刮下的中间层。）

气味 （淡竹茹）甘、微寒、无毒。

主治

1 伤寒劳复，卵肿股痛
竹茹一升，加水三升，煮五沸服汁。

2 妇女劳复（病初愈因过劳复发，热气冲胸，手足抽搐，状如中风）
淡竹茹半斤、栝楼二两，加水二升，煎取一升，分两次服下。

3 妇女损胎（孕八九月时，或跌伤，或惊伤）
竹茹五两，加酒一升，煎取五合服下。

4 月经不净
将竹茹微炙，研为末。每次服三钱，加水一碗煎服。

5 小儿热痫，口噤体热
竹茹三两，加醋三升，煎取一升。每次服一合。

6 跌打内伤（血在胸背，胁中刺痛）
竹茹、乱发各一团，炭火炙煎为末，加酒一升，煮沸三次服下。三服可愈。

【竹沥】

气味 （淡竹沥）甘、大寒、无毒。

主治

1 中风口噤
竹沥、姜汁等分，每日饮服。

2 小儿伤寒
淡竹沥、葛根汁各六合，令慢慢饮服。

3 小儿狂语，夜后便发
竹沥二合，夜间服。

4 妇女胎动（妊娠为房事所动，因绝）
竹沥一升，饮服立愈。

5 消渴尿多
频饮竹沥，数日可愈。

6 咳嗽肺痿（咳逆短气、胸中有声、吐脓痰腥臭）
取淡竹沥一合服下。一天服三至五次，以愈为度。

7 产后虚汗
淡竹沥三合，温服。过一会，再服一次。

8 目赤痛不能睁眼
苦竹沥五合、黄连二分，以棉包裹浸一宿，频频点眼，令热泪出。

9 突然牙痛
取热竹沥汁涂痛处。

【竹叶】

气味 （堇竹叶）苦、平、无毒；（淡竹叶）辛、平、大寒，无毒；（苦竹叶）苦、冷、无毒。

主治

1 上气发热（急热之后饮冷水引起）
竹叶三斤、橘皮三两，加水一斗，煮取五升，细细饮服。三天服一剂。

2 时行发黄
竹叶五升（切细）、小麦七升、石膏三两，加水一斗半，煮取七升，细细饮服。服尽一剂可愈。

3 牙齿出血
用淡竹叶煎浓汁含漱。

4 脱肛不收
用淡竹叶煎浓汁热洗。

5 不儿头疮、耳疮、疥癣
用苦竹叶烧为末，调猪胆涂搽患处。

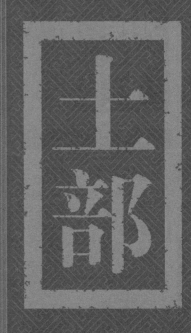

土部

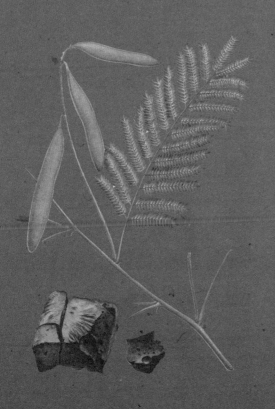

胡燕窠土

释名 亦名燕窠泥，就是屋梁上构成胡燕窝的土。燕子选土，既黏又细，其中含有了燕子的唾液，能作药用。

气味 无毒。

胡燕窠土

主治

1 湿疮
取燕窠土研末涂搽患处。搽之前，用淡盐汤洗疮，拭干后再搽药。

2 黄水疮
燕窝土一分、涂麝香半分，研末涂搽患处。

3 口角烂疮
用燕窠土涂敷上患处。

4 白秃头疮（疮色白，使发脱头秃）
先剃头后，再将燕窠土、细腰蜂巢，共研为末，加麻油调匀涂搽于头部。

5 瘰疬恶疮（生在脚手肩等处，累累如赤豆）
先用热醋和米泔（淘米水）清洗疮面，然后用燕窠土加百日男孩粪涂搽。

6 风瘾疹（突出皮肤外的小疹子）
用燕窠土调水涂搽患处。

7 小儿丹毒
用燕窠土和鸡蛋白涂搽患处。

8 一切恶疮
用燕窠土和窠内外的燕粪，加油调搽，或加黄柏末调搽。

乌爹泥

释名 亦名孩儿茶、乌叠泥。制法：将细茶末装入竹筒中，紧紧堵塞两头，埋在污泥沟中，日久取出，捣汁熬制即成。

气味 苦、平、无毒。

主治

1 鼻渊（鼻孔里常流清涕）
将乌爹泥末嗅入鼻孔。

2 牙疳口疮
乌爹泥、硼砂等分，研末涂搽患处。又法：乌爹泥、雄黄、贝母等分，研末，以米泔水洗净患处后涂搽。

3 下疳阴疮
用米泔洗净患处后，涂搽乌爹泥末。

4 痔疮肿痛
乌爹泥、麝香，共研为末，

乌爹泥

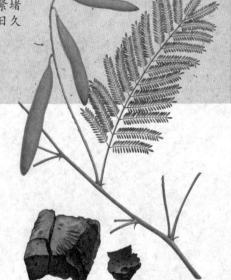

和唾液涂搽。

5 脱肛气热
乌爹泥二分、熊胆五分、片脑一分，共研为末，调人乳搽于患处。此方亦可治痔疮。

伏龙肝

释名 亦名指灶里正对锅底的黄土，亦名灶心土。

气味 辛、微温、无毒。

主治

1 突然昏倒
将鸡蛋大小的伏龙肝研末，水送服，引起呕吐。

2 中风口噤（口不能言，心神恍惚，手足不能随意运动；或腹中痛满，时而晕厥）
伏龙肝五升，加水八升，搅匀澄清后取上层饮服。

3 神智狂乱，不能识人
将伏龙肝研末，水冲服一茶匙。一日服三次。

4 小儿夜啼不止
伏龙肝二钱、朱砂一钱、麝香少量，共研为末，炼蜜为丸，做成绿豆大。每次服五丸，桃符汤送下。

5 舌头变硬，不能转动
用伏龙肝调牛蒡汁涂搽舌头。

6 冷热心痛
伏龙肝末一茶匙，热痛者以热水送服，冷痛者用酒冲服。

7 反胃
将陈年的伏龙肝，研末米汤送下。每次服三钱。

8 突然咳嗽不止
伏龙肝一分，加豆豉七分，捣成丸，如梧子大。每次服四十丸。

9 吐血便血，心腹疼痛
伏龙肝、地垆土、与多年烟壁土等分。每次取五钱，加两碗开水，煮取一碗，澄清后饮上层清水，空腹服。另吃些白粥补养身体。

10 妇女血漏，淋漓不止
伏龙肝半两，阿胶、炒蚕沙各一两，共研为末。每次服两三钱，酒送下，直到病痊愈为止。

11 妇女赤白带下，日久面黄憔悴
伏龙肝、棕榈灰、屋梁上尘等分，各炒到烟尽，共研为末，加片脑、麝香各少许。每次服三钱，温酒或淡醋汤送下。患赤白带有一年之久者，照此法治疗，半月可愈。

12 产后血气攻心，恶物不下
伏龙肝研末和酒服，每次服二钱，泻出恶物即愈。

13 子死腹中，母气欲绝
伏龙肝末三钱，水调服。

14 横生逆产
伏龙肝末，酒调服，每次服一钱。同时，用灶土末搽母脐。

15 胞衣不下
伏龙肝加醋调成小团，塞入产妇脐中。内服甘草汤三四合。

16 食物中毒
取伏龙肝末，如鸡蛋大小，水冲服，吐出便愈。

17 耳内流脓
用棉花裹伏龙肝末塞耳内，一天换三次。

18 小儿脐疮
将伏龙肝末涂敷于患处。

19 小儿丹毒
用陈年伏龙肝末以屋漏水（亦可用新汲水、鸡蛋白或油）调和涂敷于患处。药干即换。

20 小儿热疖
伏龙肝末、生椒末等分，

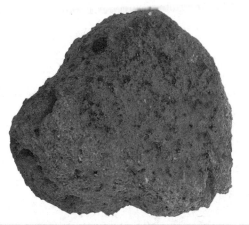

伏龙肝

和醋调敷患处。

21 臁疮久烂

陈年伏龙肝末、黄柏、黄丹、赤石脂、轻粉等分，以清油调和，摊在布上敷贴患处。如发痒，须忍住，数日可愈。

22 一切痈肿

伏龙肝加蒜捣，成泥（加鸡蛋黄亦可）贴于患处，干时即换。

23 吐血不止

生麦冬汁、生小蓟汁、生地黄汁各四十毫升，相和后，在锅内略温，调入伏龙肝末一钱服。

24 腹泻

鲜番桃叶、老红薯藤各五钱（切碎），火炭母、糙米各三钱，伏龙肝末适量。先把鲜番桃叶与火炭母炒黄，使之稍呈炭色，后加入其他药，水煎，滤渣后服。

25 小儿高热惊厥

狼尾巴蒿果三至十枚，水煎，加红糖少许，取上清液，加伏龙肝末（烧红）适量服。

26 小儿疳积

大黄一两，巴豆（去尽油）二钱，高良姜五钱。上药共研极细粉，米饭为丸如绿豆大，以伏龙肝上衣，米泔水送服。每日一次，每次五至十粒。

27 赤痢

盐梅一个，黄连、伏龙肝各一钱。三味共为末，以茶调服。

28 妊娠恶吐

伏龙肝二两，生姜五钱，大枣十枚，砂仁二钱（捣碎）。先加水煎煮伏龙肝，澄清去渣，取其药液，再放入姜、枣、砂仁，煎沸片刻，食枣饮汤，每日一剂。另方：伏龙肝适量，煎水取澄清液，代茶饮或煮粥吃。

29 急性胃肠炎

伏龙肝一两，香附五钱，藿香一钱，生姜二片，葱头二枚。上药水煎二次，混合后分上、下午服，每日一剂。

30 婴儿脾虚泻

伏龙肝一两，白胡椒三粒，炙甘草二钱，炮姜一钱五分，全蝎七分。先将伏龙肝研成细粉，水煎，待沉淀后，取其上清液与众药合煎，去渣后，少量多次饮服。

31 口腔溃疡

伏龙肝、竹叶各一两。先将伏龙肝水煎取汁，再用其汁煎竹叶，去渣取汁，代茶饮用。每日一剂。温中燥湿，利下清上，用治虚火型口腔溃疡。

32 呕吐

生姜三至四钱，伏龙肝一两五钱，每日水煎一剂，分两次服。

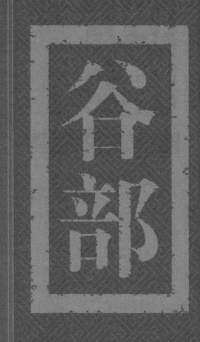

谷部

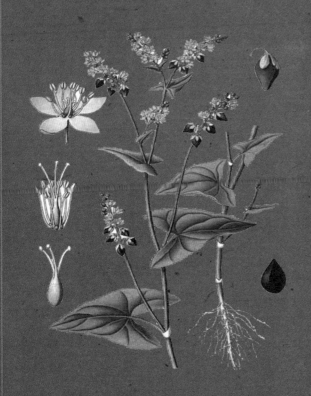

胡麻

释名：亦名巨胜、方茎、狗虱、油麻、脂麻。叶名青蘘，茎名麻秸。

气味：甘、平、无毒。

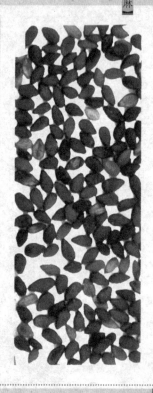

胡麻

主治

1 腰脚疼痛
用新胡麻一升，熬香后捣烂。每日吞服适量，以姜汁、蜜汤、温酒送下均可。

2 手脚酸痛，微肿
将胡麻熬熟，研末取五升加酒一升，泡一夜后随意饮用。

3 偶感风寒
将胡麻炒焦，趁热捣烂泡酒饮用。饮后暖卧，以出微汗为好。

4 热淋
胡麻子、蔓菁子各五合，炒黄，装袋中，以水三升浸泡，每次于饭前取服一钱。

5 疔肿恶疮
胡麻（烧灰）、针砂等分，研为末，加醋调敷患处。

6 痔疮肿痛
用胡麻子煎汤洗患处。

7 坐板疮疥
生胡麻嚼烂涂敷。

8 妇女乳少
胡麻炒后研细，加盐少许服下。

9 烫伤火灼
将胡麻生着研成泥状，涂搽伤处。

10 痈疮不合
胡麻炒黑，捣烂涂敷患处。

11 漏胎难产（血干涩，胎儿不能下）
麻油半两，蜜一两，同煎沸多次，温服，胎滑即下。

12 眉毛不长
将胡麻花阴干，研为末，泡麻油中，每日取擦眉部。

大麻

释名：亦名火麻、黄麻、汉麻。雄者名枲麻、牡麻，雌者名苴麻、苎麻。

大麻

【麻仁】
（大麻果实中的核仁）

气味 甘、平、无毒。

主治

1 大便秘，小便数
麻仁二升，芍药半斤，厚朴一尺，大黄、枳实各一斤，杏仁一升，炒后研末，炼蜜为丸，如梧子大。每次服十丸，

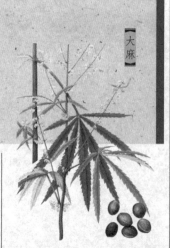

浆水送下。一天服三次。此方名"麻仁丸"。

2 月经不通（或两三月甚至半年一次）

麻仁二升、桃仁二两，研匀，熟酒一升中浸泡一夜，每天服药一升。

3 消渴（日饮数斗，小便赤涩）

用秋麻仁一升，加水三升，煮沸三四次。饮汁。

4 血痢不止

用麻子仁汁煮绿豆空腹吃，极效。

5 金疮瘀血（瘀血在腹中）

麻仁三升、葱白十四枚，捣烂，加水九升，煮取一升半，一次服完，血出即愈。不尽时可再次服药。

6 发落不生

用麻仁汁煮粥常吃。

【麻勃】

（大麻的花名勃。）

气味 甘、平、辛。

主治

1 记忆力衰退

用初秋收取的麻勃一升、人参二两，共研为末，蒸透。临睡前服一小撮。

2 瘰疬初起

取初秋收取的麻勃、中夏收取的艾叶等分，做成炷灸患处百壮。

3 金疮内漏不出血

麻勃一两、蒲黄二两，共研为末。每次服一小匙，酒送下。白天服三次，夜间服一次。

4 风病麻木

麻勃四两、草乌一两（炒存性），共研为末，炼蜜为膏。每次服三分，开水送下。

【大麻叶】

气味 辛、有毒。

主治

1 下蛔虫

将大麻叶捣汁服五合。

2 疟疾

将大麻叶炒香，连锅取下，用纸盖上，待汗出尽，研为末，临发病前用茶或酒送服适量。

小麦

释名 亦名来。

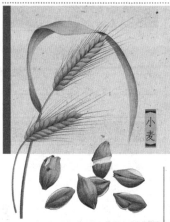

【小麦】

【小麦】

（小麦的果实，不要使麦粒皮裂开）

气味 甘、微寒、无毒。

主治

1 老人五淋

小麦一升、通草二两，加水三升，煮取一升饮服。

2 顶下腰气

小麦一升，在醋一升中泡过，晒干为末，加海藻（洗净，研为末）三两，和匀，每次服一匙，酒送下。一天服三次。

3 烫伤火灼

将小麦炒黑，研为末，加轻粉，调油涂伤处。勿接触冷水，以免溃烂。

4 头疮

将小麦烧存性，研为末，调油涂敷患处。

【浮麦】

（水淘后浮在上面的小麦，焙干用）

气味 甘、咸，寒，无毒。

主治

益气除热，止自汗盗汗，骨蒸虚劳。

【麦麸】（麦皮）

气味 甘、凉、入心经。

🍐 主治

1 产后虚汗
小麦麸、牡蛎等分，研为末，加猪肉汁调服二钱。一天服两次。

2 身上瘢痕
春夏用大麦麸，秋冬用小麦麸，筛粉，调油涂敷患处。

3 小便尿血
将麦麸炒香，以肥猪肉蘸食。

4 热疮、烫伤火灼
用醋炒麦麸熨贴患处。

【面粉】

气味 甘、温、有微毒。

🍐 主治

1 内伤吐血
将面粉略炒，以京墨汁或藕节汁调服二钱。

2 大出血（口、耳、鼻都出血）
用白面加盐少许，冷水调服三钱。

3 泄痢
用白面一斤，炒焦黄，每天空腹服一二匙，温水送下。

4 咽喉肿痛，不能吞食
用白面和醋调匀，涂于喉外肿处。

5 乳痈不消
白面半斤，炒黄，加醋煮成糊涂敷，即消。

6 刀伤血出
用生面干敷，五至七日即愈。

7 火烧成疮
用炒面加栀子仁末，调油搽疮。

8 哺乳涨奶
用生大饼（即发酵面粉）两个，压成扁圆形，分敷两侧乳房，隔一天一夜换一次，两次即消涨。

【麦粉】
（即麸面、面洗筋后澄清出来浆粉）

气味 甘、凉、无毒。

🍐 主治

1 痈肿发背，无名肿毒（初发）
将陈年麦粉久炒至黄黑色，冷定后，研为末，加陈米醋调成糊，熬成黑漆状，收存瓷罐中。用时摊在纸上，剪孔贴于患处，疼痛可渐消，不久肿毒亦消，此方屡试屡验，药易得而功极显。

2 下痢
取麦粉一合，炒后以水送服，可以止痢。

【面筋】
（麸与面在水中揉洗而成）

🍐 主治

煮后服用，可解热和中。

【麦苗】

🍐 主治

消酒毒，退胸膈热，利小肠。

【麦奴】
（麦穗将要成熟时，上面生的黑霉）

🍐 主治

治阳毒温毒，热极发狂大渴。

【麦秆】

🍐 主治

烧灰加去疣痣、蚀恶肉药膏中用。

荞麦

释名 亦名荍麦、乌麦、花荞

气味 甘、平，寒，无毒。

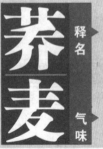

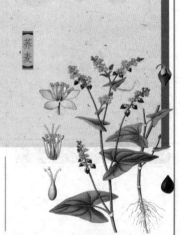
荞麦

🍐 主治

1 咳嗽上气
荞麦粉四两、茶末二钱、生蜜二两，加水一碗，搅至极匀，饮服。引气下降，即愈。

2 水肿气喘
生大戟一钱、荞麦面二钱，

加水作饼炙熟为末，空腹以茶送下。以大小便通畅为度。

3 赤白带下

将荞麦炒焦研为末，加鸡蛋白和成丸，如梧子大。每次服五十丸，盐汤送下。一天服三次。

4 噤口痢疾

每次服荞麦面二钱，红糖水调下。

5 痈疽发背

荞麦面、硫黄各二两，共研为末，加水做成饼，晒干收存，每取一饼磨水敷疮。

6 烫伤火灼

将荞麦面炒黄，研末，以水调和涂敷伤处，有特效。

7 瘰疬围颈

荞麦（炒，去壳）、海藻、白僵蚕（炒，去丝）等分，研为末，白梅浸汤取肉，取一半和药末做成丸，如绿豆大。每次服六七十丸，临睡前以米送下。一天服五次。若与淡菜同服更好。

8 绞肠痧痛

用荞麦面一撮，炒黄，水煎服。

9 小肠疝气

荞麦仁（炒，去尖）、葫芦巴（酒浸、晒干）各四两，小茴香（炒）一两，共研为末，加酒糊调成丸，如梧子大。每次服五十丸，空腹以盐酒送下。

10 腹痛微泻

用荞麦做饭。连食三四次，即愈。

稻

亦名稌、糯。（《本草》所指的稻，指糯）。

（淘糯米水）甘、凉、无毒。（稻米）苦、温、无毒（一说味甘）。（稻秆）辛、甘、热、无毒。

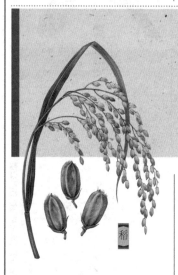

稻

【稻米】

主治

1 霍乱烦渴

糯米三合、水五升、蜜一合，研汁分服，或煮汁服。

2 消渴饮水

治方同上。

3 下痢噤口

糯谷一升，炒出白花，去壳，以姜汁拌湿，再炒为末。每次服一匙，开水送下。三服即可止痢。

4 鼻血不止

将糯米微炒黄，研为末，每次服二钱，新汲水调下，同时嗅少许入鼻中。此方名"独圣散"。

5 自汗不止

糯米、小麦麸同炒，研为末。每次服三钱，米汤送下；或煮猪肉蘸末食。

6 白带

取糙糯米、花椒等分，炒为末，加醋调成丸，如梧子大。每次服三四十丸，饭前以醋汤送下。

7 胎动不安，下黄水

糯米一合，黄芪、芎劳各五钱，加水一升煎取八合，分次服。

8 腰痛虚寒

取糯米二升，炒热装袋中，拴靠在腰痛处。另以八角茴香研酒内服。

【稻秆】

主治

1 消渴饮水

取稻秆中心烧灰，每以开水泡灰一合，澄清后饮下。

2 咽喉肿痛

稻秆烧取墨烟，醋调以后吹鼻中，或灌入喉中，吐出痰涎即愈。

3 下血成痔

稻秆烧灰淋汁，趁热浸洗三五次，可愈。

4 烫伤火灼

将稻秆灰在冷水中淘七遍，带湿摊伤处，药干即换。若是湿疮，则将稻秆灰淘后焙干，加油调涂。三五次可愈。

薏苡仁

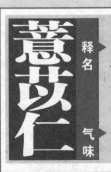

释名 亦名解蠡、芑实、回回米、薏珠子。

气味 （仁、根）甘、微寒、无毒。

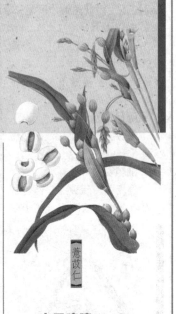

薏苡仁

主治

1 风湿身疼，日晡加剧
麻黄三两，杏仁二十枚，甘草、薏苡仁各一两，加水四升，煮取二升，分两次服。

2 水肿喘急
郁李仁二两，研细，以水滤取汁，煮薏苡仁饭，一天吃两次。

3 沙石热淋
取薏苡仁（子、叶、根皆可）水煎热饮（夏季冷饮），以通为度。

4 消渴
用薏苡仁煮粥吃。

5 肺痿咳嗽，有脓血
薏苡仁十两，捣破，加水三升，煎取一升，以酒少许送服。

6 痈疽不溃
吞服薏苡仁二枚。

7 虫牙疼痛
将薏苡仁、桔梗生用研末，点服。

粱

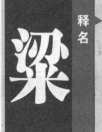

释名 亦名粱就是古代的粟的粒细小而毛短，粱的粒大而毛长。粱可分为白、青、黄三种。

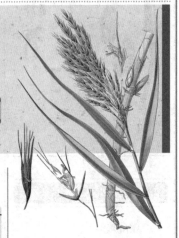

粱

【白粱米】

气味 甘、微寒、无毒。

主治

1 胃虚呕吐
白粱米汁二合、姜汁一合，和匀服下。

2 霍乱不止
白粱米五合，加水一升，煮粥食。

3 手足生疣
将白粱米粉炒红，和唾液涂搽患处。

【青粱米】

气味 甘、微寒、无毒。

主治

1 脾虚泄痢
青粱米半升、神曲一合，每日煮粥食。

2 冷气心痛
桃仁二两，去皮，加水研磨，绞取汁，倒入青粱米四合，煮粥食。

【黄粱米】

气味 甘、平、无毒。

主治

止霍乱下痢，利小便，除烦热。

大豆

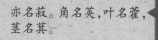

释名　亦名菽。角名荚,叶名藿,茎名萁。

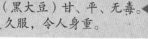

气味　(黑大豆)甘、平、无毒。久服,令人身重。

大豆

主治

半两,共研为末。每次服三钱,米汤送下。

6　男子便血

黑豆一升,炒焦,研为末,热酒淋过,去豆饮酒,极效。

7　一切下血

将黑豆在皂荚汤中微浸,炒熟去皮,研为末,加炼猪油和成丸,如梧子大。每次服三十丸,陈米汤送下。

8　折伤堕坠,瘀血在腹

大豆五升,加水一斗,煮汁成二升,一次服完。三服可愈。

9　牙齿疼痛

用黑豆煮酒,频频漱口。

10　胞衣不下

大豆半升,加醇酒三升,煮取一升半,分三次服。

1　中风口歪

黑豆三升熬熟,至微有烟出,放入瓶中,泡酒五升。经过一天以上,服酒一升,加衣盖被令微微出汗,身润即愈。如已噤口,可加独活半斤,微微捶破同泡酒中。产后亦宜照此服药以防风气,又消结血。

2　热毒攻眼,红痛脸肿

黑豆一升,分作十袋,沸汤中蒸过,交替熨敷患处。

3　身面浮肿

黑豆一升,加水五升,煮取三升,再加酒五升,又煮取三升,分三次温服。不愈再服。又方:黑豆煮至皮干,研为末。每次服二钱,米汤送下。

4　腹中痞硬

大豆半升、生姜等分,加水三升,煎取一升,一次服下。

5　水痢不止

大豆一升(炒过)、白术

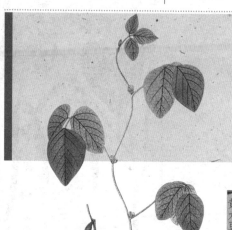

黄大豆

释名　小名大豆,有黑、青、黄、白、赤数色,唯有黑的入药,而黄、白豆炒食作腐,选酱炸油时常用。

气味　甘、温、无毒。

黄大豆

主治

宽中下气,利大肠,消水胀肿毒。

赤小豆

释名 亦名赤豆、红豆，叶名藿。

气味 甘、酸、平、无毒。

赤小豆

主治

1 水气肿胀
赤小豆五合、大蒜一颗、生姜五钱、商陆根一条，一起碎破，同水煮烂，去药，空腹食豆，慢慢饮汁令尽，肿立消。又方：将赤小豆一斗煮至极烂，取汁五升，趁热浸泡脚和膝。若已肿到腹部，只须吃小豆即可。

2 水谷痢疾
赤小豆一合，熔蜡三两，一次服下，有效。

3 肠痔下血
赤小豆三升、苦酒五升，煮熟晒干，再浸至酒尽，然后研豆为末。每次服一钱，酒送下。一天服三次。

4 牙齿疼痛
用赤小豆末擦牙，吐涎，并嗅入鼻中。又方：在赤小豆末中再加铜青少许。又方：在赤小豆末中再加花硷少许。

5 乳汁不通
用赤小豆煮汁饮服。

6 前疬初作
用赤小豆末调水涂敷患处。

7 肋颊热肿
用赤小豆和蜜涂敷患处，一夜即消。或加入芙蓉叶末更好。

8 丹毒如火
用赤小豆末调鸡蛋白，随时涂敷。

9 小便频数
取赤小豆叶一斤，在豉汁中煮成汤食用。

10 小儿遗尿
用赤小豆叶捣汁饮服。

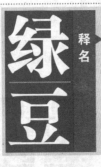

绿豆

释名 亦名绿以颜色命名。

绿豆

【绿豆粉】

气味 甘，凉、平、无毒。

主治

1 霍乱吐利
绿豆粉、白糖各二两，新汲水调服即愈。

2 解砒石毒
绿豆粉、寒水石等分，加蓝根汁调服三至五钱。

3 暑天痱疮
绿豆粉二两、滑石粉一两，调匀扑患处。药中亦可加蛤粉二两。

4 肿毒初起
用绿豆粉炒成黄黑色，加

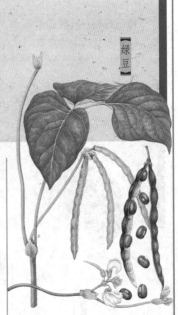

皂荚粉一两，醋调涂敷患处。皮破者，用油调和。

【绿豆】

气味 甘、寒、无毒。

主治

1 小儿丹肿
绿豆五钱、大黄二钱，共研为末，加生薄荷汁和蜜，调匀涂敷患处。

2 赤痢不止
大麻子水研滤汁，煮绿豆吃，极效。

3 消渴
用绿豆煮粥食。

4 痘后痈毒
绿豆、赤小豆、黑大豆等分，研为末，用醋调匀时时扫涂患处。此方名"三豆膏"。

5 水肿
用绿豆二合半、大附子一枚（去皮脐，切作两片），加水三碗，煮熟，临睡前空腹食豆。次日将原附子两片又各切为二，另以绿豆二合半如前煮食。第三日照第一日，第四日照第二日食豆。水从小便下，肿自消。未消可多吃几次，忌食生冷、盐、酒及毒物。

【豆皮】

气味 甘、寒、无毒。

主治

解热毒，退目翳。

【豆芽】

气味 甘、平、无毒。

主治

解酒毒、热毒。

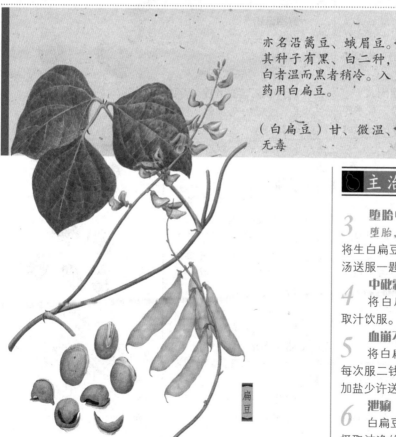

扁豆

释名 亦名沿篱豆、蛾眉豆。其种子有黑、白二种，白者温而黑者稍冷。入药用白扁豆。

气味 （白扁豆）甘、微温、无毒

主治

3 堕胎中毒（妊妇服草药堕胎，引起腹痛）
将生白扁豆去皮，研为末，米汤送服一匙。

4 中砒霜毒
将白扁豆生研，加水绞取汁饮服。

5 血崩不止
将白扁豆花焙干研为末。每次服二钱，空腹以炒米煮汤加盐少许送下。

6 泄痢
白扁豆花焙（正开放者），择取洁净的，勿以水洗，只以滚水烫过后，和猪脊肉一条、葱一根、胡椒七粒，加酱汁一起拌匀，将烫花用的水和面，包成小馄饨，炙熟食用。

1 霍乱吐利
用白扁豆、香薷各一升，加水六升，煮取二升，分次服下。

2 赤白带下
白扁豆炒为末，每次服二钱，米汤送下。

扁豆

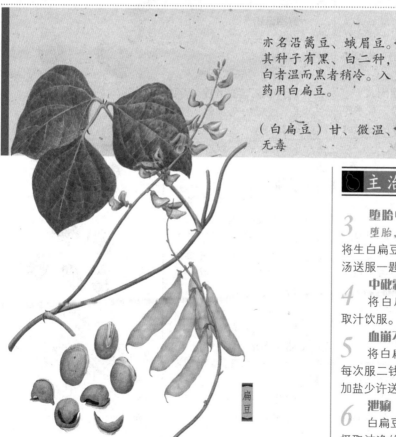

大豆豉

气味

（淡豉）苦、寒、无毒。（蒲州豉，即咸豉）咸、寒、无毒。

主治

1 伤寒发汗（冰痛、身热、脉洪）

葱白一小把、豉一升，以棉包裹，加水三升，煮取一升，一次服下。如汗不出，再服一次，并加葛根三两。又方：用葱汤煮米粥，加盐豉食用，取汗。又方：豉一升、童便三升，煮取一升，分次服，取汗。

2 伤寒不解，胸中闷恶

豉一升、盐一合，加水四升，煮取一升半，分次服，取吐。

3 血痢不止

豉、大蒜等分，捣成丸，如梧子大。每次服三十丸，盐汤送下。

4 疟疾寒热

煮豉汤饮服，大吐即愈。

5 盗汗不止

用豉一升，微炒香，放清酒三升中浸泡三天，取汁服（冷热均可）。如无效，可多服几剂。

6 喝喘（雨天便发，坐卧不安，饮食不进）

淡豆豉一两，蒸过，捣极烂，加砒霜末一钱，枯明矾三钱，做成丸，如绿豆大。每次服七丸，病甚者服九丸，小儿服五丸，冷茶或冷水送下。

7 膝挛骨痛

豉三至五升，九蒸九晒，泡酒中，每次空腹饮适量。

8 喉痹不语

煮豉汁一升饮服，盖被发汗。同时把桂末放在舌下含咽。

9 口舌生疮，胸膈疼痛

取焦豉末含一夜即愈。

10 小儿丹毒

将豉炒至烟尽，研为末，油调涂敷。

11 背痛

将香豉三升，加少量水捣成泥，依肿处大小做成饼，厚约三分，铺于患处，将艾炷放置于饼上施以温灸，不要太热伤破皮肉，如出现热痛，立即更换。一天两次。

12 蠼螋尿疮

将豉捣烂涂敷。

13 筋骨跌伤

豉三升、水三升，煎成浓汁饮服。

14 脚肿

饮服豉汁（水煎煮），并以渣敷肿处。

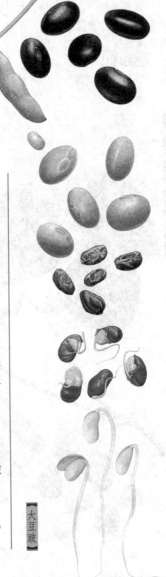

大豆豉

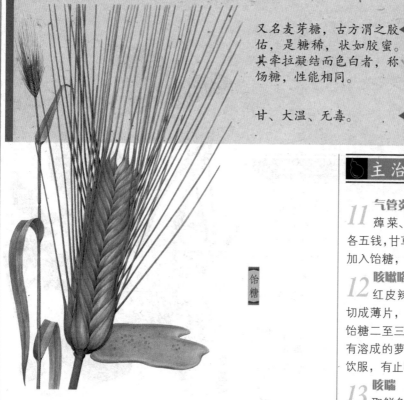

饴糖

又名麦芽糖，古方渭之胶饴，是糖稀，状如胶蜜。其牵拉凝结而色白者，称饧糖，性能相同。

甘、大温、无毒。

饴糖

主治

11 气管炎
薄菜、佛耳草、车前草各五钱，甘草三钱。浓煎去渣，加入饴糖，每日二次分服。

12 咳嗽咯痰
红皮辣萝卜洗净不去皮，切成薄片，放于碗中，上面放饴糖二至三匙，搁置一夜，即有溶成的萝卜糖水，取之频频饮服，有止咳化痰之效。

13 咳喘
取鲜鱼橼一个，切碎放于有盖的碗盂中，加入等量的饴糖，隔水蒸数小时，以香橼稀烂为度，每次服一匙，早、晚各一次，有化痰、止咳、平喘之效。

14 咳嗽痰饮
北瓜（桃南瓜）一个，切碎加等量饴糖，略加水放陶器锅中，煮至极烂，去渣，将汁再煮，浓缩后再加生姜汁，约十五两瓜汁中加姜汁二两，每次服一匙（约五钱），每日二至三次，开水冲服。

15 小儿遗尿
白芍、甘草各二钱，桂皮一钱，水煎去渣，冲入麦芽糖二匙服食。

16 肺虚咳嗽、血虚头晕
麦芽糖十八两，红枣七十枚左右，同煮汤，煮至红枣熟烂后食用。

1 老人烦渴
大麦一升，加水七升，煎取五升，再加入红糖二合，渴即取饮。

2 鱼脐疔疮（此疮形如长弓，一端有准确出点，点上有孔，如鱼脐）
用饴糖涂搽，如糖已干，则烧灰涂搽患处。

3 毒疮，火烧伤
治方同上。

4 解乌头、附子毒
远志、防风各五钱，为细末，以饴糖八两，同熬成膏，滤去滓，食后，临卧服弹子大一丸，含化。

5 脱肛
使君子、饴糖各适量。使君子去壳取仁，捣烂后加入饴糖，制成丸药。每丸一钱，备用。三日服药汤一次，与猪瘦肉五两炖服，三次为一疗程。

6 虚喘
干姜一两，人参四分，共研细末，以饴糖为丸，如弹子大，每次一丸，含化咽下。

7 酒食停滞
干姜二两，饴糖适量，共研细末，每次一钱五分，温开水送服。

8 小儿疳积
适量饴糖、蜂蜜煮苹果，常食。

9 慢性胰腺炎
饴糖一两（烊化），白芍药六钱，桂枝、生姜、熟附子各四钱，炙甘草、法半夏各三钱，大枣四枚。水煎服，每天一剂，温服。

10 蛇头疔
疼痛时，以饴糖日夜涂之，连涂数日见效。

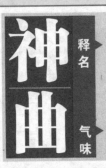

神曲

释名 集解（李时珍说）：前人所用之曲，多是造酒用的，后来医生们才选用了神曲，专供药用，且效果更好。

气味 甘、辛，温，无毒。

主治

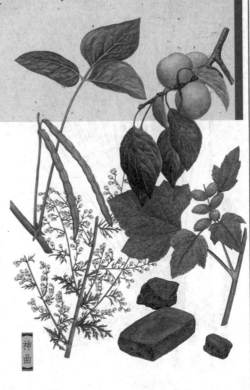

1 脾胃虚弱（胸膈痞闷，腹胁膨胀，消化不良，食减贪睡）
神曲六两、麦蘖（炒）三两、干姜（炮）四两、乌梅肉（焙）四两，共研为末，炼蜜为丸，如梧子大。每次服五十丸，米汤送下，一天服三次。

2 虚寒反胃
治方同上。

3 暴泄不止
用神曲（炒）二两、茱萸（汤泡，炒）半两，共研为末，加醋调为丸，如梧子大。每次服五十丸，米汤送下。

4 产后晕绝
将神曲炒为末，水冲服一匙。

5 食积心痛
用陈神曲一块，烧红，淬酒二碗饮服。

6 慢性肠炎
神曲、凤尾草、马齿苋各五钱，土木香二钱。水煎服。

7 腰扭伤
神曲、葡萄各一两，烧灰，用黄酒送服，酌量饮用。

8 小儿夜汗
神曲四钱，糯稻根、海浮石各三钱，山楂、胡黄连各二钱。水煎服，每日三次。

9 夏暑季节暴泻及饮食所伤，胸膈痞闷
神曲（炒）、苍术（用米泔水浸一夜再焙干）各等分，研末，用面糊为丸，如梧桐子大，每服十五至二十丸，以米汤送下，每日二次。

10 婴儿腹泻
焦神曲四钱，炒鸡内金二钱，炒山药一两。共研细末。小儿六个月以内，每日五分；六个月至一岁，每日一钱；一岁以上，每日每岁增服一钱。服时加糖适量，以热开水调成糊状，口服每日三次，五日为一疗程。

11 胃痛
神曲、谷芽、麦芽各五钱，海州常山一两，台乌三钱。水煎服。

12 腹泻
神曲、鱼腥草各五钱，金锦香一两，陈皮二钱。水煎服。

13 小儿高热
金银花、石膏、玄参各一两，神曲五钱，荆芥二钱。加水煎二次，取药液一百五十毫升，三岁以下每日服一剂量，三至八岁服一剂半量，八岁以上服二剂量。每日药量在当晚子时来临前服完。伴大便秘结者加大黄一钱。

14 小儿食积
钩藤三钱，炒山楂、炒谷芽（或麦芽）、神曲各二钱，蝉蜕一钱，水煎服，每日一剂。

15 湿热痢、噤口痢
大葱三至四两，细辛九钱，神曲四钱，牙皂二钱，田螺两个。先将牙皂、细辛、神曲烘干，研为细末，再和大葱、田螺肉共捣成膏。取药膏适量，纱布包裹，压成饼状，敷神阙穴，然后用纱布覆盖，胶布固定，药干即换，病愈停用。

16 红白痢疾
神曲五钱，芍药、鸡内金各三钱。三者水煎半小时后服用，每日二次，红痢加红糖，白痢加白糖。

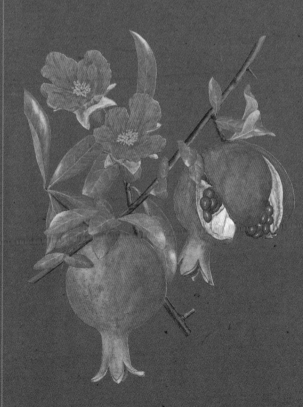

果部

梅

释名 一说梅，有媒的意思，媒可以聚合众味。所以书说：若做和羹，只能用盐梅调和味道。

气味 生梅、青梅：酸、平、无毒；乌梅（即青梅熏黑者）：酸、温、平、涩、无毒；白梅（又名盐梅、霜梅）：酸、咸、平、无毒。

主治

1 痈疽疮肿
盐梅烧存性，研为末，加轻粉少许，以香调和油涂搽患处四围。

2 喉痹乳蛾
用青梅二十枚、盐十二两，腌五天；另用明矾三两、桔梗、白芷、防风各二两，皂荚三十个，共研为末，拌匀梅汁和梅，收存瓶中。每取一枚，噙咽津液。凡中风痰厥，牙关不开，用此方擦牙很有效。

3 泄痢口渴
用乌梅煎汤代茶喝。

4 赤痢腹痛
取陈白梅同茶、蜜水各半煎服。

5 大便下血及久痢不止
乌梅三两烧存性，研为末，加入醋煮的米糊丸，如梧子大。每次服二十丸，空腹以米汤送下。

6 小便尿血
乌梅烧存性，研为末，加醋糊做成丸，如梧子大。每次服四十丸，酒送下。

7 血崩不止
用乌梅肉七枚，烧存性，研末，米汤送服。一天服两次。

8 大便不通
用乌梅十枚，泡热水中去核，做成药丸，塞入肛门，不久便可通便。

9 霍乱吐泻
用盐梅煎汤细细饮服。

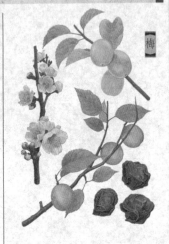

梅

杏

释名 亦名甜梅。

气味 （核仁）甘（苦）温（冷利），有小毒。

主治

1 咳嗽寒热
杏仁半两，去皮尖，在童便中浸七日，取出，温水淘洗，研如泥，加童便三升煎如膏。每次服一钱，熟水送下。

2 上气喘急
杏仁、桃仁各半两，去皮尖，炒研，加水调生面和成丸，如梧子大。每次服十丸，姜蜜汤送下。以微泻为度。

3 喘促浮肿，小便淋沥
杏仁一两，去皮尖，熬

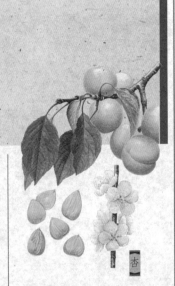

杏

后磨细，和米煮粥，空腹吃二合。

4 头面风肿

将杏仁捣成膏，以鸡蛋黄调匀涂布上，包患处。药干又涂，不过七八次可愈。

5 偏风不遂，失音不语

生吞杏仁七枚，逐日增加至四十九枚，周而复始。食后饮竹沥，直到病愈。

6 喉痹痰嗽

将杏仁去皮、熬黄，取三分，加桂末一分，研泥，团起来含在口中咽汁。

7 喉热生疮

治方同上。

8 肺病咯血

杏仁四十个，以黄蜡炒黄，研青黛一钱加入，捣烂，包在

切开的柿饼中，外面裹以湿纸，煨熟食用。

9 血崩

将甜杏仁上的黄皮烧存性，研为末。每次服三钱，空腹以热酒送下。

10 耳出脓汁

将杏仁炒黑，捣成膏，入棉裹塞入耳内。一天换药三四次。

11 鼻中生疮

将杏仁研为末，调乳汁涂敷患处。

12 虫牙

将杏仁烧存性，研烂纳入虫牙中，重者两次可见效。

13 目中翳遮（但瞳子未破）

杏仁三升，去皮，用面裹作三包，放入火灰中煨熟，

去面，研烂，压去油。每取一钱，加铜绿一钱，研匀点眼。

14 目生弩肉（或痒或痛，渐掩瞳仁）

杏仁（去皮）二钱半、轻粉半钱，搅拌均匀，以棉包裹在筷子头上蘸药点弩肉上。又方：生杏仁七枚，去皮细嚼，吐于掌中，趁热以棉包裹筷子蘸药点弩肉上，不过四五次可见效。又方：将杏仁研成膏状，人乳化开，一天点三次。

15 小儿脐烂成风

杏仁去皮研烂涂敷患处。

16 停食不化，气满膨胀

红杏仁三百粒、巴豆二十粒，同炒至色变，去豆不用，研杏为末，橘皮汤调下。

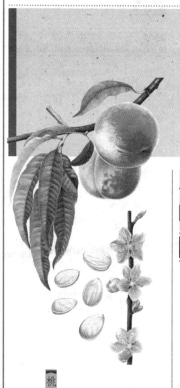

桃

释名 桃

桃树开花很早，容易种植而且结果实极多，所以桃字从木、兆。十亿为一兆，是说多的意思。桃枭，亦名：桃奴、枭景、神桃。

【核仁】

气味 苦、甘、平、毒。

主治

1 半身不遂

桃仁二千七百枚，去皮尖及双仁，放好酒一斗三升中浸二十一天，取出晒干，捣细作成丸，如梧子大。每次服二十丸，以原酒送下。

2 上气咳嗽，胸满气喘

取桃仁三两，去皮尖。加水一升研汁，和粳米二合煮粥食。

3 尸疰鬼疰（即肺结核）

桃仁五十枚，研成泥，加水煮取四升，服后取吐。

4 崩中漏下

将桃核烧存性，研为末，每次服一匙，酒送下。一天服三次。

5 小儿聤耳

桃仁炒后研细，以棉包裹塞耳内。

6 大便不快，里急后重

桃仁三两（去皮）、吴茱萸二两、食盐一两，同炒熟，去茱萸、食盐，单取桃仁几粒细嚼。

7 风虫牙痛

将桃仁烧出烟，安放在痛齿上咬住。如此五六次即愈。

【桃枭】

（桃实在树上经冬不落者）

气味 苦、微温、有小毒。

主治

1 疟疾

桃枭十四枚、巴豆七粒、黑豆一两，研匀，加冷水调成丸，如梧子大，外裹朱砂为衣。发病日五更服一丸，水送下。服药两次可愈。此方称"家宝通神丸"。

2 盗汗不止

桃枭一枚，霜梅二个，葱根七个，灯芯二茎，陈皮一钱，稻根、大麦芽各一撮，加水二盅煎服。

【桃花】

气味 苦、平、无毒。

主治

1 大便艰难

桃花研为末，水送服一匙即通。

2 腰脊作痛

取桃花一斗一升，水二斗，曲六升，米六斗，如常法酿酒。每次服一升，一天服三次。

3 粉刺

用桃花、朱砂各三两，共研为末。每次服一钱，空腹以水送下。一天服三次。

【桃叶】

气味 苦、平、无毒。

主治

1 二便不通

用桃叶捣汁半升服（冬季可用桃皮代叶）。

2 鼻内生疮

将桃叶嫩心捣烂塞于鼻内。无叶可用桃枝代替。

3 身面癣疮

将桃叶捣汁涂搽患处。

【茎及白皮】

（树皮、根皮皆可用，根皮更好）

气味 苦、平、无毒。

主治

1 黄疸

取筷子粗细的桃根一小把，切细，煎成浓汤，空腹一次服完。身黄散后，可经常饮清酒一杯，则眼黄易散。忌食热面、猪、鱼等物。

2 肺热喘急

桃树皮、芫花各二升，加水四升煮取一升。用布巾蘸取药汁温敷于胸口、四肢等处。

3 喉痹塞痛

用桃树皮煮汁服。

4 突患瘰疬

取桃树白皮贴疮上隔树皮炙十四壮，有效。

5 热病口疮

用桃枝煎浓汁含漱。

6 痔痛

将桃树根皮煎汤浸洗。

7 水肿尿短

桃皮三斤，去内外皮，加水二斗，煮取一斗。以汁一半泡秫米一斗，另一半泡女曲一升，如常法酿酒。每次服一合，一天服三次，以体中有热见药效。小便多是病将愈的迹象。忌食生冷及一切毒物。

8 牙疼颊肿

桃白皮、柳白皮、槐白皮各等分，煎酒热漱，冷即吐去。

【桃胶】

（桃树茂盛时，以刀割树皮，久则有胶溢出，采收，以桑灰汤浸泡过，晒干备用）

气味 苦、平、无毒。

主治

1 虚热作渴

将弹丸大小的桃胶一块含于口中，渴即止。

2 石淋

取桃胶如枣大一块，夏以冷水三合，冬以开水三合调服。一天服三次，当有石排出。石尽即停药。

3 血淋

桃胶（炒）、木通、石膏各一钱，加水一碗，煎取七成，饭后服。

4 产后不痢，里急后重

桃胶（焙干）、沉香、蒲黄（炒）各等分，研为末。每次服二钱，饭前以米汤送下。

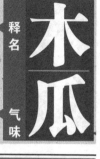

木瓜

释名 亦名柘木。

气味 酸、温、无毒。

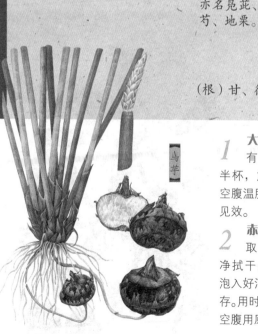

木瓜

1 项强筋急，不可转侧

木瓜二个，切下一头做盖，去瓤，填入没药二两、乳香二钱半，盖严，捆好，蒸烂，捣成膏。每用三钱，以生地黄汁半碗、酒二碗暖化温服。

2 脚筋挛痛

木瓜数个，加酒、水各半煮烂，捣成膏，趁热贴于痛处，外用棉花包好。一天换药三五次。

3 霍乱转筋

木瓜一两、酒一升，煮服。不饮酒者煮汤服。另煮一锅药汤，用布浸药汤热敷足部。

4 肝肾脾三经气虚（表现为肿满、顽痹、憎寒壮热、呕吐、自汗、霍乱吐泻）大木瓜四个，切盖挖空待用。一个填入黄芪、续断末各半

主治

两，一个填入苍术、橘皮末各半两，一个填入乌药、黄松节末各半两（黄松节即茯神中心木），一个填入威灵仙、苦葶苈末各半两。各瓜以原盖盖好，浸酒中，放入甑内蒸熟，晒干。三浸、三蒸、三晒，最终捣为末，以榆皮末和水将药末调成糊，做成丸，如梧子大。每次服五十丸，温酒或盐汤送下。

乌芋

释名 亦名凫茈、凫茨、荸荠、黑三棱、芍、地栗。

气味 （根）甘、微寒、滑、无毒。

乌芋

1 大便下血

有荸荠捣汁大半杯，加好酒半杯，空腹温服。几天后好见效。

2 赤白下痢

取完好荸荠洗净拭干，勿令破损，泡入好酒中，密封收存。用时取二枚细嚼，空腹用原酒送上。

主治

3 妇女血崩

按病人年龄一岁用乌芋一个，烧存性，研为末，酒冲服。

4 小儿口疮

用乌芋烧存性，研末涂搽。

5 误吞铜片

用生乌芋研汁，细细饮服，能将铜消化成水。

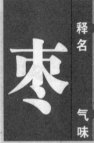

枣

释名 个大的叫枣，个小的叫棘，即是酸枣。

气味 甘、辛，热，无毒。

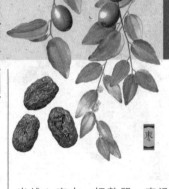

枣

主治

1 调和胃气
干枣去核，缓火烤燥，研为末，加少量生姜末，开水送服。

2 反胃吐食
大枣一枚去核，加斑蝥一个（去头翅），一起煨熟，去斑蝥，空腹以开水送下。

3 伤寒病后（口干咽痛、喜唾）
半钱入枣中，煨熟服，枣汤送下。

大枣二十枚、乌梅十枚，捣烂，炼蜜成丸，口含咽汁，甚效。

4 妇女脏燥（悲伤欲哭）
大枣十枚、小麦一升、甘草二两，合并后每次取一两，水煎服。此方名"大枣汤"，亦补脾气。

5 大便燥塞
大枣一枚去核，加轻粉

6 烦闷不眠
大枣十四枚、葱白七根，加水三升，煮取一升，一次服下。

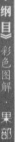

山楂

释名 亦名赤瓜子、鼠楂、猴楂、茅楂、羊还球、棠球子、山里果。

气味 酸、冷、无毒。

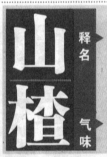

主治

1 食肉不消
山楂肉四两，水煮食，并饮其汁。

2 偏坠疝气
山楂肉、茴香（炒）各一两，共研为末，制成糊丸，如梧子大。每次服一百丸，空腹以白开水送下。

3 老人腰痛及腿痛
山楂、鹿茸（炙）等分，研为末，炼蜜为丸，如梧子大。

每次服百丸，一天服两次。

4 肠风下血
将山楂（已干）研为末，艾汤调下，甚效。

5 痘疹不快
将干山楂研为末，开水送服，疹即出。又方：取山楂五个，酒煎，加水温服。

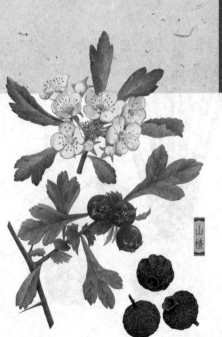

山楂

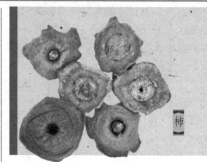

【乌柿】

气味 甘、温、无毒。

主治

杀虫，疗刀伤、火伤，生肉止痛。

【烘柿】

气味 甘、寒、涩、无毒。

主治

1 肠风下血

将白柿烧灰，水送服二钱。

2 小便血淋

干柿三枚，烧存性，研为末，陈米汤送服。

3 热淋涩痛

干柿、灯芯等分，水煎，每日饮服。

4 小儿秋痢

以粳米煮粥，熟时加入干柿末，再煮沸两三次食用。

5 反胃吐食

干柿三枚，连蒂捣烂，酒送服，甚效。不能同时服其他药物。

6 咳嗽带血

将大柿饼在饭上蒸熟，切开，每用一枚掺青黛一钱，临睡前服，薄荷汤送下。

7 耳聋鼻塞

干柿三枚，细切，以粳米三合、豆豉少许煮粥。每日空腹服下。

8 臁疮

柿霜、柿蒂等分，烧过，研末涂敷患处。甚效。

9 中桐油毒

吃干柿饼可解。

【柿蒂】

气味 涩、平

主治

1 呃逆不止

柿蒂、丁香各二钱，生姜五片，水煎服。或将两药研末，开水冲服。又方：上方再加人参一钱。又方：上方再加良姜、甘草等分。又方：上方再加青皮、陈皮。

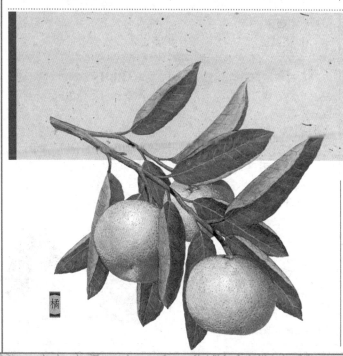

橘

【青橘皮】

气味 苦、辛、温、无毒。

主治

1 酒食后饱满

青橘皮一斤，分作四分：四两用盐汤泡，四两用百沸汤泡，四两用醋泡，四两用酒泡。

三日后取出，去白切丝，以盐一两炒至微焦，研为末。每次服二钱，用茶末四分，水煎温服。此方名"快膈汤"。

2 理脾快气

青橘皮一斤，晒干，焙过，研为末，加甘草末一两、檀香末半两，和匀收存。每取一二钱，放少许盐，开水送服。

3 健胃解酒

青皮一斤，泡去甘味，去瓤炼净，加盐五两、炙甘草六两、舶茴香四两、甜水一斗，共煮，须不断搅拌，不要让药物挨着锅底。水尽后，以慢火把药焙干，去掉甘草、茴香，只取青皮收存，每于饭后嚼服数片，有益脾胃。

4 疟疾寒热

用青皮一两烧存性，研为末，发病前以温酒送服一钱，临发时再服一次。

5 乳癌（乳房内有核如指头，不痛不痒，五至七年成痛，名乳癌）

青皮四钱，加水一碗半，煎取一碗，徐徐服下，一天服一次。或用酒送服亦可。

6 耳出汁

青皮烧后研为末，包棉中，塞耳内。

7 唇燥生疮

青皮烧后研为末，调猪油涂搽患处。

【黄橘皮】

气味（又名红皮、陈皮）辛、苦、温、无毒。

主治

1 湿咳停带，咳嗽睡稠粘

陈皮半斤，放砂锅内，下盐五钱，放水至淹没陈皮为度煮干；另用粉甘草二两，去皮蜜炙，二味共研为末，加蒸饼做成丸，如梧子大。每次服百丸，开水送下。此方名"润下丸"。

2 脾气不和，满壅肿满胀满

橘皮四两、白术二两，共研为末，加酒做成丸，如梧子大。每次服三十丸，饭前以木香汤送下。一天服三次。此方名"宽中丸"。

3 伤寒及一切杂病（见干呕，手足逆冷）

橘皮四两、生姜一两，加水二升，煎取一升，徐徐饮服。此方名"橘皮汤"。

4 霍乱吐泻（不拘男女，但有胃气者，服之再生）

广陈皮（去白）五钱、真藿香五钱，加水二碗，煎取一碗，时时温服。又方：陈皮末二钱，开水送服。不省人事者可灌服，同时烧热一块砖渍醋中，取出趁热包布中放在心下熨按，可复苏。

5 反胃吐食

将橘皮（墙壁土炒香）研为末，每次服二钱。以生姜三片、枣肉一枚，加水二盅，煎取一盅温服。

6 咳膈气胀

陈皮三钱，水煎热服。

7 突然失声

橘皮半两，水煎徐饮。

8 经年气嗽

橘皮、神曲、生姜（焙干）等分，研为末，蒸饼和成丸，如梧子大。每次服三五十丸，饭后、临睡前各服一次。

9 化食消痰

橘皮半两微熬，研为末，水煎代茶，细细饮服。

10 大肠秘塞

陈皮连白，酒煮过，焙干，研为末。每次服二钱，温酒送下。

11 风痰麻木（十指麻木，因湿痰淤血所致）

橘红一斤，水五碗，煮烂去渣，再煮至一碗，一次服下取吐。此药是涌吐痰的圣药。如服后不吐，可加瓜蒂末。

12 疟疾

将橘皮（去白，切）在生姜自然汁中浸泡一夜，取出熬煮，再焙干研末。每次取三钱，以红枣十枚，加水一碗，煎取半碗，于发病前送下，同时吃枣。

13 产后尿闭

陈皮一两，去白，研为末。每次服二钱，空腹以温酒送下，一服即通。

14 乳痈（未成者即散，已成者好溃，痛不可忍者可迅速止痛）

将陈橘皮泡开水中，去白，晒干，加面炒至微黄，研为末，每次服二钱，以麝香调酒送下。初发者一服见效。此方名"橘香散"。

15 耳出汁

陈皮烧后研为末，取一钱，加麝香少许，每日掺敷。此方名"立效散"。

16 趾甲嵌肉，步履困难

用浓煎陈皮汤浸泡患处，甲肉自离，轻手将甲剪去，再以虎骨末敷之即安。

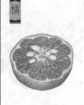
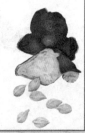

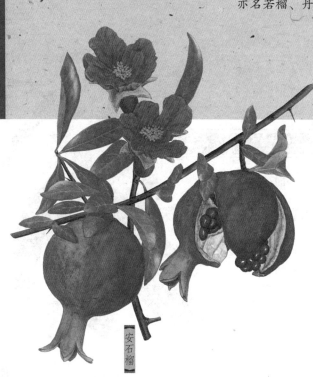

释名 **安石榴**

亦名若榴、丹若、金罂。

安石榴

疗肿恶毒

3 以针刺肿毒四围，疮上盖石榴皮，四围贴一圈面，艾灸患处，以痛为度。灸后在患处撒上榴末，包裹好，隔夜能将疗根拔出。

肚子生疮（黄水浸淫，痒痛溃烂）

4 用酸榴皮煎汤，冷定后，每日搽洗患处，直至病愈。

【酸榴根】

主治

蛔虫病

1 将酸榴根一把洗净锉细，加水三升，煎取半碗，五更时温服尽，当打下虫一大团，虫患自此根绝。可食粥补养身体。

女子经闭

2 将酸榴根一把炙干。加水二大碗浓煎为一碗，空腹服。未通再服。

赤白下痢

3 治方同上。

【甘石榴】

气味 苦、酸，温，涩，无毒。

主治

咽喉燥渴，杀虫。

【酸石榴】

气味 酸、温、涩、无毒。

主治

肠滑久痢

1 取石榴一个，煅至烟尽，出火毒一夜，研为末，再以酸榴一块煎汤送下，神效无比。此方名"黑神散"。

久泻不止

2 治方同上。

小便不禁

3 将酸石榴烧存性，无石榴时，可用枝烧灰代替。每次取二钱，用柏白皮（切、焙）四钱，煎汤一碗，加入石榴灰再煎取八成，空腹温服。晚上再服一次。

【酸榴皮】

气味 酸、温、涩、无毒。

主治

赤白下痢下

1 将酸榴皮炙黄为末，加枣肉或粟米饭和丸如梧子大。每次服三十丸，空腹以米汤送下。一天服三次，如觉寒滑，可加附子、赤石脂各一倍。

久痢久泻

2 将陈酸榴皮焙后研为末。每次服二钱，米汤送下。有特效。

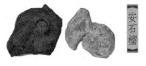

安石榴

枇杷

释名 枇杷叶形似琵琶，故名。

气味 （叶）甘，平，无毒。（实）甘、酸，平，无毒。

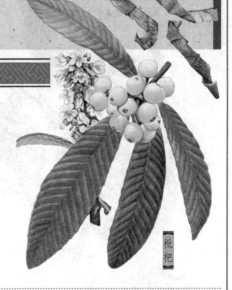

枇杷

主治

1 肺热咳嗽
枇杷叶、木通、款冬花、紫菀、杏仁、桑白皮各等分，大黄减半，共研为末，炼蜜为丸，如樱桃大。饭后和临睡前各含化一丸，很见效。

2 反胃呕哕
枇杷叶（去毛，炙）、丁香各一两，人参二两。每次取三钱，加水一碗、姜三片煎服。

3 鼻血不止
将枇杷叶去毛，焙后研为末。每次服一二钱，茶送下。一天服两次。

4 酒渣鼻
枇杷叶、子等分为末。每次服二钱，温酒调下。一天服三次。

银杏

释名 亦名白果、鸭脚子。

气味 （核仁）甘、苦，平，涩，无毒。

银杏

主治

1 寒嗽痰喘
白果七个煨熟，将熟艾做成七个丸子，每个白果中放入艾丸一颗，纸包再次煨香，去艾食用。

2 哮喘痰嗽
白果五个、麻黄二钱半、甘草（炙）二钱，加水一杯半，煎取八分，临睡前服。此方名"鸭掌散"。又方：白果二十一个（炒黄），麻黄三钱，苏子二钱，款冬花、法半夏、桑白皮（蜜炙）各二钱，杏仁（去皮尖）、黄芩（微炒）各一钱半，甘草一钱，加水三杯，煎取二杯，随时分作二次服下，不用姜。

3 咳嗽失声
白果仁四两，白茯苓、桑白皮各二两，乌豆半升（炒），蜜半斤，一起煮熟，晒干研为末，以乳汁半碗拌湿，九蒸九晒，做成丸，如绿豆大，每次服三五十丸，开水送下。极效。

4 小便频数
白果十四个，一半生，一半煨，食之有效。

5 小便白浊
生白果仁十个，擂成水服。一天服一次。病愈为止。

6 赤白带下
白果、莲肉、江米各五钱，

胡椒一钱半，共研为末，以乌云骨鸡一只，去肠填药，瓦器煮烂，空腹服下。

7 肠风下血
将白果煨熟，出火气后，米汤送服。

8 虫牙
取生白果每餐饭后嚼一两个，有效。

9 手足皲裂
将生白果嚼烂，每夜涂搽患处。

10 乳痈溃烂
取白果半斤（为八两），以四两研酒内服，其余四两研成泥涂敷患处。

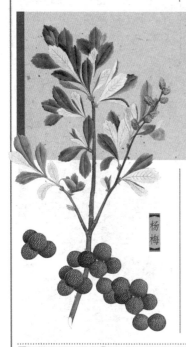

亦名机。

气味 （实）酸、甘，温，无毒。

1 下痢不止
杨梅烧后研为末，每次服二钱，米汤送下。一天服两次。

2 头痛不止
将杨梅研为末，嗅入鼻中取嚏，有效。

3 一切损伤
盐腌杨梅和核捣如泥，做成小块收存。凡遇破伤，好以

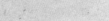

主治

小块研末涂敷，甚效。

4 恶疮疥癣
用杨梅树皮及根煎汤洗患处。

5 牙痛
用杨梅树皮及根煎水含漱。

杨梅

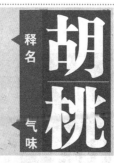

亦名羌桃、核桃。

释名 | 胡桃

气味 （核仁）甘，平、温，无毒。

胡桃

1 肾亏溢精
胡桃肉、白茯苓各四两，附子一枚（去皮切片），与姜汁、蛤粉一起，焙干研末，炼蜜为丸，如梧子大。每次服三十丸，米汤送下。

2 小便频数
胡桃仁煨熟，临睡前嚼服，温酒送下。

主治

3 石淋
胡桃肉一升，细米煮浆粥一升，一并服下。

4 痰喘咳嗽
临睡前嚼服胡桃肉三颗、生姜三片，喝几口开水，再服胡桃和生姜如上数。次日即可痰消咳止。

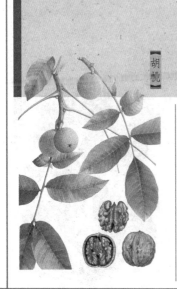

5 老人喘嗽，醒卧不得
胡桃肉（去皮）、杏仁（去皮尖）、生姜各一两，研为膏，加炼蜜少许，和丸如弹子大。临睡前嚼服一丸，姜汤送下。

6 多食酸物，齿不着力
细嚼胡桃仁即解。

7 赤痢不止
取胡桃仁、枳壳各七个，无蛀皂荚一个，新瓦上烧存性，

研为细末，分作八服。临睡前一服，二更一服，五更一服，荆芥茶送下。

8 血崩不止
胡桃仁五十个，灯上烧存性，研作一服，空腹时以温酒调下。

9 小肠气痛
胡桃仁一枚，烧后研末，热酒送服。

10 一切痈肿（未成脓者）
胡桃十个，煨熟去壳，加槐花一两，研末捣匀，热酒调服。

11 小儿头疮
胡桃和皮，灯上烧存性盖碗中出火毒后，加轻粉少许，调生油涂敷患处，几次即愈。

榧实

释名 ▶ 亦名赤果、玉榧、玉山果。

气味 ▶ （子）甘、温、有毒。

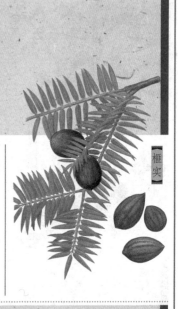

榧实

主治

1 杀体内寄生虫
榧实一百枚，去皮，炒熟吃。胃弱的人，用量减半。

2 令发不落
榧子三枚、胡桃二个、侧柏叶一两，捣烂浸雪水中，用

此水梳头发。

3 突然吐血
先吃蒸饼两三个，再将榧子研为末，开水送服三钱。一天服三次。

龙眼

释名 ▶ 亦名龙目、圆眼、益智、亚荔枝、荔枝奴、骊珠、燕卵、蜜脾、鲛泪、川弹子。

气味 ▶ （实）甘、平、无毒。

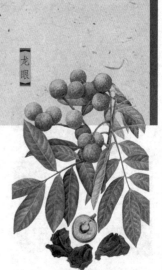

龙眼

主治

思虑过度，劳伤心脾，健忘怔忡，虚烦不眠，自汗惊悸
用龙眼肉、酸枣仁（炒）、黄芪（炙）、白术（焙）、茯神各一两，木香半两、炙甘草二

钱半，切细。各药配齐后，每次服五钱，加姜三片、枣一枚、水二盅，煎取一盅，温服。此方名"归脾汤"。

荔枝

释名 亦名离枝、丹荔。

气味 甘、平、无毒。

荔枝

主治

1 痘疮不发
有荔枝肉浸酒，饮酒食用。忌生冷。

2 风牙疼痛
荔枝连壳烧存性，研末擦牙即止。

3 呃逆不止
荔枝七个，连皮核烧存性，研为末，开水调下，立止。

【核】

气味 甘、温、涩、无毒。

主治

1 脾痛
将荔枝核研为末，每次服二钱，醋送下。数服即愈。

2 疝气
用荔枝核（炒黑）、大茴香（炒）等分，研为末。每次服一钱，温酒送下。又方：荔枝核四十九个、陈皮（连白）九钱、硫黄四钱，共研为末，加盐水调面糊成丸，如绿豆大。遇痛时空腹酒送服九丸。不过三服见效。此方名"玉环来笑丹"。

3 肾肿如斗
荔枝核、青橘皮、茴香等分，各炒过，研细，酒送服二钱，一天服三次。

槟榔

释名 亦名宾门、仁频、洗瘴丹。

气味 苦、辛，温，涩，无毒。

槟榔

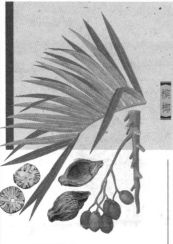

主治

1 痰涎为害
槟榔研为末，每次服一钱，开水送下。

2 口吐酸水
槟榔四两、橘皮一两，共研为末，每次服一匙，空腹以生蜜汤调下。

3 伤寒胸闷
槟榔、枳实等分，研为末，每次服二钱，黄连煎汤送下。

4 心气痛
槟榔、高良姜各一钱半，陈米百粒，水煎服。

5 腰重作痛
将槟榔研为末，酒送服一钱。

6 大小便秘
槟榔研为末，蜜汤调服二钱。或以童便、葱白同煎服亦可。

7 小便淋痛
槟榔用面裹好煨熟取半两、赤芍药半两，研为末每取三钱，以灯芯水煎好，空腹服下。一天服两次。

8 肠寄生虫
槟榔十多枚，研为末，先以水二升半煮槟榔皮至一升，用此汤调末一匙，空腹服。经一天，有虫排出，如未排尽，可再次服药。又方：槟榔半两，炮后研为末，每次服二钱，以葱、蜜煎汤调服。

9 口吻生疮
槟榔烧后研为末，加轻粉敷搽患处。

10 聍耳出脓
将槟榔末吹入耳内。

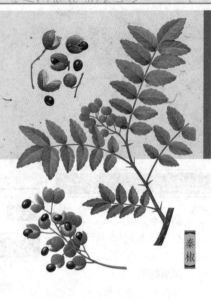

秦椒

释名 亦名大椒、花椒。

气味 椒红（即椒的果壳）：辛、温、有毒。

秦椒

主治

1 饮少尿多
秦椒、瓜蒂各二分，研为末，每次服一匙，水送下。一天服三次。

2 手足心肿
椒和盐末等分，醋调匀敷肿处。

3 久患口疮
取秦椒适量，捡去闭口的颗粒，然后用水清洗，再面拌匀煮为粥，空腹下，以饭压下。重者可多服几次，以愈为度。

4 牙齿风痛
用秦椒煎醋含漱。

荜澄茄

释名 亦名毗陵茄子。

气味 （实）辛、温、无毒。

荜澄茄

主治

1 脾胃虚弱
将荜澄茄研为末，加姜汁、神曲、面糊做成丸，如梧子大。每次服七十丸，姜汤送下。一天服两次。

2 伤寒咳逆（呃噫日夜不定）
荜澄茄、高良姜等分，共研为末，每次服二钱，加水六分，煮沸几次后再加醋少许服下。

3 反胃，吐黑水
用荜澄茄研末，加米糊做成丸，如梧子大。每次服三四十丸，姜汤送下。愈后，再服平胃散三百贴。久病者亦可不发。

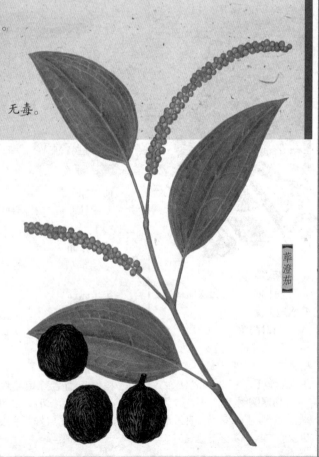

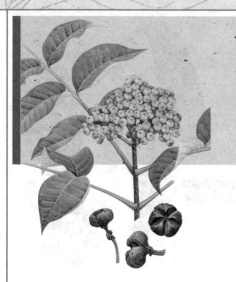

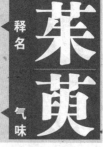

茱萸

释名 茱萸南北方都有，但入药则以吴地所产者为好，所以称它为吴茱萸。

气味 辛、温、有小毒。

主治

1 中风（口角偏斜，不能语言）

吴茱萸一升、姜豉三升、清酒五升，合煎沸数次，冷后每次服半升，一天服三次。微汗即愈。

2 全身发痒

吴茱萸一升，加酒五升，煮取一升半，乘温擦洗，痒即停止。

3 冬季感寒

用吴茱萸五钱煎汤服，以出汗为度。

4 呕吐、胸满、头痛

吴茱萸一升、枣二十枚、生姜一两、人参一两，加水五升，煎取三升，每次服七合，一天服两次，此方名"吴茱萸汤"。

5 心腹冷痛

吴茱萸五合，加酒三升煮沸，分三次服。

6 小肠疝气（偏坠疼痛，睾丸肿硬，阴部湿痒）

吴茱萸（去梗）一斤，分作四份。四两泡酒，四两泡醋，四两泡开水，四两泡童便。经一夜后，都取出焙干，加泽泻二两，共研为末，以酒和粉调成丸，如梧子大。每次服五十丸，空腹以盐汤或酒送下。此方名"夺命丹"，亦名"星斗丸"。

7 妇女阴寒，久不受孕

将吴茱萸、川椒各一升，共研为末，炼蜜为丸，如弹子大。裹棉肉纳入阴道中，令子宫开即可受孕。

8 胃气虚冷，口吐酸水

将吴茱萸在开水中泡七次，取出焙干，加干姜（炮）等分，研为末。每次服一钱，热汤送下。

9 转筋入腹

吴茱萸（炒）二两，加酒二碗，煎取一碗，分两次服。得泻即愈。

10 老人多年水泄

吴茱萸三钱，泡过，取出，加水煎煮，放少许盐后服下。

11 赤白下痢（脾胃受湿，下痢腹痛，米谷不化）

吴茱萸、黄连、白芍药各一两，同炒为末，加蒸饼做成丸，如梧子大。每次服二三十丸，米汤送下。此方名"戊己丸"。又方：川黄连二两、吴茱萸二两（汤泡七次），同炒香，分别研为末，各与粟米饭做成丸，如梧子大，收存备用。赤痢，以甘草汤送服黄连丸三十丸；白痢，以干姜汤送服茱萸丸三十丸；赤白下痢，两丸各用十五粒，米汤送下。此方名"变通丸"。又方：吴茱萸二两、黄连二两，同炒香，各自为末。以百草霜二两，加饭同黄连做成丸子五十丸；以白芍药末二两，加饭同茱萸做成丸，各如梧子大，收存备用。赤痢，以乌梅汤送服黄连霜丸；白痢，以米汤送服茱芍丸五十丸；赤白下痢，两种药丸各服二十五粒。此方名"二色丸"。

12 腹中积块

吴茱萸一升捣烂，和酒同煮，取出包软布中熨敷积块处，冷则炒热再熨。块如移动，熨也移动，直至积块消除。

13 牙齿疼痛

用吴茱萸煎酒含漱。

14 老小风疹

用吴茱萸煎酒涂搽患处。

15 痈疽发背

吴茱萸一升捣后研为末，加苦酒调涂布上贴于患处。

16 寒热怪病（发寒发热不止，几天后四肢坚硬如石，敲起来发铜器声，日渐瘦弱）

吴茱萸、木香等分，煎汤发服。

胡椒

释名 亦名昧履支。

气味 （实）辛、大温、无毒。

主治

1 心腹冷痛
胡椒二十粒，淡酒送服。心下大痛者，取胡椒五十粒、乳香一钱，研匀，男用生姜汤、女用当归酒送下。

2 霍乱吐泻
胡椒五十粒、绿豆一百五十粒，共研为末，每次服一钱，木瓜汤送下。

3 反胃吐食
将胡椒在醋中泡过，取出晒干，反复七次，研为末，加酒调成丸，如梧子大。每次服三四十丸，醋汤送下。又方：胡椒七钱半、煨姜一两，水煎，分两次服。又方：胡椒、半夏（开水泡过）等分，研为末，加姜汁和糊做成丸，如梧子大。每次服三十丸，姜汤送下。

4 赤白下痢
胡椒、绿豆按每周岁各一粒取药，共研为末，制成糊丸，如梧子大。赤痢用生姜汤，白痢用米汤送下。

5 大小便闭
胡椒二十粒，打碎，加水一碗煎取六成，去渣，添入芒硝半两，煎化后服下。

6 两胁积块，气逆喘急，日累成痛
胡椒二百五十粒、蝎尾四个、生木香二钱半，共研末，加粟米饭做成丸，如绿豆大。每次服二十丸，橘皮汤送下。此方名"磨积丸"。

7 惊风，眼珠内钓
胡椒、木鳖子仁等分，研为末，加醋调黑豆末，共捣为丸，如绿豆大，每次服三四十丸，荆芥汤送下。

8 伤寒咳逆，日夜不止
胡椒三十粒（打碎）、麝香半钱，加酒一杯，煎取半杯，热服。

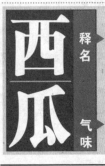

胡椒

西瓜

释名 亦名寒瓜。

气味 （皮）甘、凉、无毒。

主治

1 口舌生疮
将西瓜皮烧后研末，放口内含嗽。

2 闪挫腰痛
将西瓜青皮阴干，研为末，盐酒调服三钱。

3 食瓜过多
用瓜皮煎汤饮服可解。

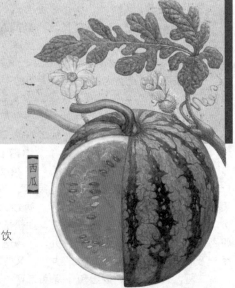

西瓜

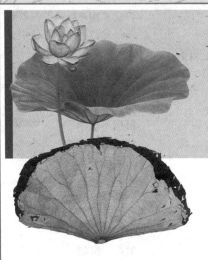

莲藕

其根名藕，其实为莲，其茎叶名荷。莲实亦名藕实、石莲子、水芝、泽芝。莲薏，即莲子中的青心，亦名苦薏。莲花，亦名芙蓉、芙蕖、水华。

莲藕

【莲实】（莲房）

气味 甘、平而涩、无毒。

主治

1 小便频数
取莲实半升，酒浸二宿，取出放入洗净的猪胃中，缝好煮熟，晒干，研为末，加醋做成丸，如梧子大。每次服五十丸，饭前以温酒送下。

2 白浊遗精
莲实、龙骨、益智仁等分，研为末。每次服二钱，空腹以米汤送下。又方：莲子、白茯苓等分，研为末，开水调服。

3 久痢禁口
有莲实（炒）研为末，每次服二钱，陈米汤调下。加服香连丸更好。

4 脾泄肠滑
治方同上。

5 干呕不止
用莲实六枚，炒成赤黄色，研为末，熟水半碗冲服。

6 产后咳逆、呕吐、心忡目昏
莲实一两半、白茯苓一两、丁香五钱，共研为末。每次服二钱，米汤送下。

7 双目红痛
莲实去皮，研为末，取一碗，加粳米半斤，常煮粥吃。

8 反胃吐食
将莲实研为末，加少量肉豆蔻粉，米汤调服。

【藕】

气味 甘、平、无毒。

主治

1 时气烦渴
取生藕汁一碗、生蜜一合，和匀细服。

2 叶泻
将生藕捣汁服。

3 上焦痰热
藕汁、梨汁各半碗，和匀后服下。

4 小便热淋
生藕汁、生地黄汁、葡萄汁等分。每次服半碗，加蜜，温服。

5 跌打瘀血
将干藕根研为末，每次服一匙，酒送下。一天服两次。

6 脚冻发裂
把藕蒸熟后捣烂涂敷患处。

【藕节】

气味 涩、平、无毒。

主治

1 鼻血不止
将藕节捣汁饮服。

2 突然吐血
藕节、荷节、荷蒂各七个，以蜜少许捣烂，加水二杯，煎取八成，去渣温服。

3 大便下血
将藕节晒干研成末，每次服二钱，人参、白蜜煎汤调下。一天服两次。

4 遗精白浊
用藕节、莲花须、莲子、芡实、山药、白茯苓、白茯神各二两，共研为末；另取金樱子两三斤，捶碎，加水一斗熬取八成，去渣，再熬成膏，把膏药和药末调匀，再调少许面做成丸，如梧子大。每次服七十丸，米汤送下。此方名"金锁玉关丸"。

5 鼻渊
和藕节、川芎焙过，研为末。每次服二钱，米汤送下。

【莲薏】

气味 苦、寒、无毒。

主治

1 劳心吐血
莲薏七个、糯米二十一粒，共研为末，酒送服。

2 小便遗精
莲薏一撮，研为末，加朱砂一分。每次服一钱，开水送下。一天服两次。

【莲房】

气味 苦、涩，温，无毒。

主治

1 月经不止
陈莲房烧存性，研为末。每次服二钱，热酒送下。此方名"瑞莲散"。

2 血崩不止
莲房、荆芥穗等分，各烧存性，研为末。每次服二钱，米汤送下。

3 漏胎下血
将莲房烧存性，研为末，加面糊成丸，如梧子大。每次服百丸，开水或酒送下。一天服两次。

4 小便血淋
将莲房烧存性，研为末，加麝香少许。每次服二钱半，米汤调下。一天服两次。

【荷叶】

气味 苦、平、无毒。

主治

1 浮肿
将败荷叶烧存性，研为末。每次服二钱，米汤调下。一天服三次。

2 各种痈肿
取叶蒂不限量，煎汤淋洗患处。洗后擦干，以飞过的寒水石调猪油涂搽。

3 跌打损伤，恶血攻心
将干荷叶五片烧存性，研为末。

4 产后恶血不尽或胎衣不下
将荷叶炒香为末，每次服一匙，开水或童便调下。

5 妊娠胎动（已见黄水）
将干叶蒂炙后研为末，淘糯米水一碗调服即安。

6 吐血不止
取嫩荷叶七个，捣汁服。又方：干荷叶、生蒲黄等分，研为末。每次服三钱，桑白皮煎汤调下。又方：经霜败荷叶烧存性，研为末，水送服二钱。

7 吐血、鼻血
生荷叶、生艾叶、生柏叶、生地黄等分，捣烂，做成丸，如鸡蛋大。每取一丸，加水三碗，煮取一碗，去渣服。此方名"四生丸"。

8 崩中下血
荷叶（烧过，研细）半两，蒲黄、黄芩各一两，共研为末。每空腹服三钱，酒送下。

9 赤白下痢
荷叶烧后研细，每次服二钱。红痢用蜜水，白痢用红糖水送下。

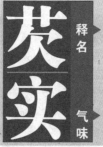

芡实

释名 亦名鸡头、雁喙、雁头、鸿头、鸡雍、卵菱、水流黄。

气味 甘、平、涩、无毒。

主治

1 小便频数及遗精
秋石、白茯苓、芡实、莲子各二两，共研为末。加蒸枣做成丸，如梧子大。每次服三十丸，空腹以盐汤送下。此方名"四精丸"。

2 白浊
取芡实粉、白茯苓粉，化黄蜡和蜜做丸，如梧子大。每次服百丸，盐汤送下。此方名"分清丸"。

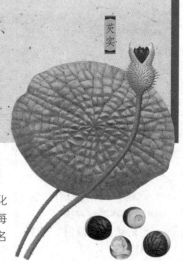

芡实

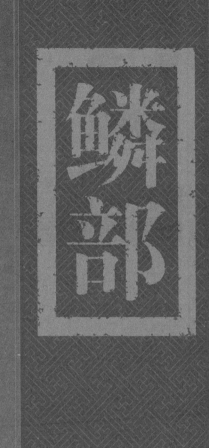

鱗部

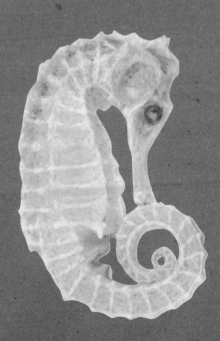

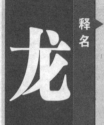

释名 亦名龙骨，本草所称的龙骨，实为古代多种哺乳动物（包括象、犀牛、马、骆驼、羚羊等）的骨骼化石）。

龙

【龙骨】

气味 甘、平、无毒。

主治

1 健忘
白龙骨、远志等分，研为末，每次服一匙，饭后以酒送下。一天服三次。

2 梦遗
龙骨、远志等分，研为末，炼蜜为丸，如梧子大，朱砂为衣。每次服三十丸，莲子汤送下。

3 暖精益阳
上方去朱砂。每次服三十丸，空腹以冷水送下。

4 睡即泄精
白龙骨四分、韭子五合，共研为末。每次服一匙，空腹以酒送下。

5 遗尿淋沥
白龙骨、桑螵蛸等分，研为末。每次服二钱，盐汤送下。

6 泄泻不止
龙骨、白石脂等分，研为末，滴水做成丸，如梧子大。根据病人情况服用适量，紫苏木瓜汤送下。

7 老疟不止
龙骨末一匙，加酒一升半，煮沸三次，于发病前一时，趁热服下，盖被发汗，有效。

8 热病下痢
龙骨半斤，研细，加水一斗，煮取五升，冷后饮服，得汗即愈。

9 休息痢（屡发屡止，经久不愈）
龙骨四两打碎，加水五升，煮取二升半，分五次冷服。

10 久痢脱肛
将白龙骨粉扑于患处。

11 吐血、鼻血
将龙骨吹入鼻中。

12 尿血
将龙骨研末，水送服一匙。一天服三次。

13 小儿脐疮
将龙骨煅后研末涂敷患处。

14 阴囊汗痒
龙骨、牡蛎共研为细粉，扑于患处。

【龙齿】

气味 涩、凉、无毒。

主治

大人惊痫诸痉，心下结气。镇心，安神。

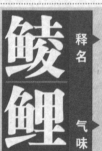

释名 亦名龙鲤、穿山甲、石鲮鱼。

鲮鲤

气味 咸、微寒、有毒。

主治

1 中风瘫痪，手足不举
穿山甲（左瘫用右甲，右瘫用左甲）煅熟、大川乌头炮熟、红海蛤（如棋子大者）各二两，共研为末。每用半两同葱

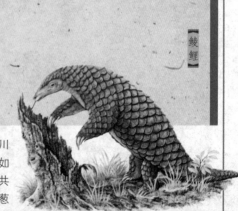

白同捣汁，和成厚饼，径约半寸，随病所左右贴敷脚心，捆好，静坐泡脚于热水中，等身麻汗出，急去药，手足渐能上举。半月后再照此治疗一次，可以除根。治疗期间注意饮食，避风，保养身体。

2 热疟
穿山甲一两、干枣十枚，同烧存性，研为末，每次服三钱，于发病之日黎明时，以水送服。

3 下痢里急
穿山甲、蛤粉等分，同炒过，研为末。每次服一钱，空腹以温酒送下。

4 肠痔、气痔，出脓血
穿山甲（烧存性）一两、肉豆蔻三枚，共研为末。每次服二钱，米汤送下。病重者加猬皮灰一两。

5 妇女阴肿
随病之左右取穿山甲之左右五钱，以沙拌炒至焦黄，研为末。每次服二钱，酒送下。

6 乳汁不通
将穿山甲炮后研为末，每次服一匙，酒送下。一天服两次。外以油梳梳乳，即通。此方名"涌泉散"。

7 乳痈
治方同上。

8 肿毒初起
将穿山甲插入谷芒热灰中，炮焦研为末，取二两，加麝香少许。每次服二钱半，温酒送下。

9 便毒便痈
穿山甲半两、猪苓二钱，都经醋炙过，研为末，酒送服二钱，外用穿山甲末，和麻油、轻粉涂敷患处。仅用药末涂亦可。

10 瘰疬溃烂
穿山甲二十一片，烧后研末涂敷患处。又方：穿山甲（土炒）、斑蝥、熟艾等分，研为末，敷患处；另用乌桕叶外贴，灸四壮，甚效。

11 瘰耳出脓
穿山甲烧存性，加麝香少许，吹入耳内，三日后，水干即愈。

12 耳鸣耳聋（突然耳聋，以及肾虚，耳内如有风水钟鼓声）
取穿山甲一大片，以蛤粉炒赤，去蛤粉，加蝎梢七个、麝香少许，共研为末取另以麻油化蜡，调末做成挺子。以棉包裹塞耳内。

13 火眼赤痛
取穿山甲一片研为末，铺在白纸上卷成捻子，烧烟熏眼。

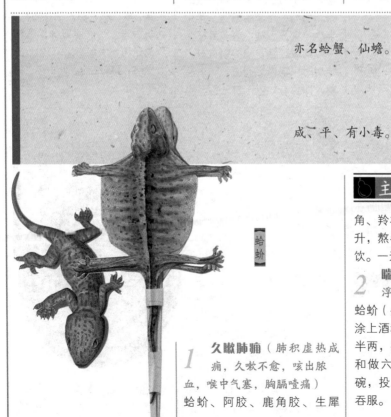

释名
亦名蛤蟹、仙蟾。

气味
咸、平、有小毒。

主治

1 久嗽肺痈（肺积虚热成痈，久嗽不愈，咳出脓血，喉中气塞，胸膈噎痛）
蛤蚧、阿胶、鹿角胶、生犀角、羚羊角各二钱半，加水三升，熬半升，滤出汁，仰卧细饮。一天一次。

2 喘嗽面浮（或兼有四肢浮肿）
蛤蚧（头尾全者）一雌一雄，涂上酒和蜜，炙熟，加紫人参半两，共研为末，化蜡四两，和做六饼，每煮糯米稀饭一碗，投入一饼搅化，趁热细细吞服。

蛤蚧

白花蛇

释名 亦名蕲蛇、褰鼻蛇。

气味 （肉）甘、咸，温，有毒。

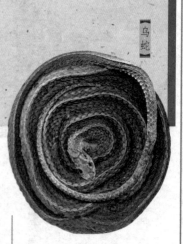

［白花蛇］

主治

1 风瘫、疬风、疥癣

白花蛇肉四两（酒炙），天麻七钱半，薄荷、荆芥各二钱半，共研为末，加好酒二升、蜜四两，熬成膏。每次服一碗，酒送下。一天服三次，服后须在暖处出汗，十日后可见效。此方名"驱风膏"。除本方外，还有"世传白花蛇酒"、"瑞竹白花蛇酒"、"濒湖白花蛇酒"等，亦治各种风疾。

2 疬风及一切风疮

白花蛇、乌梢蛇、土蝮蛇各一条，酒泡过，取肉晒干，加苦参头末四两，共研为末，再加皂荚一斤（切小，酒浸，去酒），一起在水中揉出浓汁，熬膏调丸，如梧子大。每次服七十丸，煎通圣散送下。一天服三次，服后吃稀饭压之。三日洗浴一次，取汗，避风。此方名"三蛇愈风丹。"

3 九漏瘰疬（脖子和腋下痒痛难忍，憎寒发热）

用白花蛇在酒中泡过后取肉二两，炒干；生犀角一两二钱五分，研细；黑牵牛五钱，半生半炒；青皮五钱，各药共研为末，每取二钱，加轻粉五分，黎明时以糯米汤调服。泻下恶物，即为有效。十日一服，可绝病根。忌发物，此名"三因白花蛇散"。

4 痘疮黑陷

用白花蛇连骨炙，勿令炙焦，取三钱，加大丁香七枚，共研为末。每次服五分，水和淡酒送下，有特效。不久，身上发热，痘疮红活。此方名"托痘花蛇散"。

乌蛇

释名 亦名乌梢蛇、黑花蛇。

气味 肉：甘、平、无毒。

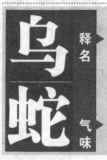

［乌蛇］

主治

1 大麻风

乌蛇三条蒸熟，取肉焙干，研末，加蒸饼做成丸，如米粒大。以此喂乌鸡，待食尽即杀鸡烹熟。取鸡肉焙干，研为末。每次服一钱，酒送下。或加蒸饼调丸服亦可。吃过三五只乌鸡，即愈。又方：捕大乌蛇一条，打死装入瓶子中，待烂后，加水二碗浸泡七天，去掉皮、骨，倒入糙米一升浸泡一天。取米晒干，喂白鸡一只（令鸡先饿一日）。等到羽毛脱落，即杀鸡煮吃，适量饮酒，鸡吃尽后，再用热水一盆，洗浴大半天，其病自愈。

2　紫白癜风

乌蛇肉（酒炙）六两，枳壳（麸炒）、牛膝、天麻各二两，熟地黄四两，白蒺藜（炒）、五加皮、防风、桂心各二两，各锉在细片，装袋中，用酒二斗浸泡，密封七天。每次温服一小杯。忌食鸡鹅、鱼肉从及发物。

3　婴儿撮口，不能吸乳

乌蛇（酒浸过，去皮、骨，炙干）半两、麝香一分，共研为末。每用半分，以荆芥汤灌下。

4　破伤中风（项强，身直）

白花蛇、乌蛇各取后端二寸，酒洗润，刮出肉，加全蜈蚣一条，共炙为末。每次服三钱，温酒调下。此方名"定命散"。

5　木舌胀塞

取蛇胆一枚，焙干，研为末，敷于舌上，有涎吐去。

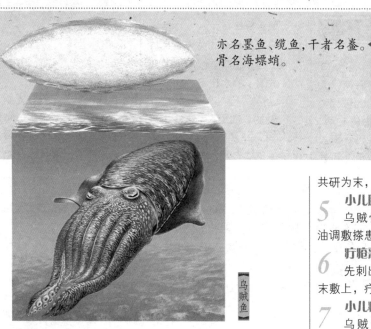

释名　**乌贼鱼**

亦名墨鱼、缬鱼，干者名鲞。骨名海螵蛸。

乌贼鱼

【肉】

气味　酸、平、无毒。

主治

益气强体，益人，通月经。

【骨】

气味　咸、微温、无毒。

主治

1　赤白目翳（伤寒之后热毒攻眼所致）

乌贼骨一两，去皮，研为末，加片脑少许点眼。一天三次。又方：乌贼骨、五灵脂等分，把熟猪肝切成片，蘸药末吃。一天吃两次。

2　雀目夜盲

乌贼骨半斤，研为末，化黄蜡三两，调末捏成铜钱大的饼子。每次取一饼，夹入切开的两片猪肝中，扎定，加淘米水半碗煮熟食用。

3　疳眼流泪

乌贼骨、牡蛎等分，研为末，制成糊丸，如皂荚子大。每次用一丸同猪肝一具，以淘米水煮熟吃。

4　耳底出脓

乌贼骨半钱、麝香二分，共研为末，吹入耳中。

5　小儿脐疮

乌贼骨、胭脂共研为末，油调敷搽患处。

6　疔疮恶肿

先刺出血，再将乌贼骨研末敷上，疔根即出。

7　小儿痰鼻勾

乌贼骨研末，米汤送服一钱。

8　小便血淋

乌贼骨末一钱，用生地黄汁调服。又方：乌贼骨、生地黄、赤茯苓等分，研为末，每次服一钱，柏叶、车前煎汤送下。

9　突然吐血

取乌贼骨末，米汤送服二钱。

10　跌破出血

将乌贼骨研末敷于患处。

11　阴囊湿痒

将乌贼骨、蒲黄研末涂敷患处。

鱼鳔

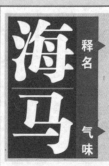

海马

释名 亦名水马。

气味 甘，温，平，无毒。

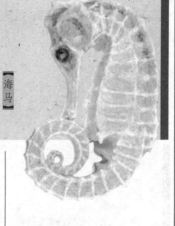

海马

主治

1 多年癥块

海马一对，木香一两，大黄（炒）、白牵牛（炒）各二两，巴豆四十粒，另取青皮二两，经童便浸软后，包入巴豆再放童便中浸泡七天，取出，用麸炒成黄色，去豆不用，只用青皮，同上开各药共研为末。每次服二钱，临睡前以煎沸过几次又放温了的水送下。此方称"海马汤"。

2 疔疮、恶疮

海马（炙黄）一对，穿山甲（黄土炒）、朱砂、水银各一钱，雄黄三钱，龙脑、麝香各少许，共研为末。每以少许点疮上，一天一次，毒自拔出。此方名"海马拔毒散"。

鱼鳔

释名 亦名鳔，做成胶名鳔胶。鱼鳔是各种鱼的白膀胱，它中空如泡，所以叫鳔。

【鳔】

气味 咸、甘、平、无毒。

主治

止折伤血出不止；烧灰，敷阴疮、瘘疮、月蚀疮。

【鳔胶】

气味 甘、咸、平、无毒。

主治

1 难产

鳔胶五寸，烧存性研为末，温酒送服。

2 产后抽搐

鳔胶一两，以螺粉炒焦，去粉，研为末，分三次服，煎蝉蜕汤送下。

3 产后血晕

将鳔胶烧存性，每次服三五钱，用酒和童便调服。

4 经血逆行

将鳔胶切碎，炒过，加新棉烧灰。每次服二钱，米汤调下。

5 破伤风抽筋

鳔胶一两烧存性，麝香少许，共研为末。每次服二钱，苏木煎酒调下。另煮一钱封疮口。此方名"危氏香胶散"。又方：鳔胶半两（炒焦）、蜈蚣一对（炙研），共研为末，取防风、羌活、独活、川芎等分，煎汤调服一钱。

6 呕不止

取鳔胶长八寸、宽二寸，炙黄，刮取二钱，以甘蔗节三十五个捣汁调下。

7 便毒肿痛

鳔胶在热水或醋中煮软后，趁热研烂敷贴患处。又方：鳔胶一两烧存性，研为末，酒送服；另以石菖蒲生研涂敷患处。

8 头风

鳔胶烧存性，研为末，临睡前以葱酒送服。

9 赤白崩中

鳔胶三尺，焙黄，研为末，同鸡蛋煎饼吃，好酒伴服。

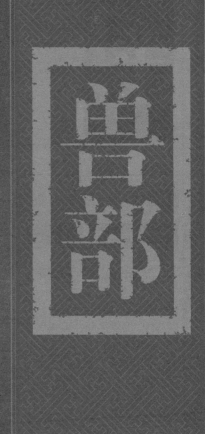

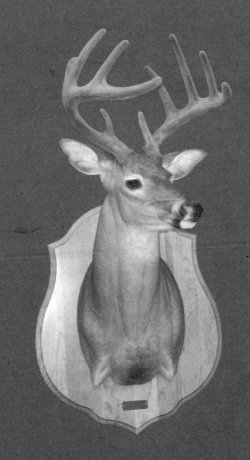

白话图解

羊

释名 亦名羖、羠、羯。

【羊肉】

气味 苦、甘、大热、无毒。

主治

1 寒劳虚弱，产后心腹痛
肥羊肉一斤，加水一斗，煮取八升，放入当归五两、黄芪八两、生姜六两，再煮取二升，分四次服下。

2 崩中垂死
肥羊肉三斤，加水二斗，煮至一斗三升，再加生地黄一升、干姜、当归各三两，煮取三升。分四次服下。

3 壮阳益肾
白羊肉半斤，生切，加蒜薤食用。三天吃一次。

4 骨蒸久冷
羊肉一斤、山药一斤，各煮烂，研如泥，下米煮粥食。

5 壮胃健脾
羊肉三斤，切小，加粱米二升同煮，下调味做粥食。

6 身面浮肿
商陆一升，水二斗，煮取一斗，去渣，加入切细的羊肉一斤，煮熟，下熟、豉、五味调和食用。

7 损伤青肿
将新羊肉切片贴于患处。

【羊脂】

气味 甘、热、无毒。

主治

1 下痢腹痛
用羊脂、阿胶、蜡各二两，黍为二升，煮粥食用。

2 汗出不止
用温酒频化牛、羊脂服下。

3 虚劳口干
取羊脂如鸡蛋大一块、酒半升、枣七枚，一起泡七天后取食，立愈。又方：用羊脂如鸡蛋大一块，放半斤醋中一宿，绞汁含口中。

4 产后虚弱
羊脂二斤、生地黄汁一斗、姜汁五升，白蜜三升，合煎如饴。每次服一杯，温酒送下。一天服三次。

5 发背初起
羊脂、猪脂切片，冷水泡过，贴敷患处，热则更换。

6 小儿口疮
用羊脂煎薏苡根涂搽患处。

【羊肝】

气味 苦、寒、无毒。

主治

1 目赤热痛
青羊肝一具，切小，洗净，调入味食用。

2 翳膜羞明
青羊肝一具，切小，和黄连四两做成如梧子大丸。饭后稍久，清茶送下七十丸。一天服三次，忌铁器、猪肉、冷水。

3 病后失明
青羊肝一斤，去膜切片，在新瓦上炕干，同决明子半升、蓼子一合炒为末。每次服一匙，白蜜浆送下。一天服三次，服至三剂，目可明。

4 青盲内障
白羊肝一具、黄连一两、熟地黄二两，同捣匀做成丸，如梧子大。饭后稍久，茶送服七十丸。一天服三次。

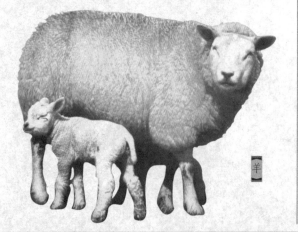

羊

5 牙疳肿痛
羊肝一具，蘸赤石脂末随意食用。

6 休息痢（一二年间时作时止，治疗不愈）
生羊肝一具，切丝，放陈醋中吞下。心闷即停服，不闷可再服一天，勿食他物。以姜、薤同羊肉一起吃亦可。

肉苁蓉一两，酒浸一夜，去皮，和做羹汤，加葱、盐五味食用。又方（兼治腰脚疼痛）：羊肾三对、羊肉半斤、葱白一根、枸杞叶一斤，同五味煮取汁，下米煮粥吃。

4 肾虚腰痛
羊肾去膜，阴干为末，酒送服二匙。一天服三次。

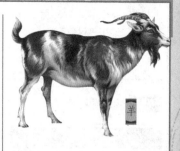

羊

厚朴、海藻各一两五钱，甘草、秦椒各六钱，均研为末，缝好，蒸熟。再晒干研细，每次服一匙，酒送下。

3 中风虚弱
羊肚一具、粳米二合，和椒、姜、豉、葱做汤食用。

4 胃虚消渴
将羊胃煮烂，空腹食用。

5 下虚尿床
在羊胃中装满水，两头用线扎紧煮熟，空腹吃四五顿。可愈。

6 项下瘰疬
将羊胃烧成灰，调香油涂敷患处。

【羊血】

气味 咸、平、无毒。

主治

1 鼻血不止
刺羊血热饮即愈。

2 产后血崩（或下血不止，心闷面青，身冷欲绝）
取新鲜的羊血一碗饮服。三两次后见效。

3 大便下血
将羊血煮熟拌醋吃，很有效。

4 胎死不出（或死胎不下）
刺羊血热饮一小碗，极有效。

【羊肾】

气味 甘、温、无毒。

主治

1 下焦虚冷（脚膝无力，阳痿）
将羊肾一个煮熟，和米粉六两，炼成乳粉，空腹食用。

2 肾虚精竭
羊肾一对，切细，放豉汁中，加五味煮米粥食。

3 五劳七伤，阳虚无力
羊肾一对，去脂，切小；

【羊胆】

气味 苦、寒、无毒。

主治

1 病后失明
用羊胆汁点眼。

2 大便秘塞
将羊胆汁灌入直肠即通。

3 烂弦风眼，流泪畏光
羊胆一个，内装蜂蜜蒸过，研为膏状。每次口含少许，并点眼。一日泪止，二日肿消，三日痛止。因羊吃百草，蜂采百花，故此方名"二百味草花膏"。

【羊胃】

气味 甘、温、无毒。

主治

1 久病虚弱，四肢烦热，不能饮食
羊胃一具、白术一升，切小，加水二斗，煮取九升，分九次服完。一天服三次，不过三剂可见效。

2 补中益气
羊胃一具，装入羊肾四个，地黄三两、干姜、昆布、地骨皮各二两、白术、桂心、人参、

【羊角】

气味 咸、温、无毒。

主治

1 气逆烦满
羊角烧后研为末，水送服一匙。

2 吐血喘咳
羊角（炙焦）二枚、桂末二两，共研为末，每次服一小匙，糯米汤送下。一天服三次。

3 水泄多时
羊角一枚，以白矾末填满，烧存性研为末。每次服二钱，水送下。

4 跌打伤痛
用羊角灰拌红糖水，放瓦

上焙焦，研为末。每次服二钱，热酒送下。同时揉痛处。

【脊骨】

气味 甘、热、无毒。

主治

1 肾虚腰痛
　　羊脊骨一具，捶碎，同蒜、薤煮食，并稍稍饮酒。又方：羊脊骨一具，捶碎，加肉苁蓉一两、草果五枚，和水煮汁，下葱、酱做汤饮食。

2 肾虚耳聋
　　羊脊骨一具，炙后研细，磁石（煅，醋淬七次）、白术、黄芪、干姜（炮）、白茯苓各一两，桂三分，共研为末。每取五钱，水煎服。

3 小便膏淋
　　将羊脊骨烧后研末，榆白皮煎汤送服二钱。

【胫骨】

气味 甘、温、无毒。

主治

1 湿热牙疼
　　羊胫骨灰二钱，白芷、当归、牙皂、青盐各一钱，共研为末，涂擦患处。

2 筋骨挛痛
　　用羊胫骨泡酒饮服。

3 月经不断
　　取羊前左腿胫骨一条，纸裹泥封，火煅赤，加棕榈灰等分。每次服一钱，温酒送下。

【羊屎】

气味 苦、平、无毒。

主治

1 心气疼痛
　　山羊屎七枚、油头发一团，共烧成灰，酒送服。

2 时疾阴肿（阴囊及阴茎都因热而肿痛）
　　用羊屎、黄柏煮汁，外洗患处。

3 疔疮恶肿
　　青羊屎一升，在水二升中泡一段时间，煮沸，取汁一升，一次饮服。

4 瘰疬已破
　　羊屎、杏仁各五钱，烧后研为末，调猪骨髓涂搽患处。

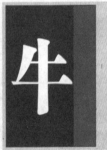

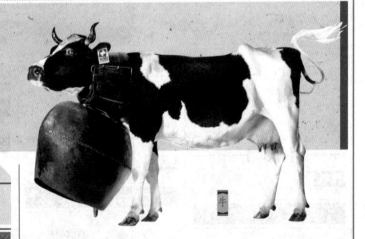

牛

【牛乳】

气味 甘、微寒、无毒。

主治

1 风热毒气
　　煮过的牛乳一升、生牛乳一升，和匀，空腹服。一天服三次。

2 下虚消渴（心脾有热，下焦虚冷，小便多）
　　常喝牛乳或羊乳，每次饮三四合。

【黄牛肉】

气味 甘、温、无毒。

主治

　　安中益气，养脾胃；健强筋骨，消水肿，除湿气。

【牛屎】（亦牛洞）

气味 苦、寒、无毒。

主治

1 水肿溲涩
　　黄牛屎一升，绞汁饮服。

以小便通畅为见效。忌食盐。

2 湿热黄病

将黄牛屎晒干，研为末，加面糊成丸，如梧子大。每次服七十丸，饭前后开水送下。

3 霍乱吐泻，四肢发冷

黄牛屎半升，加水二升，煮沸三次，取半升饮服。

4 脚跟肿痛，不能着地

用牛屎加盐炒热包裹痛处。

5 妊娠腰痛

将牛屎烧成末，每次服一匙。一天服三次。

6 小儿烂疮

将牛屎烧成灰封涂患处。还可去除瘢痕。

7 痈肿不合

将牛屎烧成灰，调鸡蛋白封往患处。药干即换，有特效。

8 乳痈初起

用牛屎和酒涂敷即消。

9 背疽溃烂

将陈年牛屎晒干，研为末，加百草霜调匀涂敷患处。

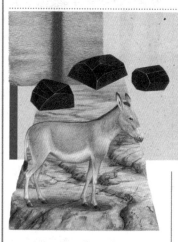

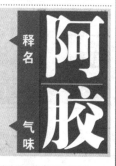

阿胶

释名 亦名傅致胶。

气味 甘、平、无毒。

1 瘫痪偏风（手足不遂，腰膝无力）

阿胶微微炙熟，先以水一升，煮香豉二合，去渣，以汁和入胶中，再煮沸几次，至胶化如糖稀，一次服下。服后取葱豉粥温服（不能冷服，否则令人呕逆）。照此法服三四剂，可见效。

2 肺风喘促

将透明阿胶切小，炒过，加紫苏、乌梅肉（焙、研）等分，水煎服。

3 老人虚秘

阿胶（炒）二钱、葱白三根，水煎化，加蜜两匙，温服。

4 赤白痢疾（肠胃气虚，冷热不调，下痢赤白，里急后重，腹痛，小便不利）

阿胶（炒过，水化成膏）一两、黄连三两、茯苓二两，共捣匀做成丸，如梧子大。每次服五十丸，粟米汤送下。一天服三次，此方名"黄连阿胶丸"。

5 吐血不止

阿胶（炒）二两、蒲黄六合、生地黄三升，加水五升，煮取三升，分次服。又方：阿胶（炒）、蛤粉各一两，朱砂少许，研为末，藕节捣汁，加蜜调匀服下。

6 肺损呕血

阿胶（炒）三钱、木香一钱，糯米一合半（研为末），和匀。每次服一钱，百沸汤冲下。一天服一次。

7 鼻血不止（口耳都流血）

用阿胶炙蒲黄半两，每取二钱，加水一碗，生地黄汁一合，煎取六成，温服。同时以布系住两乳。

8 月经不调

阿胶一钱，加蛤粉（炒成珠，研为末），热酒送服。又方：依上方，再加朱砂末半钱。

9 月经不断

将阿胶炒焦研为末，酒送服二钱。

10 妊娠下血

阿胶三两，炙为末，酒一升半煎化服下。又方：阿胶末二两、生地黄半斤（捣成汁），加水四升，煮取一升，分次服。

11 妊娠胎动

香豉一升，葱一升、加水三升，煮取一升，再加入阿胶（炙过，研细）二两，化匀服下。又方：阿胶（炒熟）、艾叶二两、葱白一斤，加水四升，煮取一升，分次服。此方名"胶艾汤"。

12 多年咳嗽

阿胶（炒）、人参各二两，研细。每取三钱，加豉汤一碗、葱白少许，煎服。一天服三次。

主治

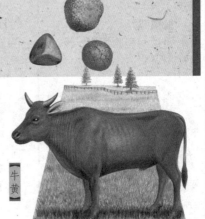

驴

【驴肉】

气味 甘、凉、无毒。

主治

补血，益气，治远年劳损。煮汁空腹饮，疗痔引虫。

【骨髓】

气味 甘、温、无毒。

主治

耳聋。

【驴尿】

气味 辛、寒、有小毒。

主治

治反胃噎病，狂犬咬伤，癣疬恶疮（都是直接饮服），风虫牙痛（频频含漱）。

【驴屎】

主治

1　鼻血不止
将驴屎烧灰吹入鼻中，有效。

2　恶疮湿癣
将驴屎烧灰调油涂搽患处。

3　月经不断或血崩
将驴屎烧存性，加面粉糊成丸，如梧子大。每次服五十至七十丸，空腹以黄酒送下，极有效。

牛黄

释名 亦名丑宝。

气味 苦、平、有小毒。

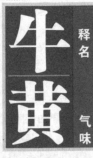

主治

1　初生胎热
取牛黄，如豆大一块，加蜜调成膏，用乳汁化开，频频滴入患儿口中。

2　小儿热惊
取牛黄如杏仁大一块，加竹沥、姜汁各一合，调匀让患儿服下。

3　惊痫嚼舌
取牛黄如豆大一块，研细，和蜜水调匀灌服。

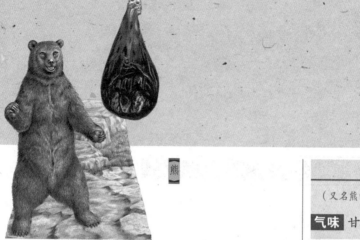

熊

熊

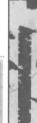

白部

【脂】
（又名熊白，熊背上的脂肪。）

气味 甘、微寒、无毒。

主治

1 **令发长黑**
熊脂、蔓荆子末等分，和匀，调醋涂搽。

2 **白秃头癞**
用熊脂涂敷患处。

3 **治风补虚损**
将熊脂用酒炼后服。

【胆】
气味 苦、寒、无毒。

主治

1 **赤目障翳**
取熊胆少许化开，加片脑一二片，点眼，有奇效。如发痒

或流泪，可加极少量的生姜粉。

2 **多年痔疮**
用熊胆涂患处，有特效。

3 **蛔虫病**（引起心痛）
用熊胆如大豆大一块，和水服下，极效。

4 **小儿惊痫抽筋**
用熊胆如两个豆大一块，加竹沥溶化和匀服下。

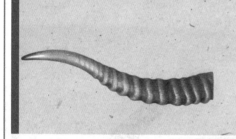

羚羊

羚羊

释名

气味

亦名九尾羊。

羚羊角：咸、寒、无毒。

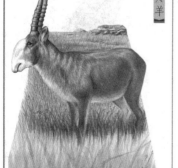

主治

1 **噎塞不通**
将羚羊角屑研为细末，水送服一匙。同时以角摩擦噎塞部位。

2 **胸胁痛满**
将羚羊角烧后研为末，水送服一匙。

3 **腹痛热满**
治方同上。

4 **堕胎腹痛，血出不止**
将羚羊角烧灰，取三钱，豆淋酒送服。

5 **遍身赤丹**
将羚羊角烧灰，用鸡蛋白调匀涂搽患处。

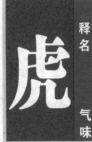

虎

释名 亦名大虫、李耳。

气味 辛、微热、无毒。

主治

1 臂胫疼痛

虎胫骨二两（捣碎，炙黄）、羚羊角屑一两、鲜芍药二两（切细），都用酒泡七日（秋冬时加倍）。每日空腹饮一杯。

2 腰脚不灵，挛急冷痛

取虎胫骨五、六寸，刮去肉膜，涂酥，炙黄捣细，装袋中，以酒一斗浸泡，在火上微温七日后，随量饮用。又方：虎腰脊骨一具，前两脚全骨一具，并于石上捶碎，文火煅出油，即投酒中密封，春夏封一周，秋冬封三周。取出，每天随量饮用三次。患病十年以上者，不过三剂，七年以下者，一剂即愈。

3 关节疼痛

虎胫骨（酒炙）三两、没药七两，共研为末。每次服二钱，温酒送下，一天服三次。又方：虎头骨一具，涂酥，炙黄，捶碎，装袋中，以酒二斗，浸泡五宿，随量饮服。

4 筋骨急痛

将虎骨和通草煮汁，空腹服半升。服后稍卧，汗出为效。切忌热服，有害牙齿。不宜给小儿服，以免影响牙齿发育。

5 痔漏脱肛

虎胫骨两节，以蜜二两炙赤，捣为末，加蒸饼做成丸，如梧子大。每日清晨以温酒送服二十丸。

6 烫伤火灼

将虎骨炙焦，研末涂敷患处。

7 膝胫烂疮

先用齑汁揩洗患处后，再刮虎骨末涂敷。

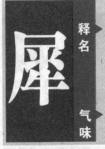

犀

释名 亦名兕。

气味 犀角：苦、酸、咸，寒，无毒。

主治

1 吐血不止

鹅肝或鸭肝、犀角、生桔梗一两共研为末。每次服二钱，酒送下。

2 小儿惊痫（嚼舌，翻眼，不知人事）

将犀角蘸水研磨，取浓汁服下，立效。服犀角末亦可。

3 消毒解热

用生犀角尖，磨水取浓汁，频频饮服。

4 下痢鲜血

犀角、地榆、生地黄各一两，共研为末，炼蜜丸，如弹子大。每取一丸，加水一升，煎取五保，去渣，温服。

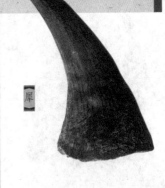

犀

【白胶】（鹿用胶）

气味 甘、平、无毒。

主治

1 盗汗遗精
用鹿角霜（为鹿角熬胶后所存残渣）二两，生龙骨（炒）、牡蛎（煅）各一两，共研为末，加酒做成丸，如梧子大。每次服四十丸，盐汤送下。

2 虚损尿血
白胶三两，炙过，加水二升，煮取一升四合，分次服下。

3 小便不禁，上热下寒
将鹿角霜研为细末，加酒做成丸，如梧子大。每次服三四十丸，空腹以温酒送下。

4 烫火灼疮
将白胶加水浓煎，待冷后取涂患处。

【角】

气味 咸、温、无毒。

主治

1 骨虚劳极（面肿垢黑，脊痛不能久立，血气衰少，发落齿枯，喜唾）
鹿角二两、牛膝（酒浸、焙）一两半，共研为末，炼蜜为丸，如梧子大。每次服五十丸，空腹以盐酒送下。

2 肾虚腰痛
鹿角屑三两，炒黄，研为末。每次服一匙，空腹以温酒送下。一天服三次。

3 妊娠腰痛
取鹿角尖五寸长者，烧赤，浸一升酒中，再烧再浸数次后，研为末。每次服一匙，空腹以酒送下。

4 妊娠下血
鹿角屑、当归各半两，加水三碗，煎取一碗半，一次服下。二服可愈。

5 胎死腹中
鹿角屑三匙，煮葱豉汤和服，死胎立出。

6 胞衣不下
用鹿角屑三分研为末，姜汤调下。

7 筋骨疼痛
鹿角烧存性，研为末。每次服一钱，酒送下。一天服两次。

8 跌打损伤，血瘀骨痛
将鹿角研为末，每次服一匙，酒送下。一天服三次。

9 蠷螋尿疮
将鹿角烧后研为末，苦酒调服。

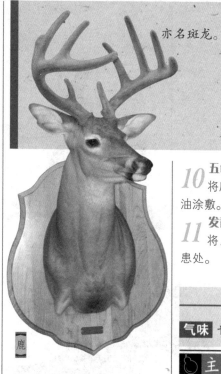

亦名斑龙。

释名 鹿

鹿

10 五色丹毒
将鹿角烧后研为末，调猪油涂敷。

11 发背初起
将鹿角烧灰，调醋涂搽患处。

【鹿茸】

气味 甘、温、无毒。

主治

1 身体虚弱，头昏眼黑
鹿茸（酥炙或酒炙）、鹿角胶（炒成珠）、鹿角霜、阳起石（煅红，酒淬）、肉苁蓉（酒浸）、酸枣仁、柏子仁、黄芪（蜜炙）各一两，当归、黑附子（炮）、地黄（九蒸九焙）各八钱，朱砂半钱，共研为末，加酒调成丸，如梧子大。每次服五十丸，空腹以温酒送下。此方名"斑茋丸"。

2 阳痿，小便频数
嫩鹿茸一两（去毛切片）、山药末一两，一同装布袋内，放入酒坛七天，取出开始饮服，每次服一杯。一天服三次。同时将酒中的鹿茸焙干，做成丸服。此方名"鹿茸酒"。

3 阴虚腰痛，不能转侧
鹿茸（炙）、菟丝子各一两，茴香半两，共研为末，以羊肾两对，酒泡后煮烂，捣如泥，和成丸，如梧子大。每次服三五十丸，温酒送下。一天服三次。

4 腰膝疼痛

将鹿茸涂酥，炙紫，研为末。每次服一钱，酒送下。

5 妇女白带

鹿茸（酒蒸，焙干）二两，金毛狗脊、白蔹各一两，共研为末，以艾煎醋调糯米糊和药末做成丸，如梧子大。每次服五十丸，温酒送下，一天服两次。

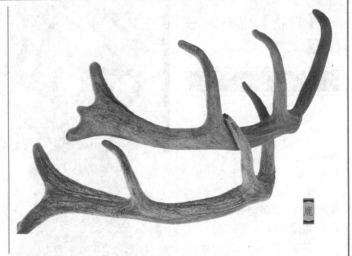

鹿

马

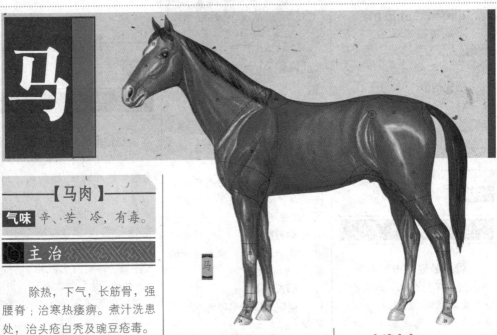

马

【马肉】

气味 辛、苦，冷，有毒。

主治

除热，下气，长筋骨，强腰脊；治寒热痿痹。煮汁洗患处，治头疮白秃及豌豆疮毒。

【白马尿】

气味 辛、微寒、有毒。

主治

1 妇女乳肿

用马尿涂搽，立愈。

2 瘕块心痛

僵蚕末二钱，以白马尿调服。同时也调敷痛处。

【白马通】（白马屎）

气味 微温、无毒。

主治

1 吐血不止

将白马通烧过，加水研细，绞汁一升饮服。

2 久痢赤白

马通一丸，烧灰，水送服。

3 搅肠沙痛

马通研汁饮服。立愈。

4 多年恶疮

马通及马牙，同研烂敷于患处。数次即愈。

5 冻指欲堕

马通煮水久泡冻处，即愈。

禽部

鹅

释名 亦名家雁、舒雁。

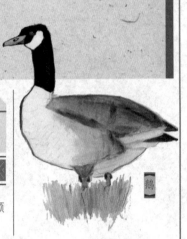

鹅

【白鹅油】

气味 甘、微寒、无毒。

主治

润皮肤，消痈肿，治手足皲裂。

【胆】

气味 苦、寒、无毒

主治

解热毒；痔疮初起，频频涂抹，自消。

鸡

释名 亦名烛夜。

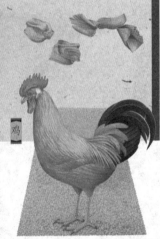

鸡

【白雄鸡肉】

气味 酸、微温、无毒。

主治

约两颗豆大的量。一次服完。

1 精神狂乱
取白雄鸡一只，煮以五味，做成汤羹食用。又方：取白雄鸡一只，如常法洗净，加入珍珠四两、薤白四两，再加水三升，煮取二升，食鸡饮汁。

2 突然心痛
白雄鸡一只，治洗干净，加水三升，煮至二升，去鸡，再煎至六合，加苦酒六合、珍珠一钱，煎至六合，投入麝香

3 赤白下痢
用白雄鸡一只做汤及馄饨吃，食前须空腹。

4 突然咳嗽
白雄鸡一只，加苦酒一斗，煮取三升，分三次服，并淡食鸡。

5 水气浮肿
小豆一升、雄鸡一只（治洗干净），加水三斗，煮熟食用，将汤喝完。

【乌雄鸡肉】

气味 甘、微温、无毒。

主治

1 反胃吐食
乌雄鸡一只，如常法治净，鸡腹内放入胡荽子半斤，烹食。吃过两只，即见疗效。

2 肾虚耳聋
乌雄鸡一只，治净，加酒三升煮熟，趁热食用。吃过三五只，可以见效。

【乌雌鸡肉】

气味 甘、酸、温、平、无毒。

主治

1 中风舌强，不能言语，目睛不转
乌雌鸡一只，治净，加酒五升，煮取二升，去渣，分三次服，同时吃葱姜粥，吃后须暖

卧取汗。

2 虚损积劳（身体久虚或大病后出现盗汗、气喘、心悸、胃弱、多卧少起等病象）

乌雌鸡一只，治净，将生地黄一斤（切细）、饴糖一斤放入鸡腹内，扎定，装铜器中，用甑蒸熟，食鸡饮汁，勿用盐。一月照此法吃鸡一次，极效。

【黄雌鸡肉】

气味 甘、酸、咸、平、无毒。

主治

1 水癖水肿
黄雌鸡一只，治净，和赤小豆一升，同煮汁饮。白天饮二次，夜间饮一次。

2 流行性发黄病
黄雌鸡一只，治净，煮熟食用，并尽量饮汁，至多吃鸡两只即愈。鸡汤中放少许盐、豉亦可。

3 脾虚滑痢
黄雌鸡一只，炙后涂上盐、醋，煮熟食用。

4 脾胃弱乏，人痿黄瘦
黄雌鸡肉五两、白面七两，做成馄饨，下五味煮熟，每天空腹吃一次。

【乌骨鸡】

气味 甘、平、无毒。

主治

1 赤白带下
乌骨鸡一只，治净，在鸡腹中装入白果、莲肉、江米各

五钱，胡椒一钱，均研为末，煮熟，空腹食用。

2 遗精白浊
治方同上。

3 脾虚滑泄
用乌骨母鸡一只，治净，在鸡腹内装入豆蔻一两、草果二枚（烧存性），扎定，煮熟，空腹食用。

【鸡肝】

气味 甘、苦、温、无毒。

主治

1 阳痿
雄鸡肝三具，菟丝子一升，共研为末，加雀卵和成丸，如梧子大。每次服一百丸，酒送下。一天服两次。

2 睡中遗尿
乌鸡肝一具，切细，以豆豉和米煮鸡肝成粥食用。

3 肝虚目暗
乌雄鸡肝、桂心等分，捣烂做成丸，如小豆大。每次服一丸，米汤送下，一天服三次。治遗精病，可在上方中加入龙骨。

【鸡胆】

气味 苦、微寒、无毒。

主治

1 沙石淋沥
干雄鸡胆半两、鸡屎白（炒）一两，研匀以温酒调服一钱。至小便通畅为止。

2 眼热流泪
五倍子、蔓荆子煎汤洗眼，洗后用雄鸡胆汁点眼。

【鸡内金】

（鸡肫皮，即鸡胃的角质内膜）

主治

1 遗尿
用鸡内金一副，和鸡肠一起煅烧，酒送服。男用雌鸡，女用雄鸡。

2 小便淋沥
鸡内金五钱，阴干，烧存性，开水送服。

3 反胃吐食
取鸡内金一副，烧存性，酒调服。男用雌鸡，女用雄鸡。

4 噤口痢疾
鸡内金焙干，研为末，乳汁送服。

5 喉闭乳蛾
将鸡内金阴干（有须洗过），烧成末，以竹管吹入喉部，蛾破即愈。

6 一切口疮
将鸡内金烧灰涂敷患处。

7 脚胫生疮
将鸡内金洗净贴于患处，一天更换一次，十天病愈。

【鸡屎白】

气味 微寒、无毒。

主治

1 心腹鼓胀，小便短涩
冬季干鸡屎白半斤，放入新酒一斗中浸泡七天后，每次温服三杯，一天服三次。此方名"鸡屎醴"。又方：鸡屎、桃仁、大黄各一钱，水煎服。又方：将鸡屎炒后研为末，滚水淋取汁，调木香、槟榔末二钱服。又方：鸡屎、川芎等分，研为末，加酒做成丸，服适量。

2 一切肿胀（肚腹、四肢肿胀，鼓胀、气胀、水胀等）

干鸡屎一升，加新酒（未过滤者）三碗，煮取一碗，滤汁饮服。不久，腹泻，接着先从脚下消肿。如水未消尽，隔日再照样治疗，另用田螺三个，滚酒煮食。再吃白粥调理身体。

3 食米成瘕（好吃生米，口吐清水）

鸡屎同白米等分，合炒为末，水调服。有米形物吐出即愈。

4 石淋疼痛

将鸡屎白晒至半干，炒为末，每次服一匙，酸浆送下。一天服两次。

5 中风寒痹

用鸡屎白半升，炒黄，加酒三升，搅令澄清后饮服。

6 产后中风（口噤，抽筋、角弓反张）

黑豆二升半，同鸡屎白一升炒熟，加入清酒一升半，再加竹沥饮服。令发汗。

7 喉痹肿痛

将鸡屎白含口中，咽汁。

8 牙齿疼痛

将鸡屎白烧末，以棉包裹，放痛处咬住，即愈。

9 鼻血不止

将鸡屎的白色部分烧灰吹入鼻中。

10 面目黄疸

鸡屎白、小豆秫米各二分共研为末，分作三服，水送下，当有黄汁排出。

11 乳痈

将鸡屎白炒过，研为末，酒送服一匙，三服可愈。

12 臁疮腰疮

将雄鸡屎烧灰，调猪油涂搽患处。

【鸡蛋】

气味 甘、平、无毒。

主治

1 伤寒发狂，热极烦躁

吞生鸡蛋一个，有效。

2 身体发黄

用鸡蛋一个，连壳烧成灰，研细，加醋一合，温服。服三次，有特效。

3 身面肿满

将鸡蛋黄和蛋白相和，涂搽肿处，干了再涂。

4 产后血多

乌鸡蛋三个、醋半升、酒二升，搅匀，煮取一升，分四次服下。

5 妇女白带

用酒及艾叶煮鸡蛋。每天取食。

6 身体发热

鸡蛋三个、白蜜一升，和匀服下，不拘大人或小孩都有效。

【鸡蛋白】

气味 甘、微寒、无毒。

主治

1 赤白下痢

取生鸡蛋一个，取蛋白摊纸上，晒干，折出四层，包乌梅十个，烧存性，冷定后研为末，加水银粉少许。大人分两次服，小孩分三次服，空腹以水送下。如有微泻，即不须再服药。

2 烫火烧灼

将鸡蛋白和酒调匀，涂敷痛处，忌发物。

【鸡蛋黄】

气味 甘、温、无毒。

主治

1 赤白下痢

鸡蛋一个，取黄去白，加入一蛋壳的胡粉，烧存性，酒送服一匙。

2 小儿痫疾

将鸡蛋黄和乳汁搅匀饮服。

3 小儿头疮

取熟鸡蛋黄，炒令油出，调麻油、轻粉涂搽患处。

4 消灭瘢痕

鸡蛋五至七个煮熟。取黄炒黑，一天涂三次，直至瘢痕消灭。

【鸡蛋壳】

主治

1 小便不通

蛋壳、海蛤、滑石等分研为末，每次服半钱，米汤送下。一天服三次，

2 头疮白秃

鸡蛋壳七个，炒过，研为末，调油涂敷患处。

3 头上软疖

将孵出小鸡后的蛋壳，烧存性，研为末，加轻粉少许，用清油调匀涂敷患处。

4 阴茎生疮

将鸡蛋壳炒过，研为末，调油涂敷患处。

5 肾囊痈疮

将孵出小鸡后的蛋壳、黄连、轻粉等分，研为末，用炼过的香油调匀涂敷患处。

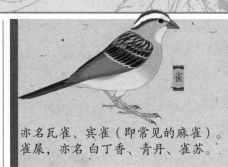

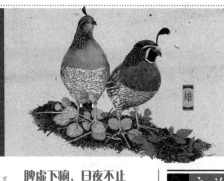

雀

释名

亦名瓦雀、宾雀（即常见的麻雀）。雀屎，亦名白丁香、青丹、雀苏。

【肉】

气味 甘、温、无毒。

主治

1 老人脏腑虚弱

取雀儿五只，治净，炒熟，加酒一合同煮。过一段时间，再加水二碗、粟米一合、葱白三根，一起煮粥食用。

2 肾冷偏坠（疝气）

雀三只，燎毛去肠，勿洗，以茴香三钱、胡椒一钱、缩砂、桂肉各二钱填雀腹内，湿纸裹好，煨熟，空腹以酒送下。

3 小肠疝气

带毛雀儿一只，去肠，填入金丝矾末五钱，缝好。火上煨成炭，研为末，空腹以酒送下。病久者服二次可愈。

4 赤白下痢

用冬季麻雀，去皮毛及肠肚，填入巴豆仁一枚，装瓶中密封，煅存性，研为末。以好酒煮黄蜡三沸，取蜡和药末调成丸。每次服一二十丸，红痢，用甘草汤送下；白痢，用干姜汤送下。

5 内外目障

雀十只，去翅、足、嘴，连肠、胃、骨、肉研烂，加磁石（煅，醋淬七次，水飞）、神曲（炒）、青盐、肉苁蓉（酒浸，炙过）各一两，菟丝子（酒浸三日，晒干）三两，共研为末，加酒二升及少量炼蜜，一起制成丸，如梧子大。每次服二十丸，温酒送下。一天服两次。

【雀卵】

气味 酸、温、充毒。

主治

男子阳痿、女子带下、便溺不利。和天雄、菟丝子末为丸，空腹服五丸，酒送下。

【雄雀屎】

气味 苦、温、微毒。

主治

1 目中翳膜（因目热所生的赤白膜）

将雄雀屎用人乳调和点眼。

2 小儿口噤中风

用水调雀屎做成丸，如麻子大。水送服二丸，即愈。

3 疮疖未破

取雀屎涂疮，易破。

4 喉痹乳蛾

取雀屎二十粒，调红糖做成三个药丸。每取一丸，以棉包裹含口中。

雉

释名

亦名野鸡。

气味

（肉）酸、微寒、无毒。

主治

1 脾虚下痢，日夜不止

野鸡一只，治净，加橘皮、葱、椒等调味，做成馄饨，空腹食用。

2 消渴饮水，小便频数

野鸡一只，加调味煮汤喝，肉亦可食。

3 心腹胀满

野鸡一只，茴香（炒）、马芹子（炒）、川椒（炒）、陈皮、生姜等分，和野肉作馅料，外面皮包成混沌食用。吃鸡的这一天，早上服禾散，辰时服此方，得午时服导气枳壳丸。

鸽

释名 亦名鹁鸽、飞奴。

气味 鸽屎：辛、温、微毒。

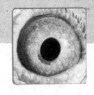

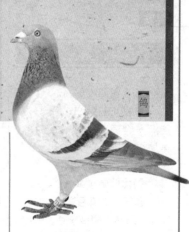

鸽

主治

1 带下排脓
野鸽屎一两，炒至微焦；白术、麝香各一分，赤芍药、青木香各半两，延胡索（炒赤）一两，柴胡三分，与鸽粪共研为末。每次服一钱，空腹以温酒调下，脓排尽后，可服其他药物补养身体。

2 蛔虫寄生
将白鸽屎烧后研细，水送服适量。

3 顶上瘰疬
将鸽屎炒后研为末。加饭做成丸，如梧子大。每次服三五十丸，米汤送下。

4 头痒生疮
取白鸽屎五合，加醋煮沸三次，捣烂涂敷患处。一天三次。

伏翼

释名 亦名蝙蝠、天鼠、仙鼠、飞鼠、夜燕。

气味

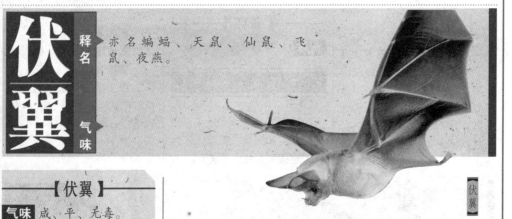

伏翼

【伏翼】

气味 咸、平、无毒。

主治

乳丸"。

1 上焦发热，白昼贪眠
取五两重的蝙蝠一个（连肠一起烤干），云实（炒）五两，威灵仙三两，牵牛（炒）、苋实各二两，朱砂、雌黄铅丹各一两，轻粉半两，共研为末，炼蜜为丸，如绿豆大。每次服七丸，木通汤送下。此方名"仙

2 久咳上气，多年服药无效
蝙蝠除去翅、足，烧焦，研为末，米汤送服。

3 久疟不止
蝙蝠一个（炙）、蛇蜕一条（烧）、蜘蛛一只（去足、炙）、鳖甲一个（醋炙）、麝香半钱，共研为末，炼蜜为丸，如麻子大。每次服五丸，温酒送下。此方名"伏翼丸"。

4 小儿惊痫
用入蛰蝙蝠一个，在蝠腹中放入成块朱砂三钱，煅存性，待冷后研为末，分四次空腹服下。如儿龄很小，则分五次服，用开水送下。

5 多年瘰疬
蝙蝠一个、猫头一个，撒入黑豆，烧至骨化，研为末，涂敷患处。如疮已干，则调油涂敷。内服连翘汤。

【天鼠屎】

（亦名鼠法、石肝、夜明砂、黑砂星）

气味 辛、寒、无毒。

主治

1 内外障翳

将夜明砂末放入猪肝内，煮食并饮汁。有效。

2 青盲不见

夜明砂（糯米炒黄）一两、柏叶（炙）一两，共研为末，加牛胆汁调成丸，如梧子大。临睡前以竹叶汤送服二十丸，至五更时，再用米汤送服二十丸，至病愈为止。

3 小儿夜盲

将夜明砂炒后研细，加猪胆汁调成丸，如绿豆大。每次服五丸，米汤送下。又方：夜明砂、黄芩等分，研为末，取淘米水煮猪肝的汁水每次调服半钱。

4 五疟不止

夜明砂末，每以冷茶送服一钱，立效。又方：夜明砂五十粒、朱砂半两、麝香一钱，共研为末，加糯米饭做成丸，如小豆大。发病前用开水送服十丸。

5 咳嗽不止

蝙蝠去翅、足，烧为末。每次服一钱，饭后用开水送下。

6 瘰耳出汁

夜明砂二钱、麝香二分，共研为末，先将患处揩干净，然后把敷药末上。

7 溃肿排脓

夜明砂一两、桂半两、乳香一分，共研为末，加干红糖半两，水调匀，涂敷患处。

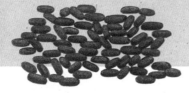

寒号虫

释名 亦名独春。屎名五灵脂。

气味 （五灵脂）甘、温、无毒。

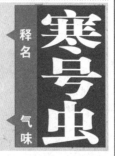

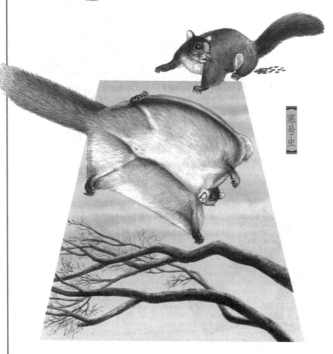

寒号虫

主治

1 心腹痛及小肠疝气（包括妇女妊娠期间及产后心痛、小腹痛、血气痛等症）

五灵脂、蒲黄等分，研末，以醋二杯调末成膏，加水一碗，煎取七成，趁热服下。痛未止，可再服。以酒代醋亦可，或有醋和药末为丸，童便和酒送服。此方名"失笑散"。

2 产后恶露不快，腰腹疼痛，或月经不调，久有瘀血

取五灵脂（水淘净，炒为末）一两，以好米醋调稀，慢火熬成膏，加蒲黄末调成丸，如龙眼大。每次取一丸，用水与童便各半碗，煎取七成后温服。再服，恶露即下。如是血块或闭经可用丸药蘸酒研磨，取汁服。此方名"紫金丸"。

3 男子脾积气痛,女子血崩诸痛

将水飞过的五灵脂炒干,待烟尽,研为末。每取一钱,温酒调服。此方名"灵脂散"。如将药末用酒、水童便煎服,则名"抽刀散",治产后心腹、胁肋、腰等处疼痛。能散恶血。

4 产后血晕,不知人事

五灵脂二两,半生米炒,研为末。每次服一钱,水调下。如患处口紧闭,可拨开灌药,入喉即愈。

5 小儿蛔虫病

取五灵脂末二钱、白矾(水飞)半钱,每取一钱,加水一碗,煎取五成温服。有虫吐出即愈。

6 月经不止

将五灵脂炒干,待烟尽,研为末。每取二钱,加当归二片,投酒一碗中煎取六成,趁热服,三五次后可见效。

7 血崩

将五灵脂十两,研为末,加水五碗,煎取三碗,去渣,再煎为膏,加神曲末二两,调成丸,如梧子大。每次服十丸,空腹以温酒送下。极效。又方:将五灵脂烧后研为末,另以铁器烧红淬酒,用此酒调药服。

8 吐血呕血

五灵脂一两、芦荟三钱,共研为末,滴水做成丸,如芡子大。每次服二丸,用浆水化下。又方:治血行入胃,吐不止。五灵脂一两、黄芪半两,共研为末,水送服二钱。

9 化食消气

五灵脂一两、木香半两、巴豆四十枚(煨熟,去油),共研为末,做成糊丸,如绿豆大。每次服五丸,开水送下。

10 消渴饮水

五灵脂、黑豆(去皮)等分,研为末。每次服三钱,冬瓜皮汤送下(无皮,用叶亦可)。一天服两次。不可再服热药,可服八味丸(去附子,加五味子)。若只是小渴,服此方二三服即止。此方名"竹笼散"。

11 手足冷麻

五灵脂二两、没药一两、乳香半两、川乌头一两半(炮,去皮),共研为末,滴水做成丸,如弹子大。每用一丸,以生姜温酒磨服。

12 骨年肿痛

五灵脂、白芨各一两,乳香、没药各三钱,共研为末,以生姜温酒磨服。

13 损伤接骨

五灵脂一两、茴香一钱,共研为末。先将乳香末敷在极痛处,再在药上敷以小黄米粥,然后把上述配好的药末撒盖在粥上,随即用木块夹定。三五日后可见效。

14 咳嗽肺胀

五灵脂二两、胡桃仁八个、柏子仁半两,共研匀,滴水和成丸,如小豆大。每次服二十丸,甘草汤送下。此方名"皱肺丸"。

15 痰血凝结

五灵脂(水飞)、半夏(汤泡)等分,研为末,姜汁浸过,加蒸饼做成丸,如梧子大。每次服二十丸,水送下。

16 目生浮翳

五灵脂、海螵蛸等分,研为末,每日以熟猪肝蘸药末食用。

17 虫、蛇咬伤

取五灵脂末涂搽患处,立愈。

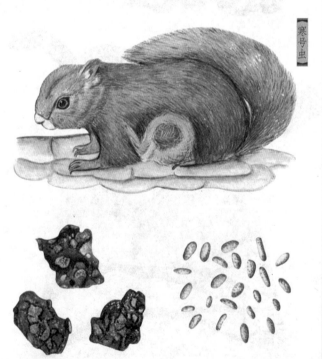

寒号虫

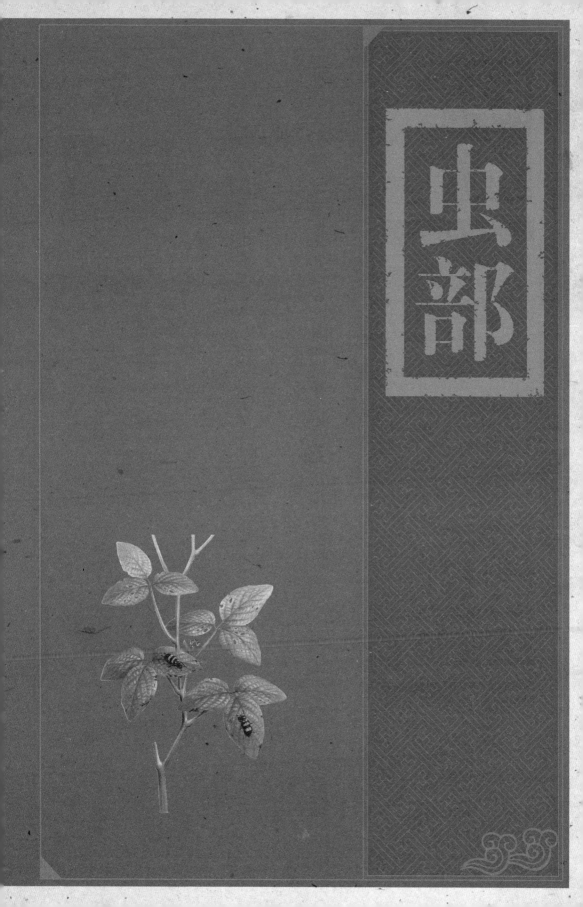

虫部

蜂蜜

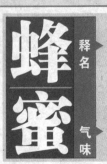

释名 亦名蜂糖。生于岩石的蜜蜂名石蜜、石饴、岩蜜。

气味 甘、平、无毒。

蜂蜜

主治

1 大便不通
用蜜二合，微微煎至饴糖状，趁热捻成挺子，长约一寸半，一端尖细。待冷却变硬后，寒入肛门，不久即可通便。

2 产后口渴
取炼蜜不限量，熟水调服即止。

3 隐疹作痒
取蜂蜜不限量，好酒调服。

4 五色丹毒
用蜂蜜调干姜末涂敷患处。

5 口中生疮
用蜂蜜浸大青叶含咽。

6 龟头生疮
用蜂蜜煎甘草涂搽患处。

7 肛门生疮（肛门属肺，肺热则肛门肿痛生疮）
蜂蜜一斤，调入猪胆汁一升，微火煎浓，捻成挺子，塞肛门内，令通泄即愈。

8 热油烫烧
用蜂蜜涂搽患处。

9 疔肿恶毒
将生蜜与隔年葱共研成膏状。把疔刺破涂上，半小时后，以热醋洗去。

10 大风癞疮
生姜二斤，捣取汁，拌入蜂蜜一斤，微火煎浓，收存。

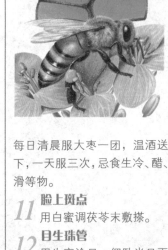

每日清晨服大枣一团，温酒送下，一天服三次，忌食生冷、醋、滑等物。

11 脸上斑点
用白蜜调茯苓末敷搽。

12 目生珠管
用生蜜涂目。仰卧半日再洗去。每天一次。

露蜂房

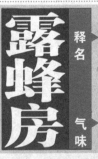

释名 亦名蜂肠、蜂窠、百穿、紫金沙。

气味 苦、平、有毒。

露蜂房

主治

1 小儿牢癇
用大蜂房一枚，加水三升煮成浓汁洗浴。一天洗三四次。

2 手足风痹
用露蜂房大者一枚、或小者三四枚，烧成灰，加独蒜一碗，百草霜一钱半，一起捣烂，

敷于痛处。忌食生冷、荤腥。

3 风虫牙痛
用露蜂房煎醋热漱。又方：蜂房一枚，孔内以盐填实，烧后研为末，涂擦患处，待一会儿以盐汤漱口，或取一块咬齿间。又方：露蜂房一个、乳香三块，煎水含漱。又方：用露蜂房同细辛煎水含漱。又方：

用露蜂房同蝎研末擦患处。

4 喉痹肿痛
露蜂房灰、白僵蚕等分，研为末。每次服半钱，乳香汤送下。

5 舌上出血
紫金沙（即露蜂房顶上实处）一两、贝母四钱、芦荟三钱，

共研为末，加蜜和丸，如雷丸大。每次服一丸，加水一小碗，煎取五成，温服。如吐血，则用温酒调服。

6 吐血、鼻血
治方同上。

7 崩中漏下
蜂房末三指撮，温酒服下，极效。

8 小儿下痢、赤白下痢
将蜂房烧末，水送服五分。

9 小儿咳嗽
蜂房二两，洗净烧研。每次服一二分，米汤送下。

10 二便不通
将蜂房烧末，酒送服二三钱。一天服两次。

11 阴萎
将蜂房烧末，新汲井水送服二钱。

12 绦虫、蛔虫病
将蜂房烧存性，酒送服

一匙，虫即死出。

13 头上疮瘤
将蜂房研为末，调猪油涂搽患处。

14 妇女乳痈
将蜂房烧灰，研为末。每次取二钱，以水一小碗，煎取六成，去渣，温服。

15 蜂蜇肿痛
将蜂房研为末，调猪油涂敷患处。或用蜂房煎水洗痛处。

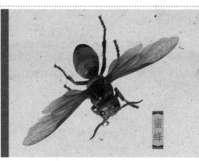

蜜蜂

释名　亦名蜡蜂。

气味　（蜂子）甘，平、微寒，无毒。

大麻风（须眉脱落，皮肉已烂成疮）
蜜蜂子，胡蜂子，黄蜂子各取一分，炒过；白花蛇、乌蛇各一两，酒浸过，去皮骨，炙干；全蝎（去尾，炒）、白僵蚕（炒）各一两，地龙（去土，炒）半两，蝎虎（全用，炒）、赤足蜈蚣（全用，炒）各十五枚，朱砂一两，雄黄

主治

（醋熬）一分，片脑半钱。以上各药共研末，每次服一匙，温蜜汤调下。一天服三至五次。

螳螂

释名　亦名桑螵蛸，拒斧、不过。其子房名螵蛸、致神、野狐鼻涕。

气味　（桑螵蛸）咸、甘，平，无毒。

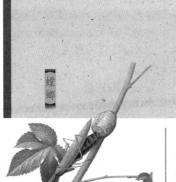

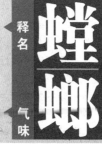

1 遗精白浊，盗汗虚劳
桑螵蛸（炙）、白龙骨等分，研为末。每次服二钱，空腹以盐汤送下。

2 小便不通
桑螵蛸（炙黄）三十枚，黄芩二两，水煎，分两次服下。

3 妊娠遗尿不禁
桑螵蛸十二枚，研为末，

主治

分两次服，米汤送下。

4 咽喉肿塞
桑螵蛸一两，烧灰。马勃半两，研匀，炼蜜为丸，如梧子大。每次服三五丸，煎犀角汤送下。

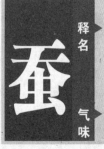

蚕

释名 亦名自死者名曰僵蚕。

气味 咸、辛，平，无毒。

主治

1 小儿惊风
白僵、蝎梢等分，天雄尖、附子尖共一钱，微泡为末。每次服三分至半钱，以姜汤调灌。甚效。

2 风痰喘嗽，夜不能卧
白僵蚕（炒过，研细）、好茶末各一两，共研为末。每次服五钱，临睡前以开水泡服。

3 喉风喉痹
白僵蚕（炒）、明矾（半生半烧）等分，研为末。每次服一钱，自然姜汁调灌，吐出顽痰，即效。小儿服，则加少许薄荷、生姜同调。又方：上方加白梅肉和成丸，以棉包裹含口中，徐徐咽下药汁。又方：白僵蚕（炒）半两、生甘草一钱，共研为末，姜汁调服，涎出立愈。又方：白僵蚕二十个、乳香一分，共捣研为末，每取一钱烧烟，熏喉中，涎出即愈。

4 偏正头风
将白僵蚕研为末，葱茶调服一匙。又方：白僵蚕、高良姜等分，研为末。每次服一钱，临睡前茶送下。一天服两次。

5 突然头痛
将白僵蚕研为末，每次服二钱，熟水送下。

6 风虫牙痛
白僵蚕（炒）、蚕蜕纸（烧）等分，研为末，擦痛处，片刻后用盐汤漱口。

7 疟疾不止
白僵蚕（直者）一个，切作七段，以棉包裹为丸，朱砂为衣，时以桃李枝七寸煎汤送下。

8 脸上黑斑
取白僵蚕末，水调涂搽患处。

9 隐疹风疮
将白僵蚕焙后研为末，酒送服一钱。

10 丹毒（从背上、两胁发起）
取白僵蚕十多个，与慎火草捣烂涂于患处。

11 小儿口疮（口中通白）
将白僵蚕炒黄，拭去黄肉、毛，研为末，调蜜涂敷。立效。

12 小儿鳞体（皮肤如蛇皮鳞甲之状，亦称胎垢、蛇体）
白僵蚕去嘴，研为末，煎汤洗浴。方中亦可加蛇蜕。

13 项上瘰疬
将白僵蚕研为末，每次服五分，水送下。一天服三次。

14 刀斧伤
将白僵蚕炒黄，研末，涂敷患处。

15 乳汁不通
白僵蚕末二钱，酒送服。过一会，再服芝麻茶一碗，即通。

16 崩中下血
白僵蚕、衣中白鱼等分，研为末，水冲服。一天服两次。

17 大小便血，淋沥疼痛
取蚕黄、蚕蜕纸（并烧存性）、晚蚕沙、白僵蚕（并炒）等分，研为末，加麝香少许。每次服二钱，米汤送下。一天服三次。

18 妇女血崩
治方同上。

19 吐血不止
将蚕蜕纸烧存性，调蜜做成丸，如芡实大，放口中含化咽津。

20 小便涩痛不通
将蚕蜕烧存性，加麝香少许。每次服二钱，米汤送下。

21 妇女断产
取蚕蜕纸一尺，烧为末，酒送服，终身不产。

九香虫

释名 亦名黑兜虫。

气味 咸、温、无毒。

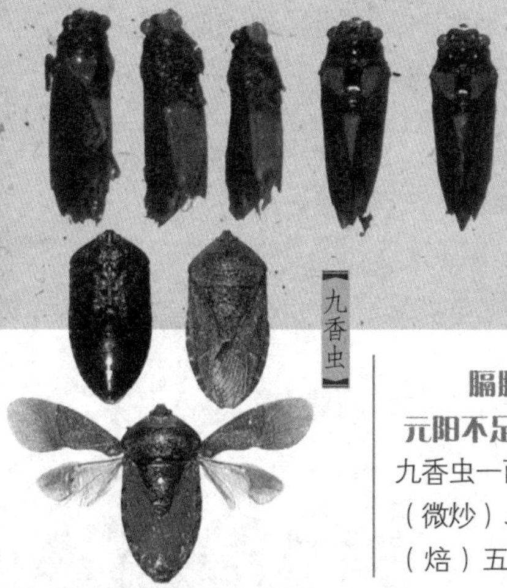

[九香虫]

主治

膈脘滞气，脾肾亏损，元阳不足

九香虫一两（半生焙），车前子（微炒）、陈橘皮各四钱，白术（焙）五钱，杜仲（酥炙）八钱，共研为末，炼蜜为丸，如梧子大。每次以盐开水或盐酒送服一钱五分，早晚各一次。

樗鸡

释名 亦名红娘子、灰花蛾。

气味 苦、平、有小毒。（不可近目）

主治

1 子宫虚寒，月经不调

樗鸡六十枚，大黄、皂荚、葶苈各一两，巴豆一百二十枚，共研为末，加枣肉做成丸，如弹子大。以棉包裹入塞阴道内，三日取出。每日取鸡蛋三个、胡椒末二分，同炒吃，酒送下。久则子宫变暖。

2 瘰疬结核

樗鸡十四枚，乳香、砒霜各一钱，硇砂一钱半，黄丹五分，共研为末，加糯米粥和药做成饼，贴于患处。一月病愈。

3 横痃便毒

取鸡蛋一个，开一个小孔，放入樗鸡六枚，纸包后煨熟。去樗鸡，只吃鸡蛋，酒送下。

斑蝥

释名 亦名斑猫、龙尾、龙蚝、斑蚝。

气味 辛、寒、有毒。

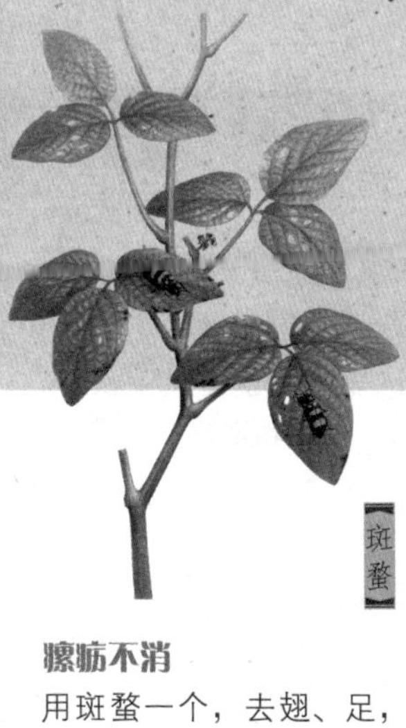

[斑蝥]

主治

1 瘰疬不消

用斑蝥一个，去翅、足，以粟米一升同炒，燋后拣去不用，加薄荷四两，共研为末，以乌鸡蛋调药末做成丸，如绿豆大。空腹以茶送下三丸；渐加至五丸后，每日减服一丸；减至一丸后，每日服五丸，以消为度。又方：斑蝥一个。去翅、足，微炙，空腹以节浆水或蜜水一碗送服。病重者服至七个可愈。

2 痈疽拔脓（痈疽不破，或破而肿硬无脓）

将斑蝥研为末，加蒜捣如膏

药，调水贴于患处。不久脓出，即去药。

3 疔肿拔根
斑蝥一个捻破，在疮上划成米字形开口后，即用斑蝥封住，不久疔肿出根。

4 积年瘰疬
斑蝥半两，微炒为末，调蜜涂敷。又方：斑蝥七个，醋浸，露一夜，搽患处。

5 疣痣黑子
取斑蝥三个、砒霜少许、糯米五钱，同炒黄，去米，加蒜一头，捣烂点在患处。

6 妊娠胎死
取斑蝥一个，烧后研为末，水送服，死胎即下。

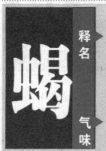

蝎

释名	亦名主簿虫、杜伯、虿尾虫。
气味	甘、辛，平，有毒。

主治

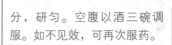

1 小儿脐风（初生儿断脐后伤风湿，唇青、口撮、出白沫，不吸乳）
取全蝎二十一只，酒炙为末，加麝香少许，每次服两三分，用金银煎汤调下。

2 慢脾惊风（小儿久病或吐泻后生惊，转成慢脾）
蝎梢一两研为末，酒调匀，填入一个挖空的石榴中，盖好，放文火上，时时搅动熬成膏。取出放冷，每次服二三分，金银薄荷汤调下。又方：全蝎、白术、麻黄（去节）等分，研为末。两岁以下小儿，每次服二三分；三岁以上小儿，每次服半钱，薄荷汤送下。

3 天钓惊风，翻眼向上
干蝎全者一只（瓦炒），好朱砂绿豆大三粒，共研为末，加饭做成丸，如绿豆大。另以朱砂少许，同酒化服一丸，立愈。

4 风淫湿痹（手足不举，筋节挛疼）
全蝎七只，瓦炒，加麝香三分，研匀。空腹以酒三碗调服。如不见效，可再次服药。

5 肾气冷痛（肾脏虚冷，气攻脐腹，两胁疼痛）
用干蝎七钱半，焙干研为末，以酒及童便各三升，煎如稠膏，做成丸，如梧子大。每次服二十丸，酒送下。此方名"定肾丸"。

6 小肠疝气
将小全蝎焙为末，每发时服一钱，加麝香一二分，温酒调服。过一会儿，再服一次，极效。

7 肾虚耳聋
小蝎四十九只、生姜（如蝎大）四十九片，同炒至姜干，研为末，温酒送服。至一二更时，再服一次，醉不妨。次日耳中如闻笙簧声，即为有效。

8 脓耳疼痛
蝎梢七枚，去毒，焙干，加麝香半钱，研为末，挑少许入耳中。昼夜三四次，以愈为度。

9 偏正头风
全蝎二十一只、地龙六条、土狗三个、五倍子五钱，共研为末，酒调匀，摊贴在太阳穴上。

10 风牙疼痛
全蝎三只、蜂房二钱，炒，研细，擦于痛处。

11 肠风下血
干蝎（炒）、明矾（烧）各二两，共研为末。每次服半钱，米汤送下。

12 诸痔发痒
全蝎不拘多少，烧烟熏痒处，即效。

13 诸疮毒肿
全蝎七只、栀子七个，以麻油煎黑，去渣，加黄蜡化成膏涂敷患处。

蝉蜕

释名 亦名蝉壳、枯蝉、金牛儿。

气味 咸、甘，寒，无毒。

蝉蜕

主治

1 小儿夜啼
用蝉蜕四十九只，去前截，将后截研为末，分四次服，钩藤汤调下。

2 小儿天吊（头目仰视，痰塞内热）
将蝉蜕在浆水中煮一天，晒干，研为末。每次服二三分，冷水调下。

3 小儿初生、口噤不乳
用蝉蜕十数只、全蝎（去毒）十数只，共研为末，加轻粉末少许，乳汁调匀灌下。

4 破伤风病（发热）
将蝉蜕炒后研为末，酒送服一钱，极效。又方：将蝉蜕研为末，加葱汁调匀，涂于破处，流出恶水，立效。此方名"追风散"。

5 痘后目翳
将蝉蜕研为末，每次服一钱，羊肝煎汤送下。一天服两次。

6 聤耳出脓
将蝉蜕半两（烧存性）、麝香半钱（炒），共研为末，以棉包裹塞耳中，排出恶物，即效。

7 小儿阴肿（多因坐地风袭，或为虫蚁所伤）
蝉蜕半两，煎水洗，同时服五苓散，则可肿消痛止。

8 胃热吐食
蝉蜕五十只（去泥）、滑石一两，共研为末，每次服二钱，水一碗，加蜜调服。此方名"清膈散"。

9 疔疮毒肿
将蝉蜕炒后研为末，蜜水调服一钱，另以唾液调匀，涂搽患处。

蛴螬

释名 亦名地蚕、乳齐、应条。

气味 咸、微温、有毒。

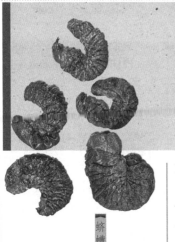

蛴螬

主治

1 小儿脐疮
将蛴螬研末涂敷患处。数次可愈。

2 小儿唇紧
将蛴螬研末，猪油调搽患处。

3 丹毒
将蛴螬捣烂涂敷患处。

4 痈疽痔漏
将蛴螬研末涂敷患处。每天一次。

5 断酒不饮
将蛴螬研末，酒送服，永不再饮。

6 目中翳障
将蛴螬捣取汁，滴眼中。

水蛭

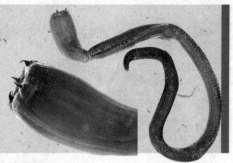

释名 亦名至掌。大者名马蜞、马蛭、马蟥、马鳖。

气味 咸、苦,平,有毒。

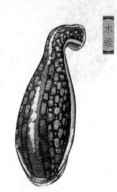

水蛭

主治

1 产后血晕
水蛭(炒)、虻虫(去翅足,炒)、没药、麝香各一钱,共研为末,以四物汤调下。下血后痛止,仍须服四物汤。

2 跌打损伤(瘀血凝滞,心腹胀痛,大小便不通)
红蛭(石灰炒黄)半两,大

黄、牵牛头末各二两,共研为末。每次服二钱,热酒调下。当排出恶血,以尽为度。此方名"夺命散"。

3 坠跌内伤
水蛭、麝香各一两,锉碎,烧出烟,研为末。酒送服一钱,当有积血排下。

蜣螂

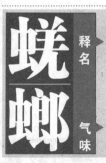

释名 亦名推丸,推车客、黑牛儿、铁甲将军、夜游将军。

气味 咸、寒、有毒。

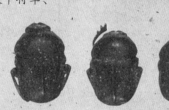

蜣螂

主治

1 小儿惊风
蜣螂一只捣烂,加水一小碗,于百沸汤中烫热,去渣,饮服。

2 小儿疳疾
用土裹蜣螂煨熟。食用。

3 小儿重舌
将蜣螂烧成末,唾液和匀敷于舌上。

4 赤白下痢(包括噤口痢及泄泻)
将蜣螂烧研为末。每用半钱或一钱,烧酒调服,小儿用

黄酒调服。立效。此方名"黑牛散"。

5 大肠脱肛
将蜣螂烧存性,研为末,加冰片研匀,敷于肛上托入,即愈。

6 大小便不通
用夏天收集、阴干的蜣螂一只,放净砖上,四面以灰火烘干,当腰切断。大便不通,用上截;小便不通,用下截;二便不通,用全部。各研为末,水送服。

7 小便血淋
将蜣螂研为末,水冲服。

8 痔漏出水
蜣螂一只阴干,加冰片少许,研为细末,搓纸捻蘸末塞入孔内,新肉渐生,药捻自动退出,即愈。又方:将蜣螂焙干,研为末,先以矾汤外洗,再加药末敷贴。

9 疔肿恶疮
生取蜣螂一只,在蜜汤中浸死,瓦上焙焦为末。先将针烧过,把疮肿挑破,然后用醋调药末涂敷。

10 无名恶疮
用死蜣螂捣汁涂敷。

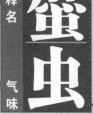

䗪虫

释名　气味

亦名地鳖、土鳖、过街。

咸、寒、有毒。

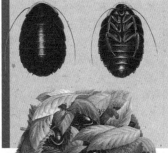

【䗪虫】

黄䗪虫丸"。

2　木舌肿强（塞口）

䗪虫（炙）五只、食盐半两，共研为末，在水二碗中煎沸多次，随时热含吐涎，直至病愈。

3　折伤接骨

将䗪虫烧存性，研为末。每次服二三钱，接骨有特效。又方：将生䗪虫捣出汁，酒送服。又方：用䗪虫六钱，隔纸在砂锅内焙干；自然铜二两，火煅过，醋淬七次，两药共

1　产后腹痛（有干血）

䗪虫二十只（熬去足）、桃仁二十枚、大黄二两，共研为末，加炼蜜捣匀，分作四丸。每取一丸，以酒一升，煮取二合，温服。下血即愈。此方名"大

主治

研为末，每次服二钱，温酒送下。伤在上方，饭后服；伤在下方，饭前服。有特效。又方：䗪虫一只，阴干临时研末入药，先将乳香、没药、龙骨、自然铜、火煅醋淬后，各取等分，加麝香少许，共研为末。每次取三分，与䗪虫末拌匀，酒调服。服药前要将折伤的部位整理好，否则接骨不能复原。

蟾蜍

释名

亦名促秋、癞蛤蟆。

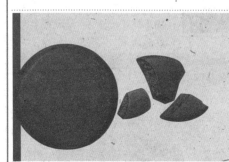

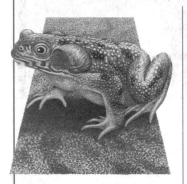

【蟾蜍】

【蟾蜍】

气味　辛、凉、微毒。

主治

1　腹中冷癖（水各冷结，两胁痞满，按之鸣转）

用大蟾蜍一个，去皮肠，切成小块，加芒硝（体强者一升，中等者七合，体弱者五合）适量，以水七升，煮取四升，一次服下，以得泻为度。

2　小儿疳积（疳积腹大。黄瘦骨立，头生疮疖）

取立秋后的大蟾蜍，去首、足、肠，涂上清油，在瓦上炙熟食用，有积秽排出。连吃五六个，一月后，形容改变，疗效显著。

3　五疳八痢（面黄肌瘦，好食泥土，不思乳食）

取大蟾蜍一个（烧存性）、皂荚一钱（去皮弦，烧存性）、蛤粉（水飞）三钱、麝香一钱，共研为末，制成糊丸，如

粟米大。每次服三四十丸，空腹以米汤送下。一天服两次，此方名"五疳保童丸"。

4 走马牙疳

将干蟾蜍裹在黄泥中煅过，取二钱，加黄连二钱半、青黛一钱、麝香少许，共研为末，涂敷患处。

5 小儿口疳

将夏季蟾蜍炙后研为末，涂敷患处。

6 一切湿疮

将蟾蜍烧灰，调猪油涂搽患处。

7 小儿瘌疮

治方同上。

8 附骨坏疮（脓汁不断，或骨从疮孔中露出，久治不愈）

取大蟾蜍一个、乱头发如鸡蛋大一团、猪油四两，煎枯，去渣，凝成膏药，先以桑根皮、乌头煎汤外洗疮面，再将煅过的龙骨末撒在疮的四周，最后以膏药敷上贴好。

9 肿毒初起

取大蟾蜍一个剁碎，和炒石灰一起研如泥，涂敷。频频换药。

10 破伤风病

蟾蜍二两半（切剁如泥）、花椒一两，同酒炒熟，再加酒二两半，温服。不久，通身出汗，极效。

11 折伤接骨

将大蟾蜍生研如泥，涂敷伤处，外用竹片包好捆稳。

12 大肠痔疾

蟾蜍一个，泥封固，火上煅存性，研为末；另取猪大肠一截，扎定两头，煮熟切碎，蘸蟾蜍末食用。如此几次，痔疮自落。

【蟾酥】
（即蟾蜍耳上腺及皮肤腺的分泌物）

气味 甘、辛、温、有毒。

主治

1 拔取疔毒

将蟾酥调白面、黄丹制成丸，如麦粒大，插入疮中，同时以水和丸成膏贴于疮上。

2 疔疮恶肿

蟾酥一钱、巴豆四枚，捣烂，加饭做成丸，如绿豆大。每次服一丸，姜汤送下。过很久，再用篇蓄根、黄荆子研酒半碗饮服，促进药力。四五次后，可食粥补养身体。

3 一切疮毒

蟾酥一钱、白面二钱、朱砂少许，加水调成丸，如麦粒大。每用一丸，水送服。如疮势紧急，用葱汤研送五至七锭亦可。汗出即愈。

4 喉痹乳蛾

蟾酥、草乌尖末、皂荚末等分，做成丸，如小豆大。每研一丸点患处，极有效。

5 一切齿痛

取蟾酥少许点痛处即止。

6 破伤风

蟾酥二钱，水调成糊，加干蝎（酒炒）、天麻各半两，共研为末，做成丸，如绿豆大。每次服一至二丸，豆淋酒送下。

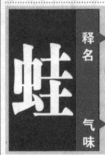

蛙

释名 亦名长股、田鸡、青鸡、坐鱼、蛤鱼。

气味 甘、寒、无毒。

蛙

主治

1 水肿

取活蛙三只，每个口内放一铜钱，钱上涂黄连末少许；另取猪肚一个，以茶油洗净后，包蛙在其中，扎好，煮一会取出，去掉蛙的皮、肠，只吃蛙肉和猪肚，酒送服。忌食酸、咸、鱼、面、鸡、鹅、羊肉，宜吃猪、鸭。此方名"蛤馔"。

2 水蛊在腹

干青蛙二只，以油炒干；蝼蛄七只，炒过；苦壶芦半两，炒过。共研为末。每次服二钱，空腹以温酒送下。三服可愈。

3 毒痢噤口

青蛙一只，连肠肚捣碎，置于瓦上烘热，加麝香五分，做成饼贴于脐上，气通后即能进食。

4 诸痔疼痛

青蛙一只，烧存性，研为末，加米糕做丸，如梧子大。每次服药时，先吃饭二匙，再服药十五丸，枳壳汤送下。

蜈蚣

释名 亦名蒺藜、蝍蛆、天龙。

气味 辛、温、有毒。

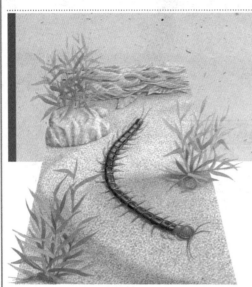

蜈蚣

主治

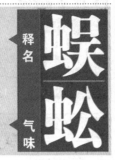

1 小儿撮口（舌上有疮，如粟米大）

用生蜈蚣捣汁涂敷。

2 小儿急惊

蜈蚣一条（去足），炙为末，朱砂、轻粉等分，研匀，加乳汁和成丸，如绿豆大。按病儿年龄。每岁服一丸，乳汁送下。

3 天吊惊风

大蜈蚣一条，去头足，油炙，以竹刀劈为左右两半，研为末，各半加麝香五分。用时，左侧病则将药末吹入左鼻，右侧病则将药末吹入右鼻，只吹少许，不可过多。若眼未下，可再吹入少量，即止。

4 破伤风

用蜈蚣研末擦牙，吐出涎沫即愈。又方：蜈蚣头、乌头尖、附子底、蝎梢等分，研为末。每用一分至三分，热酒灌服。另以药末敷患处，出汗即愈。

5 口眼歪斜，口内麻木

蜈蚣三条，一条蜜炙，一条酒浸，一条纸裹火煨，都要去掉头足；天南星一个，切作四片，一片蜜炙，一片酒浸，一片纸裹火煨，一片生用；半夏、白芷各五钱。各药一起研为末，加麝香少许。每次服一钱，热水调下。一天服一次。

6 蝮蛇螯伤

用蜈蚣研末涂敷。

7 丹毒瘤肿

蜈蚣一条，明矾加皂荚子大一块、雷丸一个、百部二钱，共研为末，调醋涂敷。

8 瘰疬溃疮

用茶和蜈蚣二味，炙至香熟，捣筛为末，先以甘草汤洗净患处，再将药末敷上。

9 聤耳出脓

将蜈蚣研末吹入耳内。

10 小儿秃疮

大蜈蚣一条、盐一分，放油内浸七天，取油涂搽患处，即效。

11 痔疮疼痛

将赤足蜈蚣焙干研为末，加片脑少许，调好涂敷。又方：取蜈蚣三四条，浸入煮沸一两次的香油中，再加五倍子末两三钱，瓶封收存。在痔痛不可忍时，取油点涂，即可痛止。

12 腹大如箕

取蜈蚣三五条，酒炙过，研为末。每次服一钱，分为两份，分别装入两个开孔的鸡蛋内，搅匀，封好，煮熟食用。一天一次，连进三服可愈。

13 脚肚转筋

将蜈蚣烧为末，调猪油涂搽。

蜈蚣

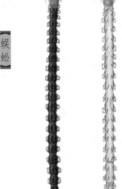

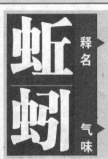

蚯蚓

释名 亦名坚蚕、地龙子。

气味 咸、寒、无毒。

蚯蚓

主治

1 伤寒热结
取蚯蚓半斤，去泥，以人尿煮汁饮服。或将生蚯蚓绞汁服。

2 诸疟烦热
生蚯蚓四条，洗净，研如泥，加生姜汁、薄荷汁各少许，蜜一匙，水调服。

3 小便不通
将蚯蚓捣烂，浸水中，滤取浓汁半碗服下，立通。

4 老人尿闭
蚯蚓、茴香等分，捣汁饮服，即愈。

5 小儿急惊
生蚯蚓一条研烂，加五福化毒丹一丸，同研。以薄荷汤少许化服。此方名"五福丸"。

6 小儿慢惊
乳香半钱、胡粉一钱，研匀，加活蚯蚓（捏去土），一同捣烂，和药做成丸，如麻子大。每次服七至十五丸，葱白煎汤送下。此方名"乳香丸"。

7 小儿阴囊肿大
蚯蚓连土研为末，调唾液涂敷。

8 手足肿痛欲断
蚯蚓三升，加水五升，绞汁二升半，服下。

9 风热头痛
蚯蚓炒后研细，加姜汁、半夏饼、赤茯苓，研等分为末。每取三分至五分，以生姜荆芥汤送服。

10 偏正头痛
蚯蚓（去土、焙干）、乳香等分，研为末。每取三分作成纸捻烧出烟，以鼻嗅入。此方名"龙香散"。

11 风赤眼痛
蚯蚓十条，炙为末，每次服三钱，茶送下。

12 齿缝出血
蚯蚓末、枯矾各一钱，麝香少许，研匀，搽于患处。

13 木舌肿满
蚯蚓一条擦盐化出水，涂舌上，肿满渐消。

14 咽喉肿痛
蚯蚓十四条捣烂，涂喉外，另以一条着盐化水，加蜜少许内服。

15 鼻中息肉
蚯蚓（炒）一分、皂荚一挺，共研为末，调蜜涂患处，清水滴尽即愈。

16 聍耳出脓
生蚯蚓、百草霜、生猪油等分，研匀，加葱汁作成挺子，以棉包裹塞耳内。又方：将蚯蚓研末吹入耳内。

17 耳中耵聍，干结不出
将蚯蚓包在葱叶中，取化出来的水滴入耳中令满。数次之后，即可把干结物挑出。

18 瘰疬溃烂
先用荆芥根上段煎汤温洗，在疮破紫黑处，针刺去血，再洗三四次，然后将黎明时收集的蚯蚓一把，放炭火上烧红为末。每一匙加乳香、没药、轻粉各半钱，穿山甲九片，炙为末，调油涂敷患处。用特效。

19 阳证脱肛
用荆芥、生姜煎汤洗患处后，即取蚯蚓（去土）一两、朴硝二钱研为末，调油涂敷。

20 对口毒疮（已出脓者）
取韭菜地蚯蚓捣烂，凉水调匀涂敷。每天换药三四次。

21 口舌糜疮
将蚯蚓、吴茱萸研为末，调醋和生面涂于足心，有效。

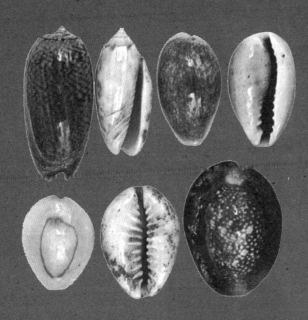

介
部

水龟

释名 亦名玄衣督邮。龟甲，又名：神屋、败龟板、败将、漏天机。

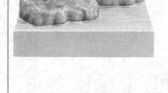

【龟甲】

气味 甘、平、有毒。

主治

1 阴虚血弱
龟甲（炙熟）、地黄（九蒸九晒）、黄柏（盐水浸炒）、知母（酒炒）各四两，在石器内研为末，加猪脊髓和丸，如梧子大。每次服百丸、空腹温酒送下。又方：与上方同，但去地黄，加五味子（炒）一两。

2 疟疾不止
将龟甲烧存性，研为末。每次服一匙，酒送下。

3 难产催生
将龟甲烧存性，研为末，酒送服一匙。又方：治经过三五天还分娩不出以及女子交骨不开。取干龟壳一个（酥炙），妇女头发一把（烧灰），川芎、当归各一两。每取七钱水煎服。隔半小时左右，再服药一次，生胞死胎都能产下。

4 肿毒初起
龟甲一个，烧后研为末，酒送服四钱。

5 小儿头疮
将龟甲烧灰涂敷。

6 口耳生疮
治方同上。

7 臁疮朽臭
生龟一个，取壳，醋炙黄，煅存性，出火气后，加入轻粉、麝香。先用葱汤洗净患处，再搽药。

【肉】

气味 甘、酸，温，无毒。

主治

1 热气湿痹，腹内急热
将龟肉调味煮食，微泄为效。

2 筋骨疼痛
乌龟一个，分作四脚，每用一脚，加天花粉、枸杞子各一钱二分，雄黄五分，麝香五分，槐花三钱，水一碗，煎服。

3 多年咳嗽不愈
乌龟三个，照平常吃龟方法治净，去肠，以水五升，煮取三升，浸曲，酿秫米四升，常取饮服。

4 下痢及泻血
用乌龟肉拌红糖，和椒，炙煮食用。多次服药即可制愈。

5 虚劳咯血
用葱、椒、酱油煮乌龟食用。

6 年久痔漏
用乌龟两三个，煮肉，加茴香、葱、酱，常吃，忌食糖、醋等热物。

玳瑁

释名 玳瑁功能解毒，为毒物所畏嫉，因此得名。

气味 甲：甘、寒、无毒。

主治

1 预解痘毒
取生玳瑁、生犀角各磨汁一合，和匀，取半合温服。一天服三次。在痘疮流行时服用，病未发则内消，病已发则减轻。

2 痘疮黑陷（乃心热血凝所致）

生玳瑁，生犀角同磨汁一合，加猪心血少许、紫草汤五匙，和匀温服。

3 迎风目泪（乃心肾虚热所致）

生玳瑁、羚羊角各一两，石

燕子一双，共研为末，每次服一钱，薄荷汤送下。一天服一次。

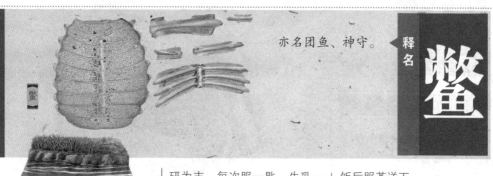

释名

亦名团鱼、神守。

鳖

【鳖甲】

气味 咸、平、无毒。

主治

1 老疟劳疟

鳖甲醋炙、研末，每次服一匙，酒送下。隔夜一服，清早一服，病发时一服，加雄黄少许更有效。

2 奔豚气痛（上冲心腹）

鳖甲（醋炙）三两、京三棱（煨）二两、桃仁（去皮尖）四两，加醋煎成糖浆状，以瓶收存，每次服半匙，空腹以酒送下。

3 血瘕癥癖（即肿瘤之类的病）

鳖甲、琥珀、大黄等分，研为末，酒送服二钱。不久即排下恶血。又方：鳖甲以醋炙黄，

研为末，每次服一匙，牛乳一合调下。每天清晨一次。

4 妇女漏下

鳖甲（醋炙）研为末，清酒送服一匙。一天服两次。又方：干姜、鳖甲、诃黎勒皮等分，研为末，制成糊丸。每次空腹服三十丸。一天服两次。

5 妇女难产

将鳖甲烧存性，研为末。酒送服一匙，即可产下。

6 小儿痫疾

将鳖甲炙后研为末。每次服一钱，乳汁送下。一天服两次，亦可炼蜜为丸服用。

7 突然腰痛，不可俯仰

鳖甲炙后研为末，每次服一匙，酒送下。一天服两次。

8 沙石淋病

鳖甲醋炙后研为末，每次服一匙，酒送下。一天服三次，石出即愈。

9 阴虚梦泄

鳖甲烧后研为末。每用三分，和酒半碗、童尿半碗、葱白七寸同煎，去葱，下午饮服。

10 吐血不止

鳖甲、蛤粉各一两，同炒至色黄，加熟地黄一两半，晒干，共研为末，每次服二钱，

饭后服茶送下。

11 痈疽不敛

将鳖甲烧存性，研为末，搽敷患处。

【肉】

气味 甘、平、无毒。

主治

1 痃癖气块

蚕沙一斗、桑柴灰一斗，水淋五次，和鳖一个一起煮烂如泥，去骨，再煮成膏，捣为丸，如梧子大，每次服十丸，一天服三次。

2 寒湿脚气，痛不可忍

鳖二个，加水二斗，煮取一斗，去鳖取汁，再加苍耳、苍术、寻风藤各半斤，煎取七升，去渣，趁热熏患处。待药水转温，再浸洗患处。

3 肺结核

鳖一个，柴胡、前胡、贝母、知母、杏仁各五钱，同煮熟。去骨、甲、裙煮汁和丸，如梧子大。每次服三十丸，空腹以黄芪汤送下，一天服两次。此方名"团鱼丸"。

介部

蟹

释名 亦名螃蟹、郭索、横行介士、无肠公子。

气味 咸、寒、有小毒。

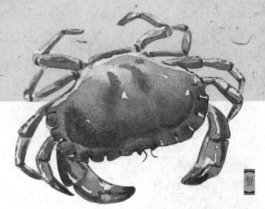

蟹

主治

杀莨菪毒，解鳝鱼毒、漆毒，治疟及黄
捣膏外敷治疥疮、癣疮；捣汁滴入耳中治耳聋。

牡蛎

释名 亦名牡蛤、蛎蛤、古贲。

气味 咸，平，微寒，无毒。

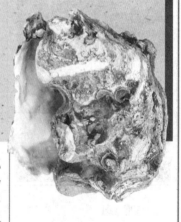

牡蛎

主治

1 心脾气痛（气实有痰的）
牡蛎煅成粉，酒送服二钱。

2 疟疾寒热
牡蛎粉、杜仲等分，研为末，炼蜜为丸，如梧子大。每次服五十丸，温水送下。

3 气虚盗汗
牡蛎粉、杜仲等分，研为末。每次服一匙，酒送下。

4 产后盗汗
用牡蛎粉、麦麸（炒黄）等分。每次服一钱，猪肉汤调下。

5 消渴饮水
用黄泥封固牡蛎，煅赤，研为末。每次服一钱，活鲫鱼煎汤调下。

6 百合变渴（由伤寒转成百合病，如寒无寒，如热无热，欲卧不卧，欲行不行，欲食不食，口苦，小便赤，一般服药则有吐泻，变成渴疾，久治不愈）
牡蛎（熬）二两、栝楼根二两，共研为末。每次服一匙，米汤调下。一天服三次。

7 病后常流鼻血
牡蛎十分、石膏五分，共研为末。每次服一匙，酒送下。亦可加蜜做丸服用，一天三次。

8 小便淋闭（服治血药无效者）
牡蛎粉、黄柏（炒）等分，研为末。每次服一钱，小茴香汤送下。

9 小便数多
牡蛎五两，加小便三升，煎取二升，分三次服。极效。

10 梦遗便溏
牡蛎粉，加醋做成丸，如梧子大。每次服三十丸，米汤送下。一天服两次。

11 阴囊水肿
牡蛎煅粉二两、干姜（炮）一两，共研为末，冷水调糊敷于患处。不久，囊热如火，药干即换，至小便通畅则愈。又方：改冷水调糊为葱汁、白面同调。小儿不用干姜。

12 **月经不止**
牡蛎煅过研细，加米醋揉成团，再煅再研，加米醋调艾叶末熬膏，做成丸，如梧子大。每次服四五十丸，醋汤送下。

13 **刀伤出血**
用牡蛎粉涂敷患处。

14 **痈肿初起**
用牡蛎粉末调水涂搽，药干即换。

15 **瘰疬**
将牡蛎煅后研为末，取四两，加玄参末三两，和面糊做成丸如梧子大。每次服三十

丸，酒送下。一天服三次，服尽病可除根。又方：瘰头疬不拘已破未破，用牡蛎四两、甘草一两为末。每次服一钱，饭后以茶汤调下。其效极验。

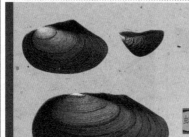
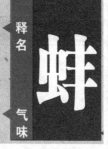

蚌与蛤同类但形状不同。长的通称蚌，短的通称蛤。所以蚌从丰，蛤从合，都是象形的意思。

释名

蚌（蚌粉，亦称蛤粉）：咸、寒、无毒。

气味

1 **痰饮咳嗽**
取蛤粉在新瓦上炒红，加青黛少许，每次服二钱，淡齑水（滴入麻油数点）调服。

2 **反胃吐食**
蛤粉二钱，和生姜汁一碗

捣匀，米醋调服。不效再服。

3 **痈疽赤肿**
用蛤粉调醋涂搽。药干即换。

4 **雀目、夜盲**
用蛤粉三钱，研为末，水飞过，放入一片切开的猪肝中，

主治

扎定。以第二遍淘米的水煮七分熟。另取蛤粉蘸食，以汁送下。一天一次。

5 **脚趾湿烂**
蛤粉干搽患处。极验。

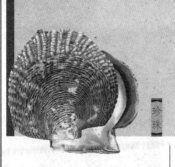
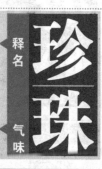

亦名真珠、蚌珠。

释名

珍珠

咸、甘、寒、无毒。

气味

珍珠

1 **安神**
取珍珠末如豆大一团，以蜂蜜调服。一天服三次。

2 **妇女难产**
珍珠末一两，酒送服。立产。

3 **胞衣不下**
珍珠一两，研为末，苦酒送服。

4 **子死腹中**
珍珠末二两，酒送服，立产。

5 **肝虚目暗**
珍珠末一两、白蜜二合、鲤鱼胆二枚，和匀，煎过，滤取汁，频频点眼。

6 **青盲眼**
治方同上。

7 **目生顽翳**
珍珠一两、地榆二两，

主治

加水二大碗煎干。取珍珠放醋中浸五日，热水淘去醋气，研为细末。每取少许点眼，至愈为止。

8 **小儿中风，手足拘挛**
珍珠末（水飞过）一两、石膏末一钱，调和匀，每取一钱，加水七分，煎取四分，温服。一天服三次。

石决明

释名 亦名九孔螺。壳名千里光。

气味 壳：咸、平、无毒。

石决明

主治

1 畏光
石决明、黄菊花、甘草各一钱，水煎，冷却后饮服。

2 痘后目翳
石决明火煅，研为末，加谷精草等分，共研细，烤猪肝蘸吃。

3 肝虚目翳
石决明（烧成灰）、木贼（焙）等分，研为末。每取二钱，

与姜、枣同用水煎，连渣服下。一天服三次。

4 青盲、雀目
石决明一两（烧存性）、苍术三两（去皮），共研为末。每取三钱，放入切开的猪肝中，扎定，加水煎熟，趁热熏目，待转温后，食肝饮汁。

5 小便淋症
石决明去粗皮，研为末，

水飞过。每次服二钱，熟水送下。一天服两次。如淋中有软硬物，即加朽木末五分。

海蛤

释名 海蛤是海中各种蛤的烂壳的总称。

气味 苦、咸，平、无毒。

海蛤

主治

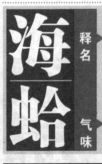

1 水湿肿满
海蛤、杏仁、汉防己、枣肉各二两，葶苈六两，共研为末，做成丸，如梧子大。每次服十丸，以有水排出为度。

2 水肿发热，小便不通
海蛤、木通、猪苓、泽泻、滑石、黄葵子、桑白皮各一钱，灯芯三分，水煎服。一天服两次。此方名"海蛤汤"。

3 腹水肿大，四肢枯瘦
海蛤（煅成粉）、防己各七钱半，葶苈、赤茯苓、桑白皮各一两，陈橘皮、郁李仁各半两，共研为末，炼蜜为丸，如梧子大。每次服五十丸，米汤送下。一天服两次。此方名"海蛤丸"。

4 血痢内热
海蛤粉二钱，蜜水调服。

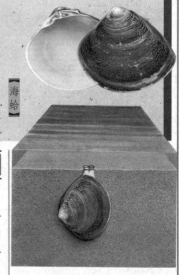

一天服两次。

5 伤寒搐搦（汗出不止，手足抽筋）
海蛤、川乌头各一两，穿山甲二两，共研为末，滴酒做成丸

子，如弹子大。捏扁，放于足心，外以葱白包住，扎好，在热水中浸脚，浸至膝部最好。水冷则换以热水。以遍身出汗

为度。每隔三天，照此方治疗一次。

6 中风瘫痪
治方同上。

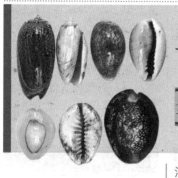

7 鼻血不止
海蛤粉一两，筛七次，槐花半两，炒焦，一起研匀，每次服一钱，水调下。

贝子
【释名】亦名贝齿、白贝。

【气味】咸、平、有毒。

【贝子】

1 目花翳痛
取贝子一两，烧研成粉，加片脑少许点眼。若有息肉，再加珍珠末等分。

2 鼻渊脓血
贝子烧研，每次服二钱，酒送下。一天服三次。

3 大便不通
贝子三个、甘遂一钱五分，共研为末，浆水调下，不久即通。

4 小便不通
贝子一对，一个生用，一

主治

个烧过，共研为末，温酒送服。

5 下疳阴疮
贝子三个，煅红，研为末，涂搽患处。

田螺

【田螺】

【壳】

【气味】甘、平、无毒。

主治

1 心脾痛
将田螺壳在松柴火上烧过，研为末，以乌沉汤、宽中散之类调服二钱，此方名"水甲散"。

2 小儿头疮
田螺壳烧存性，调清油涂搽患处。

3 小儿急惊
将多年的田螺壳烧灰。加麝香少许，水调匀，灌服。

【肉】

【气味】甘、大寒、无毒。

主治

1 消渴饮水（日夜不止，小便频数）
取田螺五升，在水一斗中浸一夜，渴即取此水饮用。每日换

主治

水及田螺一次。用田螺煮食饮汁亦可。

2 肝热目赤
大田螺七个，洗净，在清水中养去泥秽。换水一升，再次浸洗，取出放碗中加盐少许。从壳内吸自然汁点眼。

3 烂弦风眼
治方同上，但以铜绿代盐。

4 酒醉不醒
水中田螺加葱、豉，煮食饮汁，即解。

5 小便不通（腹胀如鼓）

田螺一个、盐半匙，生捣，敷于脐下一寸三分处，小便即通。

6 噤口痢

大田螺二个，捣烂，加麝香三分做饼，烘热贴脐间半日，待热气下行即思饮食。

7 脱肛（脱出三五寸）

大田螺两三个，在井水中养三四天，去泥，以黄连粉填入壳内。先用浓茶洗净肛门，然后用鸡毛蘸壳内药汁，扫在脱肠上，随后以软布慢慢将肠头托入。

8 反胃呕噎

将田螺洗净，养清水中去泥，取出晒至半干，做成丸，如梧子大。每次服三十丸，藿香汤送下。用田螺烂壳研服亦可。

9 水气浮肿

大田螺、大蒜、车前子等分。捣为膏，摊贴脐上，水排出，肿即消。

10 痔漏疼痛

用田螺一个，放入片脑一分，取汁水搽患处。搽前用冬瓜煎发洗净痔漏。又方：田螺一个，针刺破后，加入明矾末，埋一夜，取出，以螺内汁水涂患处，立能止痛。

11 腋下狐臭

取活田螺一个，塞入巴豆仁一粒，待壳内有汁水流出，即取出涂搽患处。照此方坚持，狐臭可以断根。

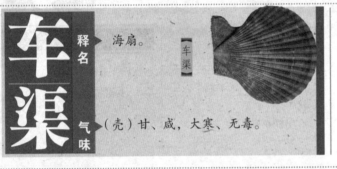

车渠

释名　海扇。

〔车渠〕

气味　（壳）甘、咸，大寒、无毒。

🍶 主治

安神，解药毒及虫螫毒。加玳瑁等分，磨人乳服下。

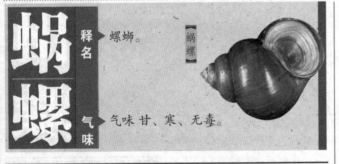

蜗螺

释名　螺蛳。

〔蜗螺〕

气味　气味甘、寒、无毒。

🍶 主治

1 黄疸、酒疸

用螺蛳养去泥土。每天煮食饮汁，有效。

2 黄疸吐血

用螺蛳十个，水漂去泥，捣烂，露一夜，称明时，取汁水取两次。血止即愈。

3 五淋白浊

用螺蛳一碗，连壳炒热，加白酒三碗，煮成一碗，挑螺肉吃，即以所煮酒饮。数次即效。

4 小儿脱肛

用螺蛳二三升，铺在桶内，令小儿坐上，不久即愈。

5 痘疹目翳

常吃水煮螺蛳，有效。

6 突然咳嗽

用螺蛳壳捣为末，每服一匙，酒送下。

7 膈气疼痛

用陈白螺蛳烧过，研细，每服残，酒送下。甚效。

8 龟头生疮

用年久螺蛳烧灰敷涂。

9 汤火伤疮

用多年干白螺蛳壳煅过。研为末，调油敷搽。

10 螺瘑已破

用土墙上白螺蛳壳为末，每日敷患处。

11 痘疮不收

用螺蛳壳洗净，煅过，研为末，敷疮上。

12 小儿哮疾

用南墙上年久螺蛳为末，下午加水调好，晚饭时吞服。

13 小儿软疖

用墙上螺蛳壳烧灰，加倒挂尘等分，调油涂搽。

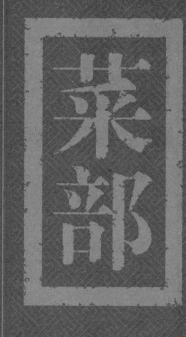

菜部

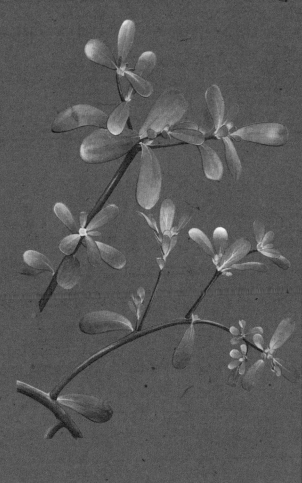

韭菜葱白

韭

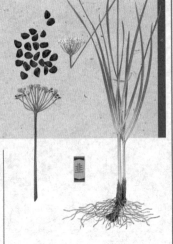

韭

释名 亦名草钟乳、起阳草。

气味 韭：辛、微酸，温，涩，无毒。
韭子：辛、甘，温，无毒。

主治

1 胸痹急痛（痛如锥刺，不能俯仰，自汗）
取生韭或根五斤，洗净捣汁饮服。

2 阴阳易病（男子因房事不慎，引起阴部肿大，小腹绞痛，头重眼花）
取鼠屎十四粒、韭根一大把，同煮沸，去渣，再煮沸二次，温服，得汗即愈，无汗可再服一剂。

3 伤寒劳复
治方同上。

4 喘息欲绝
将新鲜韭菜绞汁取一升饮下。

5 盗汗
韭根四十九根。加水二升，煮取一升，一次服下。

6 消渴
取韭苗或炒或做汤。日食三五两，可加酱，但不可加盐。吃至十斤即见效。清明节过后，不宜此方。

7 痢疾
多吃韭菜，做汤、煮粥、炒食都行。

8 赤白带下
将韭根捣汁，加童便露一夜，空腹温服。

9 疮癣
将大韭根炒存性，捣为末，调猪油涂搽患处。

10 刀伤出血
将韭汁拌风化石灰，晒干，研为末，涂敷疮上。

11 漆疮作痒
将韭叶捣烂敷上。

12 聤耳出汁
将韭汁滴耳中，一天三次。

13 食物中毒
饮生韭汁数升可解。

葱

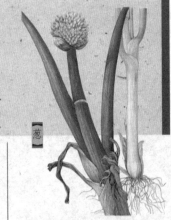

葱

释名 亦名芤、菜伯、和事草、鹿胎。

气味 葱茎白：辛、平；叶：温；根须：平；都并无毒。

主治

1 感冒风寒
葱白一把、淡豆豉半合，泡汤服，取汗。

2 伤寒头痛
连须葱白半斤、生姜二两，水煮，温服。

3 风湿身痛
将生葱捣烂，加香油数点，水煎，调川芎、郁金末各一钱服。引吐为好。

4 动胎
将葱白煮浓汁饮下，胎未死即安稳，胎已死即产出。无效再服。药中加川芎亦可。

5 脱阳危症（大吐大泄之后四肢厥冷，不省人事，或在性交后小腹睾丸疼

痛，冷汗出，四肢厥逆）

先以葱白炒热熨脐，后将葱白三七根捣烂，酒煮灌服，阳气即回。

6 突然心痛，牙关紧闭

老葱白五根，去皮须，捣成膏状，以匙送入喉中，再灌入麻油四两，得下咽即可渐愈。

7 霍乱烦躁

葱白二十根、大枣二十枚，水三升，煎取二升，分次服。

8 蛔虫引起心痛

用葱茎白二寸、铅粉二钱，捣成丸服下即愈。葱能通气，粉能杀虫。

9 小便闭胀

用葱白三斤，锉细，炒过，分包两个布袋中，交替熨贴小

腹，气透即通。

10 大小便闭

将葱白捣烂，调醋封小腹上，同时在封药处灸七壮。

11 肿毒尿闭，小便不通

葱切段，调入麻油，煎至黑色，去葱取油，随时涂肿处。

12 阴囊肿痛

取葱白、乳香捣涂患处，即时痛止肿消。又方：煨葱，加少许盐，捣成泥，涂敷肿处。

13 小便尿血

葱白一把、郁金一两，加水一升，煎取二合，温服。一天服三次。

14 肠痔有血

葱白三斤煮汤熏洗，立效。

15 痈疽肿硬

米粉四两、葱白一两，同炒黑，研为末，调醋敷贴患处，药干即换，以肿消为度。

16 刀伤脓血

大葱白二十根、麻子三升，捣碎，加水九升，煮取一升半，一次服尽，吐出脓血即愈。如未痊愈，可再次服药。

17 跌打损伤

将葱白连叶煨热，捣烂敷伤处。药冷即换。

18 火焰丹毒

将生葱汁涂敷。

19 喉中肿疼

将葱须阴干，研为末。每用二钱，加胆矾末一钱，和匀。取两三分吹入喉中。

薤

释名 亦名荞子、火葱、菜芝、鸿荟。

气味 薤白：辛、苦，温，滑，无毒。

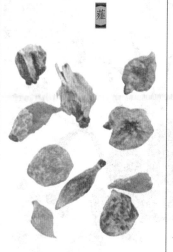

主治

1 胸痹（胸痛彻心，喘咳气短，喉中燥痒，寸脉沉迟，关脉弦数）

栝楼实一个、薤白半斤，加白酒七升，煮取二升，分两次服。此方名"栝楼薤白酒汤"。又方：薤白四两，半夏一合，枳实半两，生姜一两，栝楼实半个，切细，加醋煎服。

2 奔豚气痛

用薤白捣汁饮服。

3 赤白下痢

用薤白一把，同米煮粥吃。

4 产后诸痢

多煮食薤白，与羊肾同炒吃更好。

5 胎动

薤白一升、当归四两，加水五升，煮取二升，分两次服。

6 疥疮痛痒

煮薤叶，捣烂后涂敷患处。

7 咽喉肿痛

用薤根加醋，捣烂涂敷肿处。

蒜

释名 亦名小蒜、茆蒜、荤菜。

气味 根：辛、温、有小毒。

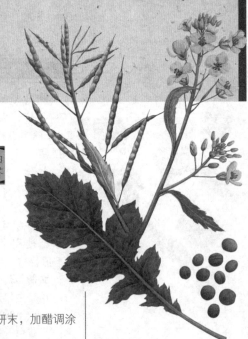

蒜

主治

1 时气温病（初起头痛壮热，脉大）

小蒜一升，捣汁三合，一次服下。不愈，可再服一次。

2 干霍乱（不得吐泻）

小蒜一升，水三升，煮取一升，一次服下。

3 长年心痛

小蒜煮成浓汁，勿放盐，饱食，有效。

4 疟疾

取小蒜不定量，研为泥，加黄丹少许，做成丸，如芡子大。每次服一丸，新汲水送下。

5 恶核肿结

小蒜、吴茱萸等分，捣烂涂敷患处。

6 小儿白秃（头上团团白色）

将蒜切细每日涂擦患处。

7 蛇蝎蜇伤

取小蒜捣汁内服，外以蒜渣涂敷伤处。

白芥

释名 亦名胡芥、蜀芥。

气味 子：辛、温、无毒。

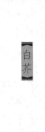

白芥

主治

1 反胃上气

白芥子末一二钱，酒冲服。

2 热痰烦晕

白芥子、大戟、甘遂、芒硝、朱砂等分，研为末，制成糊丸，如梧子大。每次服二十丸，姜汤送下。此方名"白芥丸"。

3 腹冷气起

白芥子一升，微炒，研为末，加开水沁过的蒸饼做成丸，如小豆大。每次取姜汤送下十丸，甚效。

4 肿毒初起

用白芥子研末，加醋调涂患处。

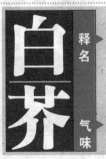

莱菔

释名

亦名萝卜、紫花菘、温菘、土酥。

气味

根：辛、甘；叶：辛、苦、温，无毒。

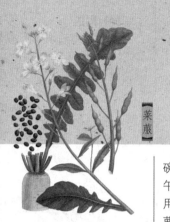

【莱菔】

主治

1 反胃
用蜂蜜煎萝卜细细嚼咽。

2 肺痿咳血
用萝卜和羊肉或鲫鱼煮熟，频食，有效。

3 鼻血不止
萝卜捣汁半碗，加酒少许，热服，并以汁注入鼻中；或先将酒煎沸，加萝卜再煎，饮服。

4 禁口下痢
萝卜捣汁一小碗，加蜜一碗、水一碗同煎。早服一次，午服一次，下午三点至五点再用米汤送服阿胶丸百粒。如无萝卜，以子加水捣汁亦可。又方：加枯矾七分同煎。又方：只用萝卜菜煎汤，每日饮服。又方：用萝卜片不拘新旧，染蜜噙口中，咽汁，味淡再换。如想进食，可喝少许肉粥。

5 大肠便血
将大萝卜皮烧存性，荷叶烧存性，蒲黄生用等分，研为末。每次服一钱，米汤送下。

6 沙石诸淋，疼不可忍
萝卜切片，泡蜜中，稍待即取出，炙干数次，不可过焦，细嚼后，盐汤送下，日服三次。此方名"瞑眩膏"。

7 遍休浮肿
萝卜、浮麦等分，泡汤饮服。

8 偏正头痛
生萝卜汁一小杯，令病人仰卧，随头痛的左右侧注入鼻中，有特效。

9 满口烂疮
用萝卜自然汁频频漱口，吐去涎汁。甚效。

生姜

释名

初生鲜嫩的，它的尖微带紫色，名叫紫姜。老根叫母姜。

气味

辛、微温、无毒。

【生姜】

主治

1 疟疾寒热（脾胃聚痰，发为寒热）
生姜四两，捣取自然汁一酒杯，露天放置一夜。发病日五更饮服即可止疟，未止再服。

2 寒热痰嗽
病初起时烧姜一块含咽。

3 霍乱转筋，入腹欲死
生姜三两，捣烂，加酒一升煮取三两，沸后服，同时以姜捣烂贴痛处。

4 胸胁满痛（心胸、胁下、硬痛胀满）
生姜一斤，捣渣留汁，把渣炒热，包布中熨贴痛处。渣冷则加汁再次炒热，继续推熨。

5 大便不通
将生姜削成二寸左右的小条，涂盐插入肛门内即可通便。

6 湿热发黄
取生姜随时擦身，加茵陈蒿擦，更好。

7 满口烂疮

用生姜自然汁频频漱吐；或用生姜研末搽疮亦可。

8 牙齿疼痛

将老生姜瓦焙，加枯矾末擦痛处。

9 中药毒

饮服生姜汁可解。

10 刀斧伤

将生姜嚼烂敷伤处。

11 闪扭手足

将生姜、葱白捣烂后和面

炒热涂敷患处。

12 跌打损伤

用姜汁和酒调生面敷贴患处。

13 腋下狐臭

用姜汁涂搽可断根。

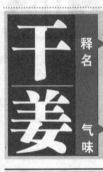

干姜

释名 ▶ 亦名白姜。

气味 ▶ 辛、温、无毒。

主治

1 脾胃虚冷，吃不下饭

将干姜在浆水中煮透，取出焙干，捣为末，加陈米粥做成丸，如梧子大。每次服三十至五十丸，白开水送下。其效极验。

2 头晕吐逆

干姜（炮）二钱半、甘草（炒）一钱二分，加水一碗半，煎取五成服下。有效。

3 水泻

将干姜（炮）研为末，稀饭送服二钱即愈。

4 血痢

将干姜烧存性，放冷，研为末。每次服一钱，米汤送下。极效。

5 脾寒疟疾

干姜、高良姜等分，研为末。每次服一钱，加水一碗，煎取七成服下。又方：干姜炒黑研为末，临发病时，以温酒送服三钱。

6 咳嗽上气

干姜（炮）、皂荚（炮，去皮子及有蛀部分）、桂心（紫色，去皮）一起捣烂，筛过，取等分，

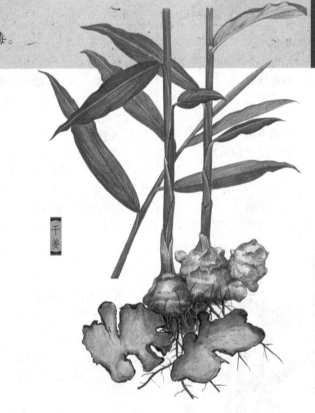

干姜

炼蜜为丸，如梧子大。每次服三丸，水送下。咳嗽发时即服，一天服三至五次。禁食葱、面、油腥。有特效。

7 吐血不止

将干姜研为末，童便调服。

8 赤眼涩痛

干姜末，水调贴足心。

9 牙痛

干姜（泡）、川椒等分，

研为末，敷搽患处。

10 痈疽初起

干姜一两炒紫，研为末，醋调敷于痈四周，留头自愈。

11 瘰疬不收

将干姜研为末，加姜汁调成糊，以黄丹为衣，每日随疮大小填药于内。脓尽生肉合口，即可停药。如仍不合，加葱白汁调大黄涂搽即愈。

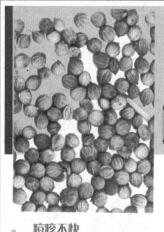

【胡荽】

胡荽

释名　亦名香荽、胡菜、荽。

气味　根、叶：辛、温、微毒；子：辛、酸，平，无毒。

1 痘疹不快
胡荽二两，切碎，放入两碗酒中煎沸，盖严勿令漏气。待冷定后，去渣，含酒轻喷病孩颈背直至两足，勿喷头面。

2 孩子赤丹
将胡荽捣汁涂搽患处。

3 产后无乳
取干胡荽煎汤饮服。

4 小便不通
胡荽二两、葵根一把，加水二升，煎取一升，再加滑石末一两，分三四次服下。

5 肛门脱出
胡荽一升切碎，烧烟熏患处，即入。

6 蛇虫蜇伤
胡荽苗、合口椒等分，捣烂涂搽患处。

7 痢疾泻血
胡荽子一合，炒过，捣为

主治
末每次服二钱。赤痢以红糖水送下，白痢以姜汤送下，泻血以开水送下。一天服药二次。

8 痔痛
将胡荽子炒后研为末，每次服二钱，空腹以温酒送下。数服见效。

9 牙齿疼痛
胡荽子五升，加水五升，煮取一升，含漱。

翻白草

释名　亦名鸡腿根、天藕。

气味　根：甘、微苦，平，无毒。

【翻白草】

主治

1 崩中下血
取翻白草一两，捣碎，加酒二碗，煎取一碗服。

2 吐血
翻白草五至七棵，切细，加水二杯，煎取一杯，空腹服。

3 疟疾寒热
翻白草根五至七茎，煎酒服。

4 无名肿毒
治方同上。

5 疔疮初起
（不拘已成未成）。用翻白草十棵，酒煎服，出汗即愈。

6 浑身疥癞
夏季中午采翻白草，每次取一把，煎水洗浴。

懷香

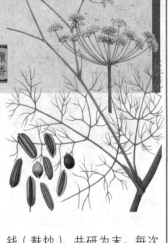

懷香

释名 亦名茴香、八角珠。

气味 子:辛、平、无毒。

主治

1 大小便闭,鼓胀气促
八角茴香七个、大麻半两,共研为末,加生葱白三至七根,同研煎汤,调五苓散末服下。一天服一次。

2 小便频数
将茴香(不定量)洗净,加少量盐,炒后研为末,炙糯米糕蘸食。

3 肾虚腰痛
将茴香炒过,研细,切开猪肾,掺末入内,裹湿纸中煨熟,空腹以盐酒送下。

4 疝气
将茴香炒过,分作二包,交替熨贴患处。

5 胁下刺痛
茴香一两(炒)、枳壳五钱(麸炒),共研为末。每次服二钱,盐酒调服。

6 蛇咬久溃
将茴香捣成末涂敷患处。

马齿苋

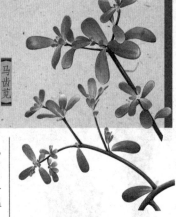

马齿苋

释名 亦名马苋、五行草、五方草、长命菜、九头狮子草。

气味 酸、寒、无毒。

主治

1 脚气浮肿,心腹胀满,小便涩少
用马齿苋和少量粳米、酱汁煮食。

2 产后虚汗
用马齿苋研汁三全服。如无新鲜者,以干者煮汁亦可。

3 产后血痢,小便不通,脐腹疼痛
生马齿苋菜捣汁三合,煎沸,加蜜一合调服。

4 肛门肿痛
用马齿苋叶、三叶酸草等分,煎汤熏洗。一天两次,有效。

5 赤白带下
用马齿苋捣汁三合,倒入温热一两枚鸡蛋白中,乘微温一次服下。一般服两次见效。

6 腹中白虫
将马齿苋煮水一碗,和盐、醋空腹食用。不久有白虫排出。

7 风齿肿痛
用马齿苋一把,嚼汁浸患处,肿即消退。

8 耳内外恶疮
黄柏半两、干马齿苋一两,共研为末涂敷患处。

9 小儿脐疮
将马齿苋烧过,研末涂敷。

10 疔疮肿毒
马齿苋二分、石灰三分,共研为末,加鸡蛋白调匀涂敷患处。

11 积年恶疮
用马齿苋捣烂封住患处,或取汁煎浓涂敷。

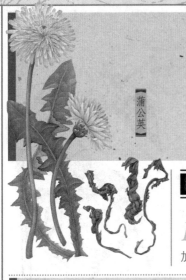

蒲公英

释名 亦名耨耨草、金簪草、黄花地丁。

气味 苗：甘、平、无毒。

[蒲公英]

主治

1 乳痈红肿
蒲公英一两，一起捣烂，加水二碗，煎取一碗，饭前饮服。

2 疳腮疔毒
用蒲公英捣烂涂敷患处，同时捣汁和酒煎服。

莴苣

释名 亦名莴菜、千金菜。

气味 菜：苦、冷、微毒。

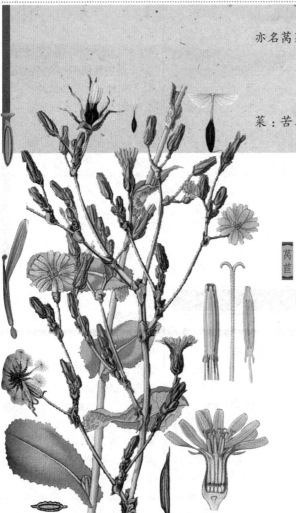

[莴苣]

主治

1 乳汁不通
用莴苣菜煎酒服。又方：莴苣子一合、生甘草三钱，糯米、粳米各半合，煮粥频食。

2 小便不通
将莴苣菜捣烂，或将莴苣子捣成饼，贴脐中即通。

3 百虫入耳
将莴苣捣汁滴入耳中，虫自出。

4 腰部闪伤
白莴苣子（炒）三两、白粟米（炒）一撮，乳香、没药、乌梅肉各半两，共研为末，炼蜜为丸，如弹子大。每嚼一丸，热酒送下。

5 阴囊肿
莴苣子一合，捣成末，加水一碗，煮沸五次，取汁温服。

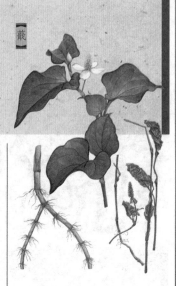

蕺

蕺

释名 亦名菹菜、鱼腥草。

气味 叶：辛、微温、有小毒。

🥄 主治

1 背疮热肿
用鱼腥草捣汁涂敷患处，留孔以泄热毒。

2 痔疮肿痛
用鱼腥草一把，煎汤熏洗。洗后，将鱼腥草包好敷患处。

3 疔疮作痛
用鱼腥草捣烂涂敷患处。初敷一段时间，会感觉疼痛，须忍住，不可去药。痛后一二日即愈。

4 小儿脱肛
先以朴硝水洗过患处，然后把鱼腥草捣如泥，放芭蕉叶上，令病孩坐药，脱肛自入。

5 虫牙疼痛
鱼腥草、花椒、菜子油等分，捣匀，加泥少许，和成小丸，如豆大。左牙痛，塞左耳；右牙痛，塞右耳；左右牙都痛时，轮流换塞，否则有损听觉。

6 蛇虫咬伤
鱼腥草、皱面草、槐树叶、草决明一起捣烂涂敷患处。

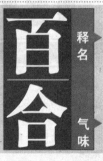

百合

释名 亦名强瞿、蒜脑薯。

气味 根：甘、平、无毒。

🥄 主治

1 百合病（伤寒病之后坐卧不安，神志不清，胡言乱语）
如已发汗用百合七枚，水泡一夜，次日清晨以泉水煮取一升；另用知母三两，加水二升，煮取一升。百合汁、知母汁合在一起煮取一升半，分次服。此方名"百合知母汤"。如已吐过，则用百合七枚，水泡一夜，次日清晨以泉水二升，煮取一升，加鸡蛋白一个，分两次服。此方名"百合鸡子汤"。如已泻过，则用百合七枚，水泡一夜，次日清晨以泉水二升，煮取一升；另用代赭石一两、滑石三两，加水二升，煮取一升，和百合汁一起再煮取一升半，分两次服。此方名"百合代赭汤"。如未经汗、吞、下，则用百合七枚，水泡一夜，次日清晨以泉水二升，煮取一升；另加入生地黄汁一升，合煮取一升半，分两次服。此方名"百合地黄汤"。如病已变成消渴，则用百合一升，在水一半中泡一夜，取汁温洗病人，洗毕，令病人吃无味的面片汤。如病已变成热证，则用百合一两、滑石三两，共研为末，水冲一匙，微泻即见药效。如病已变成腹满作痛，则将百合炒为末，每次服一匙，水送下。一天服两次。

2 肺脏热，烦闷咳嗽

取鲜百合四两，加蜜蒸软，时时含一片吞津。

3 肺病吐血

用新百合捣汁，水送服。煮百合吃亦可。

4 游风隐疹

盐泥二两、百合半两、黄丹二钱、醋一分、唾液四分，捣和敷贴患处。

5 疮肿不穿

用野百合同盐捣泥涂敷患处。

6 天泡疮

取生百合捣涂患处，二日即安；或将百合花晒干研为末，调菜油涂搽亦有效。

7 肠风下血

取百合子，酒炒至微赤，研为末，开水冲服。

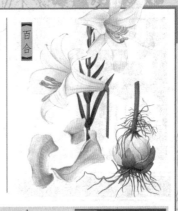

百合

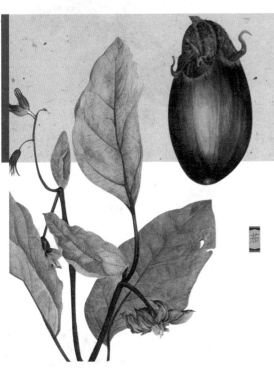

茄

释名

亦名落苏、昆化瓜、草鳖甲。

气味

茄子：甘、微寒、无毒。

茄

主治

1 妇女月经色黄

将黄茄子切开，阴干研为末。每次服二钱，温酒调下。

2 肠风下血

将经霜茄子连蒂烧存性，研为末。每天服二小匙，空腹以温酒送下。又方：取大茄子三个，每用一个包湿纸中煨熟。泡酒一升半。蜡封三天，去茄饮酒（暖饮）。

3 腰脚拘挛（腰脚风血积冷，筋急拘挛疼痛）

取茄子五十斤（这是古秤，所得重量约合今秤的十分之一），切细，以水五斗煮成浓汁，滤去渣，再煮至一升左右，即加入生粟粉，令稀稠适当，更配以麝香、朱砂末，做成丸，如梧子大。每日服三十丸，秫米酒送下。一月后可望病愈。

4 跌打损伤

大黄茄一个，切片如一指厚，在新瓦上焙、研为末。临睡前服两小匙，温酒调服。一夜伤消无痕。

5 热毒疮肿

用生茄子一个，切去二分厚，挖去二分活的瓤，如罐子形，合在疮上即消。

6 癜风

用茄蒂蘸硫黄、附子共研成的药末搽敷。白癜用白茄蒂，紫癜用紫茄蒂。

7 牙痛

将秋茄花（干品）烧存性，研末涂痛处。

8 血淋

将茄叶熏干为末，每次服二钱，温酒或盐汤送下。隔年的茄叶更好。

9 久痢

将茄根烧灰、石榴皮等分，研为末，红糖水送服。

10 取去痛牙

茄茎浸马尿中三日，取出晒干，炒后研为末，点在痛牙上，牙自脱落。

苦瓜

苦瓠

释名 亦名苦瓟、匏瓜。

气味 瓠、子：苦、寒、有毒。

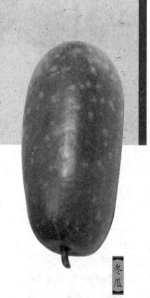

苦瓠

主治

1 黄疸肿满

苦瓠瓤如大枣大小，泡童便中一个时辰，取出两小团塞鼻孔中，深吸气。有黄水排出，几次后即愈。又方：将瓠瓤熬黄研为末，每次服半钱，一天服一次，十天病愈。

2 水肿，头面肿大

取苦瓠白瓤，分捻如豆粒，以面裹住煮沸。空腹服七枚，当有水排出，人转瘦好愈。二年内忌咸物。又方：苦瓠瓤一两，微炒，研末。每天服一钱，稀饭送下。

3 通身水肿

苦瓠末（炒）二两、苦葶苈五分，捣烂合成丸，如小豆大。每次服五丸，一天服三次，有水排出为止。又方：苦瓠末五分、大枣七枚，合捣成丸。先服三丸，隔一小时左右，再服三丸，有水排出后更服一丸。

4 小便不通

苦瓠子三十枚（炒）、蝼蛄三个（焙），共研为末。每次服一钱，冷水送下。

5 牙痛

苦瓠子半升，加水五升，煎取三升，含漱。和茎叶煎汁含漱亦可。

冬瓜

释名 亦名白瓜、水芝、地芝。

【白冬瓜】

气味 甘、微寒、无毒。

主治

1 消渴不止

冬瓜一个，削皮，埋湿地中一日，取出破开，饮其汁水。

或将冬瓜烧熟，绞汁饮服亦可。

2 浮肿喘满

大冬瓜一个，切盖去瓤，填入赤小豆，加盖封固，晒干、埋糯糠中用火煨，火尽后，取瓜切片，同豆焙干研为末，加水调成丸，如梧子大。每次服七十丸，煎冬瓜子汤送下。一天服三次，以小便畅

冬瓜

通为度。

3 特疮肿痛
用冬瓜煎汤洗患处。

4 热毒，痱子
将冬瓜切片摩涂患处。

【瓜练】(瓜瓤)

气味 甘、平、无毒。

主治

1 消渴烦乱
取干冬瓜瓤一两煎水服。

2 水肿，小便少
用冬瓜瓤煎水服。

【白瓜子】(冬瓜仁)

气味 甘、平、无毒。

主治

1 补肝明目
冬瓜仁七升，包布袋内，投沸汤中几次，取出晒干，再在清酒中泡两晚。晒干研为末。每天服一匙。又方：取瓜三五升，去皮为丸，每日空腹服十丸。

2 男子白浊
取陈冬瓜仁(炒)研为末。每次服五钱，空腹以米汤送下。

---

3 女子白带
治方同上。

【瓜皮】

气味 甘、凉。

主治

1 跌打损伤
干冬瓜皮、真牛皮胶各一两，锉入锅，炒存性，研末。每次服五钱，好酒热后送下。服后厚盖静卧，有微汗，痛即减。

2 损伤腰闪痛
将冬瓜皮后烧研末，酒送服一钱。

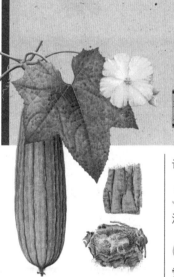

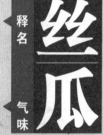

释名 亦名天丝瓜、天罗、布瓜、蛮瓜。

丝瓜

气味 瓜：甘、平、无毒。

调匀涂搽患处。

5 手足冻疮
老丝瓜烧存性，调腊猪油涂搽患处。

6 特漏脱肛
丝瓜烧灰，多年石灰、雄黄各五钱，共研为末，以猪胆、鸡蛋白及香油调药敷贴患处，直至脱肠收上。

7 肠风下血
取霜后干丝瓜烧存性，研为末，空腹服二钱，酒送下。

8 血崩
老丝瓜烧灰、棕榈烧灰等分，盐酒或盐汤送服。

9 乳汁不通
丝瓜连子烧存性，研为末，酒送服一二钱，盖厚被发

1 瘟疮不快
用老丝瓜近蒂三寸，连皮烧存性，研为末，红糖水送服。

2 痈疽不敛，疮口很深
有丝瓜捣汁频频涂搽。

3 风热腮肿
丝瓜烧存性，研为末，水调涂搽患处。

4 坐板疮疥
丝皮焙干，研为末，烧酒

主治

汗即通。

10 小肠气痛，绕脐冲心
取老丝瓜连蒂烧存性，研为末。每次服三钱，热酒调下。病重者服两三次即消。

11 卵肿偏坠
取老丝瓜烧存性，研为末，炼蜜调成膏。每晚以好酒送服一匙。

12 腰痛
丝瓜子炒焦，捣烂，酒送服。以渣敷痛处。

13 喉闭肿痛
将丝瓜研汁灌下。

14 化痰止咳
丝瓜烧存性，研为末，加

枣肉做成丸，如弹子大。每次服一丸，温酒送下。

15 风气了牙痛

生丝瓜一个，擦盐后烧存性，研为末，频频擦牙，涎吐

尽即愈。如有腮肿，可用末调水敷贴患处。此方治蛀牙无效。

16 刀疮

陈石灰、新石灰、丝瓜根叶、韭菜根各等分，捣至极

烂，做成饼，阴干，研末涂搽患处。止血、定痛、生肌，有特效。

17 诸疮久溃

用丝瓜老根熬水洗搽。

石耳

| 释名 | 亦名灵芝。 |
| 气味 | 甘、平、无毒。 |

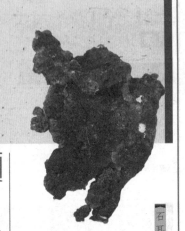

石耳

🌿 主治

1 泻血脱肛

石耳五两（炒）、白枯矾一两、密陀僧半两，共研为末，加蒸饼做成丸，如梧子在。每

次服二十丸，米汤送下。

2 治鼻衄、吐血

石耳三钱，鸭蛋一个同煮，喝汤吃蛋及药。

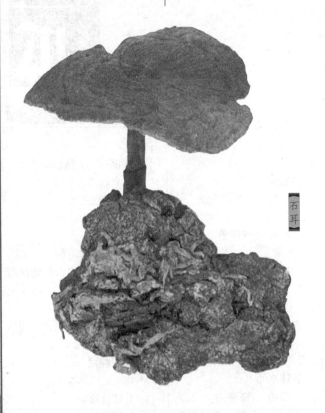

石耳

3 治肠炎、痢疾

石耳焙燥研末，每服半钱，米粥汤调服。

4 治毒蛇咬

石耳二至三钱，白酒槽适量煮服。

5 治肠风痔瘘，行水解毒

每次取石耳六至十钱，瘦猪肉三两，加盐少许，隔水蒸熟。上午蒸1次，喝汤；下午蒸一次，全吃尽。

6 治荨麻疹，斑毒，蜂虫咬伤

石耳六钱，糯米三两，冰糖适量。将石耳洗净切碎，与糯米共煮，将熟时加入冰糖溶开，喝粥。

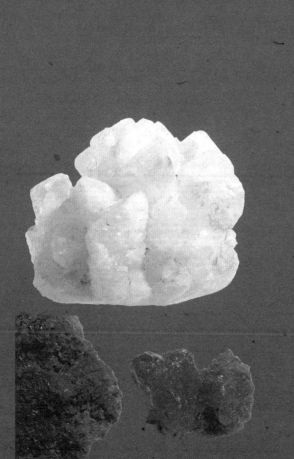

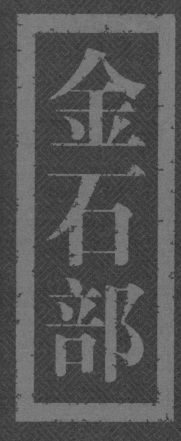

金石部

白石英

释名 ➤ 英，亦写作瑛，玉有光的意思。现在的五种石英，都是像玉而有光泽的石。

气味 ➤ 甘、微温、无毒。

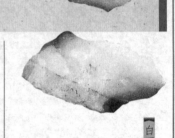

白石英

主治

1 风虚冷痹，肾虚耳聋
取磁石五两，经火煅、醋淬各五次，加白石英五两，装入绢袋，浸一升酒中，过五六天后，分次温服。酒尽，可再添酒。

2 惊悸善忘（上隔风热，心脏不安，宜化痰安神）
白石英一两、朱砂一两，共研细。饭后煎金银汤送下。

3 石水肿坚（四肢瘦，肚子大，腹水胀如坚石）
白石英十两，捶成豆子大，装入瓷瓶，浸酒二斗中瓶口泥封，周围以马粪和糠火烧之，常令小沸。约六小时后停火。第二天开始服用，每次服酒大半杯，一天三次。酒尽后，可再加酒如上法烧一次。

4 顽疮久不收口
银朱一钱、陈年石灰五分、松香五钱、香油一两，调匀，摊在纸上敷贴患处。

5 血风臁疮
取黄蜡一两，熔化后加银朱一两，搅匀，摊在纸上。先把臁疮刺出孔，再把药纸贴于患处。

6 黄水湿疮
银朱、盐梅合捣如泥敷于患处。

7 癫疮
取银朱、牛骨髓、桐油，调搽。

8 头上生虱
用银朱浸醋，每天梳头时带药入发。又一治法：纸包银朱，烧着，用碗盖住。烟结碗内成垢，以茶水洗下，倒入头发中，再把头发包起来。第二天，头虱尽死。

灵砂

释名 ➤ 亦名二气砂。灵砂是用水银、硫黄合炼而成。

气味 ➤ 甘、温、无毒。

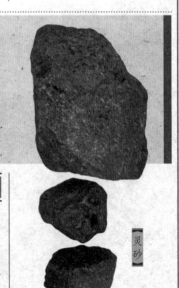

灵砂

主治

1 伏热吐泻
硫黄半两、水银一钱，研细，加姜汁和面糊做成丸，如小豆大。三岁小孩每次，服三丸，冷水送下。大人可服三四十丸。此方名"阴阳丸"。

2 脾疼反胃
灵砂一两、蚌壳粉一两，同炒红，加丁香、胡椒各四十九粒，共研为末，再加姜

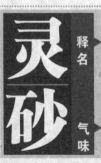

汁煮过的半夏粉，糊成丸，如梧子大。每次服二十丸，姜汤送下。

3 冷气心痛

灵砂三分、五灵脂一分，共研细。加稀糊做成丸，如麻子大。每次服二十丸，饭前用石菖蒲、生姜煎汤送下。

4 九窍出血（因突然受惊而得，其脉必虚）

灵砂三十粒，人参煎汤送下。三服可愈。

5 祛邪扶正，助阳接真

用一个盏子，先放入铅的熔汁，再下水银，次下朱砂末，合炒至不见星时，再下硫黄末，快速搅拌。如果有火焰窜起，可用醋喷洒。药冷取出研细，加糯米糊成丸，如绿豆大。每次服二十丸，盐汤送下。以上四味药，分量都相等。

【雄黄】

释名 雄黄

亦名黄金石、石黄、熏黄。

气味

苦、平、寒，有毒。

1 骨蒸发热（今之肺结核）

雄黄一两，加入小便一升中；另取方圆一尺的石板一块，以炭火烧热，把雄黄尿汁淋在石上，垫上薄毡，令病人脱去衣服坐在石头上，用被子把病人包裹好，勿使漏风。几次之后，病状即逐渐减轻。

2 伤寒咳逆

雄黄一钱，酒一杯，同前，病人趁热嗅其气。

3 偏头风

雄黄、细辛等分，研细。每次取二三分吹入鼻中，左侧头痛吹入右侧，右侧头痛吹左侧。此方名"至灵散"。

4 腹胁痞块

雄黄、明矾各一两，共研为末，加面糊调成膏，摊纸上，贴于痞块处。贴至大便畅乃愈。

5 胁下痃癖（胁下觉有积聚，呼吸时常抽痛）

雄黄一两、巴豆五钱，同研细。加白面二两，滴水做成丸，如梧子大。每次服二十四丸，以开过几次再放冷的水冲服。大便畅通，病即转好。此方名"煮黄丸"。

6 饮酒成癖

用皂荚子大的雄黄六小块、巴豆（连皮油）十五粒、蝎子尾巴十五个，共研为末，加面粉五两半，滴水做成丸，如豌豆大。药丸将干时放于麸中炒香。炒后，取药丸放在水里观察，如果药丸浮在水面上就说明已制好，收存起来。病时每次服二丸，温酒送下。此方名"酒征丸"。

7 油癖（特别喜欢吃油，缺油即病）

雄黄半两，研末，水调服。

8 症瘕积聚

用雄黄二两，研细。水飞九次，放入新竹筒中，以蒸饼一块封住筒口，蒸七次。再用上等粉脂一两，和成丸，如绿豆大。每次服七丸，酒送下。一天服三次。

主治

绿豆大。每次服七丸，酒送下。一天服三次。

9 阴肿

雄黄、明矾各二两，甘草一尺，加水五升，煮取二升，浸肿处。

10 食物中毒

雄黄、青黛等分，研为末，每次服二钱，新汲水送下。

11 虫毒

雄黄、生矾等分，加蜡做成丸药，如梧子大。每次服七丸，开水送下。

12 便血

用雄黄不拘多少，放入枣内，用线捆好，煎汤。另取铅一两，熔化后倒入汤中同煮。自早至晚，不断添开水。煮毕，取出研细，做成丸，如梧子大。每次服三十丸，空腹用原有的铅汤送下。三服血止。

13 暑天泄痢

将雄黄水飞九次，放在竹筒内蒸七次，取出研末，与蒸饼混合做成丸，如梧子大。每次服七丸，甘草汤送下。一天服三次，有效。

14 疯狗咬伤
雄黄五钱、麝香二钱，研细，酒送下。分两次服完。

15 百虫入耳
烧雄黄熏耳，虫自出。

16 马汗疮（牧马人多生这种疮，初起肿痛，后感烦热，重者可致死）
雄黄、明矾各一钱，乌梅三个，巴豆一个，合研为末，油调敷疮。

17 刀伤
雄黄一粒，半豆大，放入伤口内；另取雄黄五钱，小便送服。凡刀伤感染，毒入内部者，服此药有效。

18 打伤发肿
雄黄二分、密陀僧一分，共研为末，水调敷伤处。极见效。

19 白秃头疮
用雄黄、猪胆汁调匀敷于患处。

20 眉毛脱落
用雄黄末一两，调醋搽患处。

21 疔疮恶毒
先用针刺毒疮的四边及中心，再敷上雄黄粉。又方：雄黄、蟾蜍各五分，共研为末，和葱、蜜捣丸，如小米大。以针刺破疮顶，将药捣入。

22 喉痹（此即喉风。喉部不能吞咽，气闭欲死）
雄黄用新汲水研磨，取汁一盏灌下，吐出恶物即愈。

23 牙痛
用雄黄和枣肉，捏成小丸，塞牙齿空洞中。

24 走马牙疳，臭烂出血
用豆大的雄黄七粒，每粒包入一个去了核的淮枣中，再用铁丝把枣子穿成一串，烧化为末。每次取少量搽患处，让涎流出。搽药至病愈为止。

25 耳流脓汁
雄黄、雌黄、硫黄等分，研为末，吹入耳内。

26 多年瘰疬
雄黄二钱、陈艾五钱，卷入布中做成捻子，烧烟熏疮，令热水流出，如此法操作几次可愈。

27 红鼻头
用雄黄、硫黄各五钱，水粉二钱，乳汁调敷。三五次后可愈。

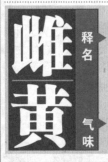

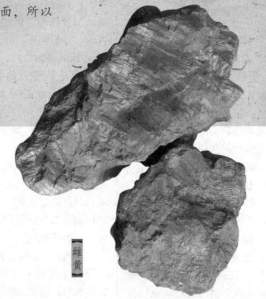

雌黄

雌黄

释名 → 雌黄生于背阳的一面，所以叫他雌黄。

气味 辛、平、有毒。

主治

1 心痛吐水，不下饮食
雌黄二两、醋二斤，慢火煎取膏，加干蒸饼和丸，如梧子大。每次服七丸，姜汤送下。

2 癫痫抽筋
雌黄、炒铅丹各一两，共研为末，加麝香少许，在牛乳汁半升中熬成膏，仔细捣匀，做成丸，如麻子大。每次服三五丸，温水送下。

3 小便不禁
取雌黄一两半，研细，加干姜半两、盐四钱，同炒成黄色，合研为末，再加水和蒸饼做成丸，如绿豆大。每次服十至二十丸，空腹以盐汤送下。

4 癫疮
用雌黄粉加醋和鸡蛋黄调匀，搽疮上。

5 牛皮顽癣
用雌黄粉加水银粉，调猪油搽患处。

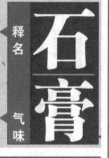

石膏

释名 亦名细理石、寒水石。

气味 辛、微寒、无毒。

石膏

🍵 主治

冷定后化在滚酒中，趁热服下，盖被发汗。连服药三日，病愈。

11 雀目夜盲（即黄昏后不能视物）

将石膏粉一钱放在两片切得很薄的猪肝中，外用绳子捆好，在砂锅中煮熟，取出切食。每天吃一次。

12 湿温烦渴、多汗

石膏、炙甘草等分，研为末，每次服两小匙，热水送下。

13 水泻，腹内如雷鸣

用火煅石膏，加米饭和成丸，如梧子大，外以铅丹为衣。每次服二十丸，米汤送下。

14 妇女乳痈

将石膏煅红，研细。每次服三钱，温酒送下。服药后，再喝酒至醉即安睡。如此再服药一次，即见效。

15 油伤火烧

用石膏粉敷于患处。

16 刀伤出血

石膏、沥青等分，研为末，扑洒伤处，不要沾水。

17 疮口不收

将石膏烧红，研取二两，加铅丹半两，共研为末，洒疮上。此方名"红玉散"。

18 口疮咽痛

将石膏煅过，取三两，加朱砂三钱半，共研细，点患处。

---

1 伤寒发狂

石膏二钱、黄连一钱，共研细。甘草煎汤，晾凉送下。此方名"鹊石散"。

2 小儿丹毒

用石膏粉一两调水涂搽患处。

3 骨蒸劳病（外寒内热，附骨而蒸，身体消瘦，饮食无味，四肢渐细，脚背浮肿）

取石膏十两，研细，水调服。每次服一茶匙，一天两次。

4 肺热喘嗽

石膏二两、炙甘草半两，共研为末，每次服三钱，生姜蜜汤送下。

5 痰热喘嗽

石膏、凝水石各五钱，研细，人参汤送下。

6 胃火牙痛

用石膏一两，火煅，淡酒淬过。加防风、荆芥、细辛、白芷各五分，共研细。天天擦牙，有效。

7 老人风热（内热，目赤，头痛，视物模糊）

石膏三两、竹叶五十片、红糖一两、粳米三合，先以水三大碗煎石膏、竹叶，煮取二大碗，去渣取汁，加米煮粥，调糖食用。

8 头风流泪，疼痛不已

煅石膏二两、川芎二两、炙甘草半两，共研为末。每次服一钱，葱白茶汤调下。一天服两次。

9 头痛，心烦，流鼻血

石膏、牡蛎各一两，研细。每次服二钱，新汲水送下。同时用水调少量药末滴鼻内。

10 风热性筋骨痛

石膏三钱、面粉七钱，研细，加水调匀，放在锅里煅红。

滑石

释名 亦名画石、液石、脱石、冷石、番石、共石。

气味 甘、寒、无毒。

滑石

主治

1 烦热多渴
将滑石二两捣碎，加水三大碗，共煎取三碗。去渣留水，和米煮粥吃。

2 女劳黄疸（下午三点至五点时发热恶寒，小腹急，大便溏泄，额头色黑）
滑石、石膏等分，研为末，大麦汁送下。一日三次。小便大利即愈，腹满者难治。

3 伤寒流鼻血（因汗出不来而流鼻血。如血色紫黑，不可止血，要服温性之药，等到有鲜血流出，便急服本药止血）
将滑石粉和米饭捏成丸，如梧子大。每次服十丸，在口中稍稍嚼破，清水送下。血立卡。

4 小便不通
取滑石粉一升，加车前汁调匀，涂在脐的周围，药干即换。冬天没有车前汁，可用水代。

5 妊妇尿涩不通
用滑石粉和水调匀，糊在脐下寸处。

6 伏暑吐泄（小便赤色，心烦，口渴）
优质滑石（烧过）四两、藿香一钱、丁香一钱，共研为末。每次服二钱，米汤送下。此方名"玉液散"。

7 风毒热疮（遍身流黄水）
先取虎杖、豌豆、甘草各等分，煎水洗浴，然后将滑石粉扑敷在身上。

8 下部湿汗
滑石一两、石膏（煅过）半两、枯明矾少许，共研为末，干搽患处。

9 脚趾缝烂痒
治法同上。

10 打伤肿痛
滑石、赤石脂、大黄等分，共研为末。先用热茶洗伤处后敷药。

五色石脂

释名 本品质似石而性黏，故名五脂。有青石脂、黄石脂、黑石脂、白石脂、赤石脂等不同的类别，总称为"五色五脂"。

气味 甘、平、无毒。

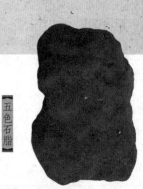

五色石脂

主治

1 大肠寒滑，小便精出
赤石脂、干姜各一两，胡椒半两，共研为末，略加醋和饭，糊成丸，如梧子大。每次服五十至七十丸，空腹以米汤送下。

2 赤白下痢
将赤石脂研末，清水送服一钱。

3 腹痛冷痢（下白冻如鱼脑）
煅赤石脂、炮干姜等分，研为

末，加蒸饼少许，做成丸。服量随年龄不同，一日服三次。

4 痢后脱肛

将赤石脂、伏龙肝共研为末，敷搽肛处。另加明矾粉亦可。

5 反胃

赤石脂粉炼蜜为丸，如梧子大。每次服十至二十丸，姜汤送下。服药之前，整吞巴豆仁一枚。

6 痰饮吐

赤石脂一斤，捣碎，筛细。每次服一小茶匙，酒送下，药量可逐渐增加至三茶匙。服至一斤，不仅痰饮消失，而且身体更加健康。

7 心痛彻背

赤石脂、干姜、蜀椒各四分，炮附子二分，炮乌头一分，共研为末，蜜调成丸，如梧子大。先服一丸，如痛不止，

可增至两三丸。

8 月经过多

赤石脂、破故纸各一两，共研为末。每次服二钱，米汤送下。

9 小便失禁

煅赤石脂、煅牡蛎各三两，盐一两，共研为末，制成糊丸，如梧子大。每次服十五丸，盐汤送下。

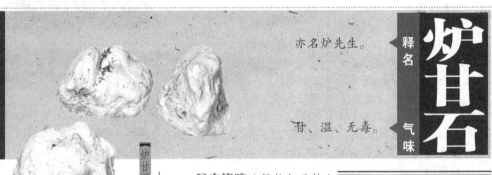

亦名炉先生。

释名

炉甘石

甘、温、无毒。

气味

炉甘石

1 眼睛突然红肿

炉甘石（火煅、尿淬）、玄明粉等分，研为末。每次取少许，加清水化匀点眼。

2 各种翳膜

炉甘石、绿矾、芒硝等分，研为末。每次取一小茶匙，化在开水中，等稍冷，即用以洗眼。一天洗三次。

3 一切目疾

炉甘石半斤，锉成小粒的黄连四两，同放在瓦罐里，煮两沸。去掉黄连，单取炉甘石研末，加片脑二钱半，共研匀，贮存在小瓦罐中。每次用少许点眼，多次必有效。又方：煅炉甘石一钱，芒硝一钱，共研细。热水泡来洗眼。

4 目中诸症（视物如五轮八廓）

用炉甘石半斤，煅赤，研细；另取黄连四两，切片煎水浸泡炉甘石粉，澄清后取粉晒干。每次用时取这种炉甘石粉三分，加铅粉（二连水浸过后再炒）三分、雄黄粉一分、片脑半分，共研匀，点眼。很有效。

5 目暗昏花

炉甘石（火煅，童便淬七次）、代赭石（火煅，醋淬七次）、铅丹（水飞过）各四两，共研细。另取蜂蜜半斤，在铜锅里炼去白沫，加入清水五六碗，熬沸后，投入上述三种药粉，继续用文武火熬成一碗，滴水不散逝世，用夹层纸滤入瓷缸中收存。随时取出点眼。

6 两眼烂边，迎风流泪

炉甘石（火煅，童便淬七次）四两，放在地上出毒三日，研细后点眼。点前用椒汤洗目，

主治

临睡前点三四次，第二天早晨用温茶洗去。又方：炉苦石（火煅）一斤，用黄连四两煎的水淬七次，研末加片脑少许，点眼。又方：炉甘石、石膏各一钱，海螵蛸三分，共研细，加少量片脑、麝香，点眼。又方：先用黄连一两煎水，加入童便半碗，再煎，又加入芒硝一两，再煎；另炉甘石二两，火煅后放入先制的煎水中淬过，淬后又煅，煅后又淬，反复七次，研成细末；加蜜陀僧一两，共研后贮存，用时点眼。

7 耳流脓汁

炉甘石、明矾各二钱，胭脂半钱，麝香少许，共研细，吹耳内。

8 牙齿稀疏

炉甘石（煅过）、石膏等分，研为末，每次用少许擦牙，忌用牙刷。日久，牙渐密。

磁石

释名 亦名慈石、玄石、处石、吸针石。

气味 辛、寒、无毒。

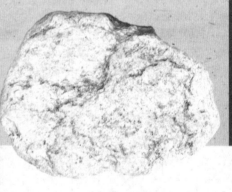

磁石

主治

1. 突然耳聋
取磁石一小粒，放入病耳内；另将铁砂末放入没有病的耳朵内。又方（治肾虚耳聋）：豆大磁石一粒，加少许穿山甲烧成的灰，用新绵包好塞耳内。口含生铁一小块，觉耳中有风雨声即通。

2. 老人虚损（风湿，腰肢痹痛）
磁石三十两、白石英二十两，捶碎，浸入两斗水中，露天放置。每天取此水煮粥吃。过一年，体质转强。

3. 阳痿
用磁石五斤，研细，淡酒浸半月。每次服三合，白天服三次，临睡前服一次。

4. 眼昏内障
磁石（火煅、醋淬七次）二两、朱砂一两、生神曲三两，共研为末。另用神曲末一两煮成糊，炼蜜为丸，如梧子大。每次服二十丸，空腹以米汤送下。此方名"慈朱丸"。

5. 子宫不收
磁石经酒浸、火煅、研细后，加米糊做成丸，如梧子大。每晚临睡前服四十丸，滑石汤送下。次早，服磁石散二钱，米汤送下。磁石散配方是：磁石（酒浸过）半两、铁粉二钱半、当归五钱，共研为末即成。

6. 脱肛
磁石（火煅、醋淬七次）半两，研细。每次服一钱，空腹以米汤送下。

7. 刀伤后出血不止
用磁石粉敷上，能止痛止血。

8. 各种肿毒
磁石三钱、金银藤四两、铅丹八两、香油一斤，熬成药膏，摊厚纸上贴患处。

阳起石

释名 亦名羊起名、白石、石生。

气味 咸、微温、无毒。

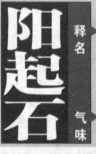

阳起石

主治

1. 丹毒肿痒
将阳起石煅后研细，清水调搽。

2. 滑精（元气虚寒，精滑不禁，手足常冷，大便溏泄）
将阳起石煅后研细，加钟乳粉等分，再加酒煮过的附子末，调少许面粉把药合成丸，如梧子大。每次服五十丸，空腹以米汤送下。直至病愈为止。

3. 阳痿阴汗
将阳起石煅后研细，每次服二钱，盐酒送下。

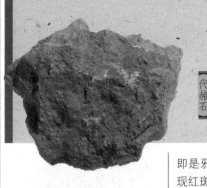

【代赭石】

代赭石

释名　亦名须丸、血师、土朱、铁朱。

气味　苦、寒、无毒。

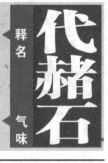

1　哮喘，睡卧不得
将代赭石研末，米醋调服。宜常服用。

2　伤寒无汗
代赭石、干姜等分，研为末，热醋调匀搽在两手心上，然后紧握双拳夹在大腿间。盖被静卧，汗出病愈。

3　急慢惊风
将代赭石（火煅、醋淬十次）研细，水飞后晒干。每次服一钱或半钱，真金汤调下。连进三服，如脚胫上出现红斑，即是邪出病愈之证。如始终不现红斑，即无救。

4　小肠疝气
将代赭石（火煅、醋淬）研细。每次服二钱，白开水送下。

5　吐血、流鼻血
代赭石一两，火煅、醋淬多次，研细。每次服一钱，开水送下。

6　妇女血崩
代赭石火煅醋淬七次，研细。每次服二钱，开水送下。

7　眼睛红肿，不能开视
代赭石二分、石膏一分，研细，清水调匀，敷于两眼角和太阳穴处。

主治

8　各种痱疖
代赭石、铅丹、牛皮胶等分，研为末，冲入一碗好酒，澄清后，取酒服。沉渣敷患处，药干则换。

9　百合病发
百合七个（劈破），冷水浸一夜；另取代赭石一两、滑石三两、冷水二盅，合煎取一盅。把百合汁加入，再煎取一盅，温服。

禹余粮

释名　亦名白余粮。

气味　甘、寒、无毒。

1　大肠咳嗽（每咳则大便不禁自出）
赤石脂、禹余粮各一斤，打碎，加水六升，煮取一升。去掉渣滓，分两次服。此方名"赤石脂禹余粮汤"。

2　肠泄不止
禹余粮四两（火煅、醋淬），另取乌头一两，冷水浸一夜，去皮脐；两药共焙为末，稍滴醋加糊做成丸，如梧子大。饭前服五丸，温开水送下。

3　赤白带下
禹余粮（火煅、醋淬）、干姜等分（如仅有赤带，则干姜减半）两药共研细。每次空腹服两茶匙。

4　崩中漏下
禹余粮、赤石脂、牡蛎分别煅过，共研细；加乌贼骨、伏龙肝（炒）、桂心等分，共研为末。每次服一小茶匙，温酒送下。忌食葱蒜。

5　大风疠疾（眉发脱落，遍身顽痹）
禹余粮二斤、明矾一斤、青盐一斤，共研细，装在罐子里，封牢，周围用炭火煅烧自晨至晚约十二小时。冷却后，研细，埋土中三天。同时，每一两药加胡麻粉（经过九蒸九晒，炒熟）三两。每次服二钱，荆芥茶送下。一天服两次。

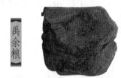

【禹余粮】

礞石

释名 礞石有青、白二种，以青者为好。打开须有白星点，无星点者不入药。

气味 甘、咸，平，无毒。

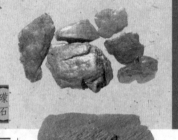

礞石

主治

1 各种痰症

礞石、芒硝各二两，煅过，研细，水飞，晒干。取一两，加酒蒸大黄八两、酒洗黄芩八两、沉香五钱，共研为末。水调成丸，如梧子大。平常只服一二十丸。如大便干结，可增至一二百丸，温开水送下。妊妇和患水泻者忌服。此方名"滚痰丸"。

2 一切虚冷久积（滑痢，腹有癖块，妇女月经过多而又持久）

礞石半斤，研细；芒硝二两，也研细。共放坩埚内，盖严，炭火煅烧，以烧出炭灰二十斤左右为度。冷后取出，再加入赤石脂末二两，滴水为丸，如芡子大。干后，又放坩埚内以小火煅过，待冷即收存备用。

每次服一丸至三丸，空腹以温水送下。泻痢日久者，可加至七丸。此方名"金宝神丹"。

朴硝

释名 亦名硝石朴、盐硝、皮硝（"硝"原作为"消"）。

气味 苦、寒、无毒。

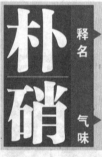

朴硝

主治

1 骨蒸热病（即结核病）

取芒硝粉，每次服一茶匙。一天服两次。

2 腹中痞块

朴硝一两、独蒜一个、大黄末八分，共捣成饼，贴患处，以痞块消除为度。

3 大小便闭，鼓胀欲死

芒硝三两，泡在一升开水中，饮下。引起呕吐即愈。

4 小便不通

芒硝三钱，茴香酒送下。

5 两眼红肿

芒硝粉放在豆腐上蒸化，取汁点眼。

6 眼睑红烂

芒硝用水蒸，露一夜，过滤。以清液洗眼。病虽久亦能治。

7 退翳明目

取芒硝用厚纸包严，放在怀内，贴肉存一百二十天，取出研细，稍加龙脑点眼。只要瞳孔未破，虽多年翳障，也可以消散。此方名"白龙散"。又方：芒硝十两，溶热水中，滤过。余汁用瓦罐熬干，露一夜。加铅丹（水飞，炒过）一两、麝香半分，再加少许脑子。每日点眼。

8 喉痹肿痛

朴硝一两，分次细细含咽，有效。或加朱砂一钱亦可。如感气塞不通，加生甘草末二钱半吹入喉部。

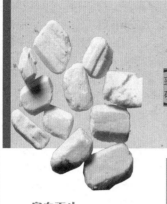

蓬砂

释名

蓬砂

亦名鹏砂、盆砂。一作硼砂（李时珍）。

气味

苦、辛、暖，无毒（李时珍认为：甘、微咸，凉，无毒）。

🍶 主治

1 鼻血不止
用硼砂一钱，水冲服立止。

2 肺痨
硼砂、砌砂、兔屎等分，研为末，炼蜜为丸，如梧子大。每次服七丸，生甘草一分，以水一杯揉汁，送药丸下。

3 咽喉谷贼（指咽喉为谷物芒刺所伤，引起肿痛）
硼砂、芒硝等分，为末，取半钱和蜜含咽。

4 咽喉肿痛
硼砂、白梅等分，捣成丸，如芡子大。每次含一丸。

5 喉痹、牙疳
取硼砂粉吹痛处。

6 骨鲠在咽
用硼砂一小块含化咽汁。

7 弩肉瘀突
硼砂一钱，片脑少许，研细，以灯草蘸药点弩肉上。

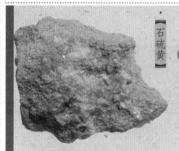

石硫黄

释名

石硫黄

亦称硫黄、黄砌砂、黄牙、阳侯、将军。（"黄"原作为"磺"）。

气味

酸、温、有毒。

🍶 主治

1 腰膝寒冷无力
硫黄半斤，放在桑枝灰五斗的淋汁中，煮三沸，待干，以大火煅后研细。另取地坑里清水（穿地约一尺二寸，投水其中，等澄清后取用）和上述的硫黄末在坩埚中熬成膏。再加米饭揉匀做成丸，如麻子大。每次服十丸，空腹以盐汤送下。

2 脚气病
硫黄粉三两、钟乳粉五升，加水煮沸，煎取三升。每次服三合。又方：牛乳三升，煎至一升半。取五合，调硫黄粉一两，一次服下，蒙被而卧，须出汗为好，注意避风。如不出汗，再服药一次。隔几天之后，又照此服药。如此几次，可见效。

3 伤寒阴症（极冷，厥逆烦躁，腹痛脉微）
煎艾汤服硫黄末三钱。安卧出汗自愈。

4 积块作痛
硫黄、芒硝、结砂、青皮、陈皮各四两，共研为末，加面糊成丸，如梧子大。每次服三十丸，空腹以米汤送下。

5 气虚暴泄（日夜二三十次，腹痛不止）
硫黄二两，枯矾半两，共研末，加蒸饼糊成丸，朱砂为衣，如梧子大。每次服十五至二十丸，温水或盐汤送下。此方名"朝真丹"。

6 霍乱吐泻
硫黄一两、胡椒五钱，共研为末，加黄蜡一两，熔化调丸，如皂荚子大。每次服一丸，凉水送下。

7 脾虚下白（脾胃虚冷，停水停气，凝成白涕状黏液泄出）
硫黄一两、炒面粉一分，共研为末，滴水糊成丸，如梧子大。每次服五十丸，米汤送下。

8 老人时泄时秘，交替出现

硫黄、半夏（热水泡七次，焙干）等分，研细，与生姜汁、蒸饼和在一起捣匀做成丸，如梧子大。每次服十五至二十丸，空腹以温酒或姜汤上，妇女用醋汤送下。

9 红白痢

硫黄、蛤粉等分，研为末，加糊为丸，如梧子大。每次服十五丸，米汤送下。

10 久疟不止

硫黄、朱砂等分，研为末，每次服二钱，发病日清晨服。患者体内寒多则硫黄用量加倍，热多则朱砂量加倍。又

方：硫黄、蜡茶等分，研为末。每次服二钱，冷水送下，发病日清晨服。患者体内寒多则增加硫黄用量，热多则增加蜡茶用量。服药二次后可见效。

11 肾虚头痛

硫黄一两，加胡粉共研为末，和饭做成丸，如梧子大。痛时，以冷水送服五丸。又方：硫黄末、食盐等分，水调生面糊药成丸，如梧子大。每次服五丸，加蒸饼糊成丸，如梧子大。每次服三至五丸。

12 酒鼻

生硫黄半两、杏仁二钱、水银粉一钱，共研为末，每夜

搽鼻。

13 小儿耳

用硫黄末和蜡做成捻子插在耳中。一天换两次。

14 突然耳聋

硫黄、雄黄等分，研为末，棉花裹着塞耳内，数日可愈。

15 一切恶疮

上等硫黄三两、荞麦粉二两，共研为末，滴水捏成饼，晒干收存。临用时取饼研细，以水调匀敷患处。

16 疥疮有虫

用油煎鸡蛋和硫黄粉调匀搽疮上。

矾石

释名 亦名明矾、白矾、涅石、羽涅、羽泽；煅枯者名巴石（即枯矾），轻白者名柳絮矾。

气味 酸、寒、无毒。

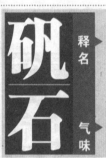

[矾石]

主治

1 中风痰厥

用明矾一两、牙皂荚五钱，共研细。每次服一钱，温开水送下。

2 胸胃积痰（头痛，不思饮食）

明矾一两，入水二升中煮取一升，加蜜半合，频频取饮，不久即大吐积痰。如不吐，可喝少许开水引吐。

3 风痰痫病

生明矾一两、细茶五钱，共研为末。和蜜成丸，如梧子大。一岁小儿吃十丸，大人可吃五十丸。久服，痰自大便排出，病根可断。此方名"化痰丸"。

4 牙关紧闭不开

明矾、食盐等分，研细，搽牙，涎出口自开。

5 喉痹乳蛾

明矾三钱，放锅中加水熔化，投入劈天的巴豆三粒，在火上煎干。去豆，研矾为末，点患处，病重得以醋调罐。此方名"济生帐带散"，亦名"通箬散"。

6 咽喉谷贼肿痛

用生明矾末点肿处，吐涎。以有痒感为度。

7 小舌垂长，咽中烦闷

明矾（烧灰）、食盐等分，研细。筷子蘸药频点小舌上，

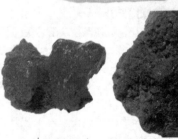

涎水吐出，小舌即渐复位。

8 牙齿肿痛

将明矾一两烧成灰，蜂房一两，微灸。每用二钱，水煎含漱，去涎。

9 齿龈出血不止

明矾一两，水三升，煮取一升，含漱。

10 口舌生疮
明矾、铅丹（水飞，炒过）等分，研细，搽患处。

11 小儿鹅口疮（满口白烂）
枯矾（煅过的明矾）一钱、朱砂二分，共研为末，每次以少许敷患处。一天三次，有效。

12 鼻血不止
将枯矾末吹鼻内。

13 鼻中息肉
将明矾烧成末，和猪油、棉花裹好，塞鼻孔中。几天后，息肉脱落。又方：明矾一两，蓖麻仁七个，盐梅肉五个，麝香少许，捣匀，捏成丸，用棉花包裹着塞鼻内，息肉自下。

14 双目红肿
用甘草水磨明矾，敷眼泡上，或用枯矾频搽眉心。

15 聤耳出汁
枯矾粉一两、铅丹粉（炒）一钱，和匀，每日吹入耳中。

16 风湿膝痛
明矾烧过，研细。取一汤匙矾粉投沸水中，淋洗痛处。

17 黄肿、水肿
明矾二两、绿矾一两、白面粉半斤，同炒红；另用醋煮米粉成糊，和药为丸。每次服三十丸，枣汤送下。此方名"推车丸"。

18 妇女白沃（月经不调，子宫坚硬，常从阴道中流出白色污物）
用杏仁同烧过的明矾调匀，加蜜成丸，如枣核大，塞阴道中。一天换药一次。

19 遗尿
枯矾、牡蛎粉等分，研为末，每次服一小匙，温酒送下。一天服三次。

20 二便不通
取明矾末填满脐中，滴入冷水，如觉冷透腹内，二便自通。如脐平不能填药时，周围用纸圈隔起来。

21 上吐下泻
取枯矾末一钱，百沸汤调下。

22 伏暑泄泻
将明矾煅后研为末，醋糊成丸，按年龄大小取适当分量，木瓜汤送下。此方名"玉华丹"。

23 老人泄泻不止
枯矾一两、诃黎勒（煨过）七钱半，共研为末。每次服二钱，米汤送下。

24 赤白下痢
明矾（水飞）和面粉（醋飞）做成丸，如梧子大。赤痢，以甘草汤送下。

25 反胃呕吐
明矾、硫黄各二两，烧过，加朱砂一分，共研为末，面糊成丸，如小豆大。每次服十五丸，姜汤送下。又方：枯矾三两，加蒸饼糊成丸，如梧子大，每次服十五丸，空腹以米汤送下。

26 化痰治嗽
明矾二两，牛参末一两，苦醋二升，熬成膏。稍干，做成丸，如豌豆大。每次取一丸放在舌下，痰消嗽止。又方：

只用明矾末，加醋做成丸，如梧子大。每睡时服二三十丸，茶送下。又方：明矾半烧半生、山栀子炒黑等分，研为末，姜汁糊为丸，服法同上方。又方：明矾、茶叶等分，研为末，糊成丸，服法亦同上方。

27 刀伤
明矾、铅丹等分，研为末，敷伤处。

28 漆疮作痒
用明矾煎汤洗擦。

29 牛皮癣
用石榴皮蘸明矾粉搽抹。切勿用醋。

30 小儿风疹
将明矾烧过投热酒中，蘸酒涂于患处。

31 脸上身上长瘊子
明矾、地肤子等分，煎水，经常洗擦。

32 趾甲疮（趾甲嵌入肉中生疮，不能穿鞋）
用明矾烧灰涂在疮上，好肉慢慢生出。仔细剪去趾甲，十日即能痊愈。

33 鸡眼肉刺
枯矾、铅丹、朴硝等分，研为末，搽患处。次日洗脚两三次。

34 疔疮肿毒
明矾末五钱，和煨熟的葱白捣成丸，如梧子大。每次服二钱五分，酒送下。无效，可再用。久病的人和妊妇，忌用此药。

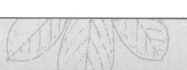